大展好書　好書大展
品嘗好書　冠群可期

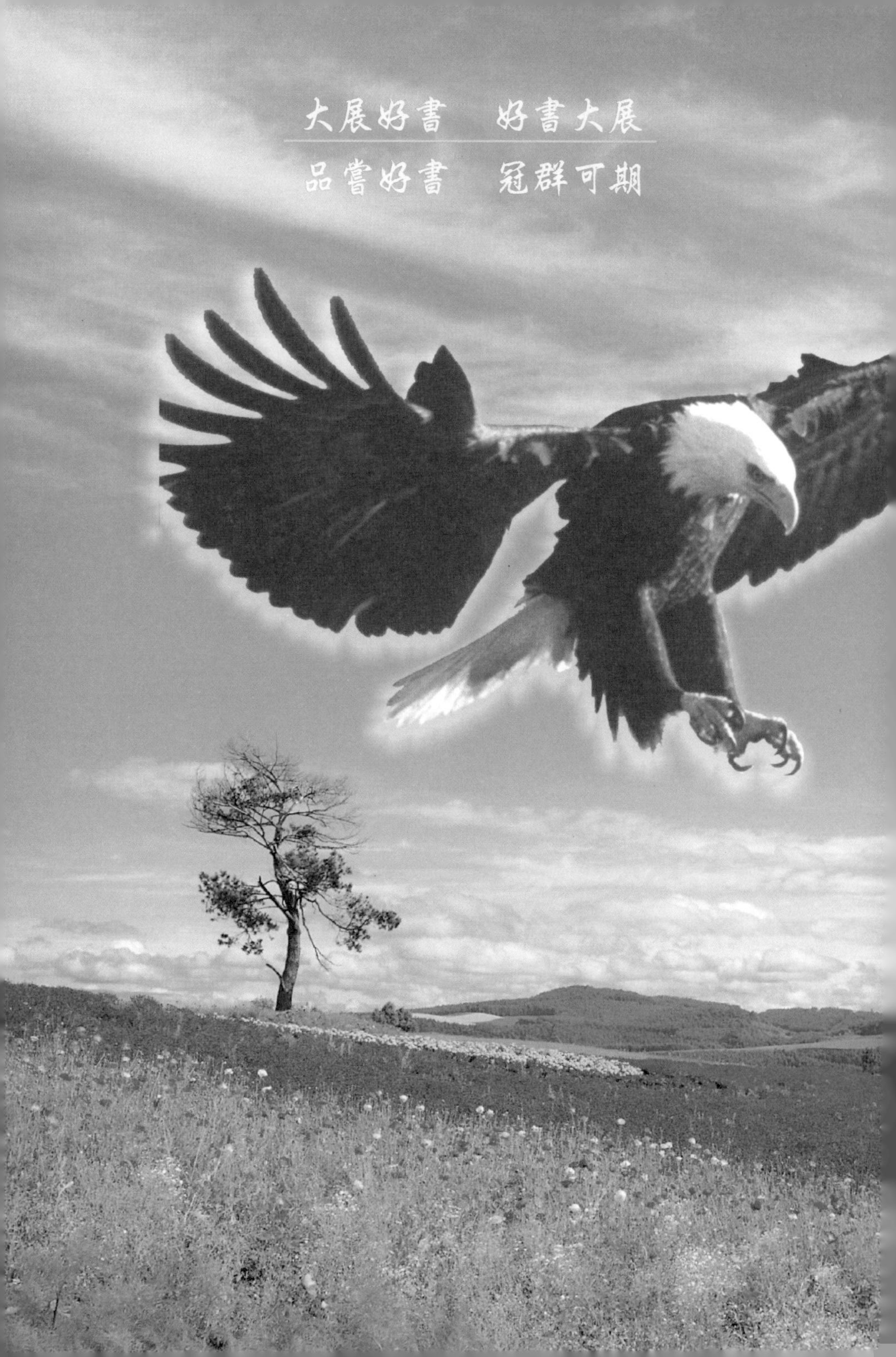
大展好書　好書大展
品嘗好書　冠群可期

快樂健美站
5

舒適
超級伸展體操

赤星佑司
秦　彌　／主編
施聖茹　／譯

大展出版社有限公司

CONTENTS

目錄

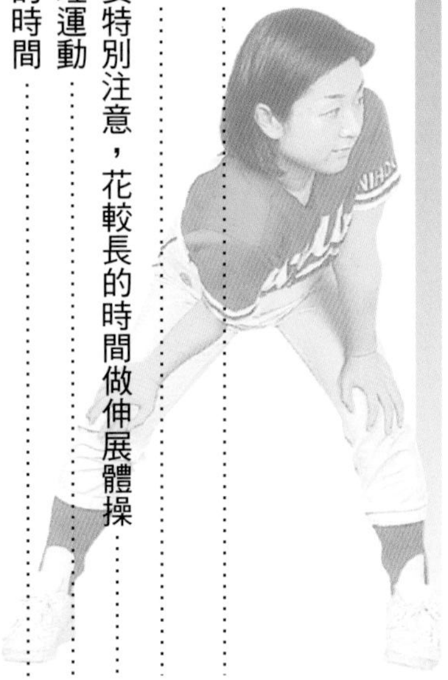

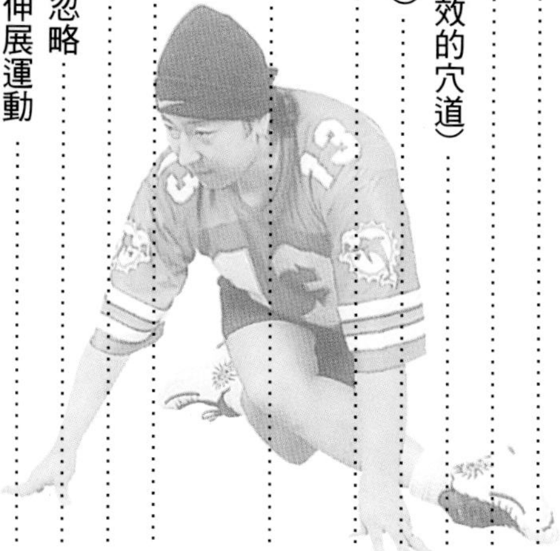

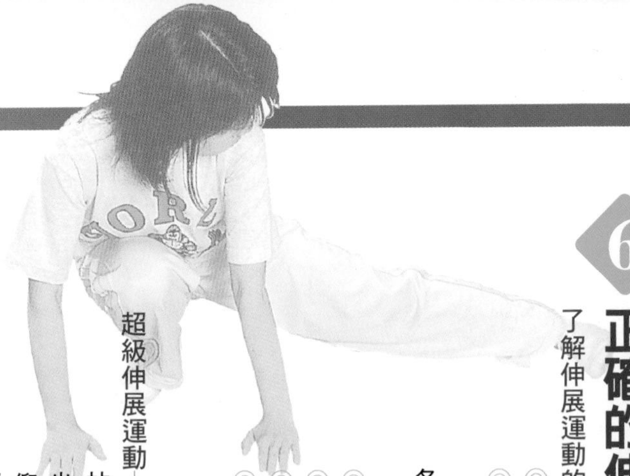

6

正確的伸展才能創造富於柔軟性的健康身體

7

營養補助食品

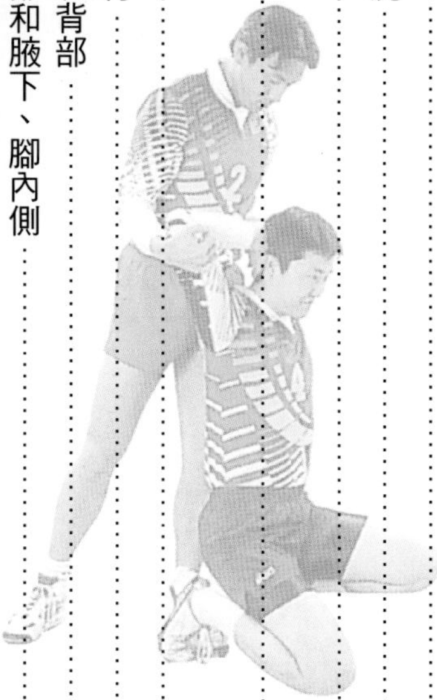

配合項目學習適當的準備與照顧方法

運動員們的伸展運動

驚人的速度、爆發力和令人難以置信的完美演出，都是來自於柔軟的身體。

「活動身體」指的就是活動肌肉。換言之，當疲勞積存、受傷或肌肉僵硬時，就無法隨心所欲的活動身體。對運動員而言，無法隨心所欲的活動身體相當痛苦。光靠「心情」，根本做不到最完美的演出。為了利用柔軟的肌肉「活動身體」，必須伸展因為運動不足或使用過度而萎縮、僵硬的肌肉。放任不管，肌肉會持續萎縮。如果不下意識的伸展，將會無法順利的伸展。因此，必須做伸展運動。

基本上，專業人士或業餘運動員都一樣。不過，依運動項目的不同，使用的肌肉也不同。容易受傷或曾經受過傷，每個人的狀況不盡相同，所以要配合各種情況，追求不同的姿勢及豐富的變化。為了學習適當的準備及照顧身體的方法，在此為各位介紹生活方式和一般人相同的業餘運動員們進行伸展運動的方法。

●軟式網球

注重左右平衡

「腰較弱」的她，平時就很注意上下樓梯的問題。在車上站立時，會盡量避免將重心置於單腳上。

進行伸展運動時，也會注意到腰，盡量伸展腰部。

軟式網球特別需要用到慣用臂，即右上臂和肩膀。她的工作

朝倉洋子

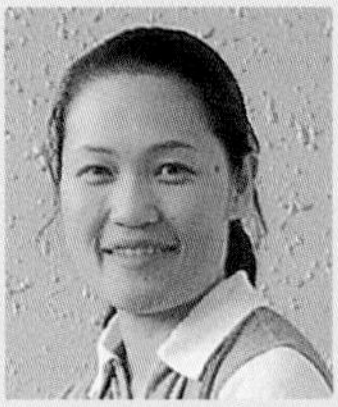

1972年出生。161公分，60公斤。畢業於東京女子體育大學，為游泳教練。從小學5年級開始打軟式網球，曾經代表埼玉縣參加關東大會。採訪的當天，她在2000年度「川口市市內選拔大賽」中獲得優勝。現在的「職業」是游泳教練，從事這工作已經10年。

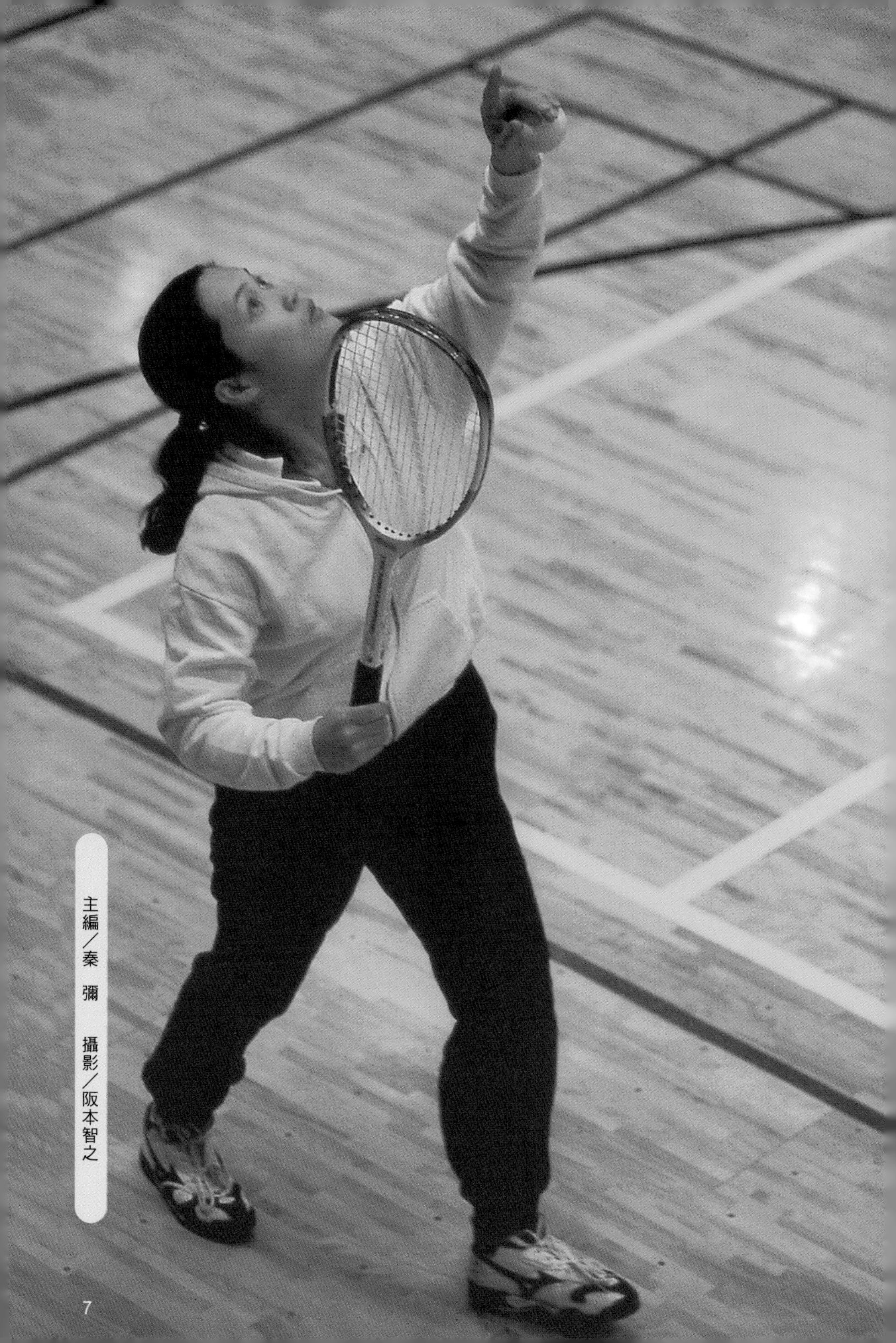

主編／秦　彌　攝影／阪本智之

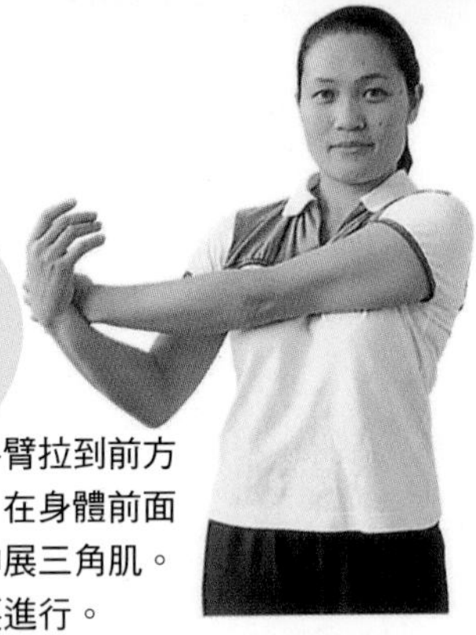

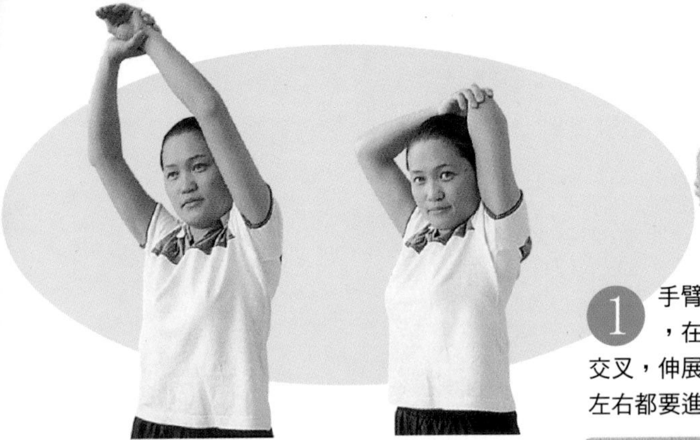

1 手臂拉到前方，在身體前面交叉，伸展三角肌。左右都要進行。

2 一隻手臂繞到頭的後方，另一隻手壓住手肘似的，伸展肱三頭肌。左右都要進行。

3 一隻手臂伸到頭的上方，另一隻手將手臂往上拉。上身側彎，並伸展體側。左右都要進行。到目前為止的肩周圍伸展運動，要多花點時間仔細進行。

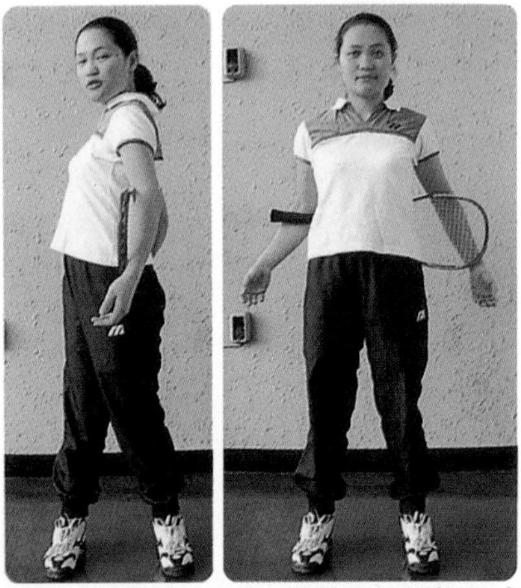

4 球拍置於背後，好像用兩肘抱住球拍似的，伸展背肌。上身朝左右扭轉，伸展腰部周圍。由於罹患手腳冰冷症腰部較弱，所以，這個動作必須仔細慢慢的做。

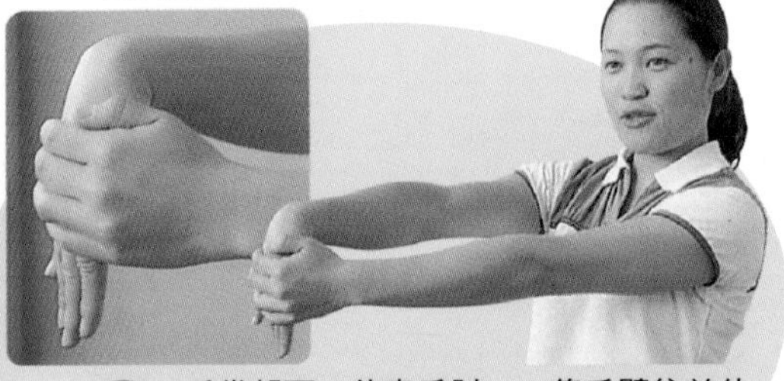

5 手掌朝下，伸直手肘，一隻手臂往前伸出，指尖朝下彎。用另一隻手將手腕到指尖的部分拉向面前，伸直前臂的伸肌。左右都要進行。

是游泳教練，進行伸展運動時，非常注重左右的平衡。此外，「經常要做扣球和跳躍的動作，前後左右移動激烈」、「有的球場較滑，容易扭傷」，所以必須仔細伸展腳踝。

她說：「在比賽或練習的30分鐘前開始活動身體，同時花10~20分鐘進行整理運動。」學生時代幾乎不做伸展運動，而且畢業後更不像學生時代一樣整天打網球，深知肌肉痛的痛苦，結果「現在非常照顧身體」。

星期二是練習日，星期日則安排比賽。另外，因為工作的緣故，每週4~5天要游泳，所以幾乎每天活動身體，沒有受什麼重傷。「在水中工作也能做伸展運動」。

球很柔，球拍也很輕，對她而言，軟式網球成為「一生的運動」。因此，「當教練也無妨，

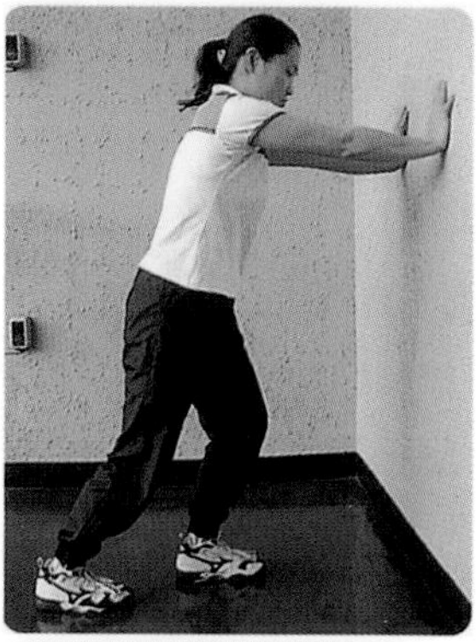

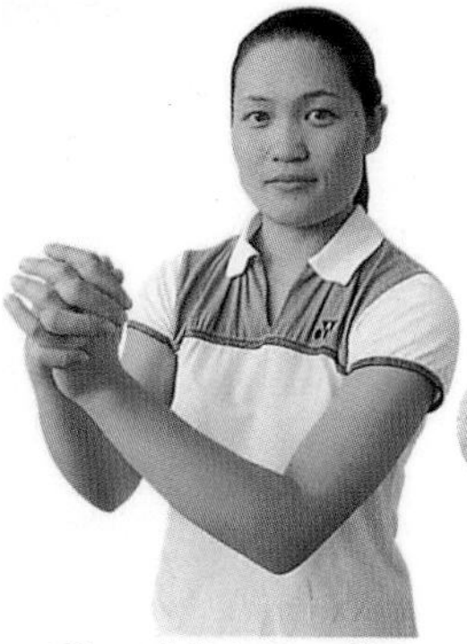

7 手指交疊，雙手合掌，旋轉雙手的手腕。

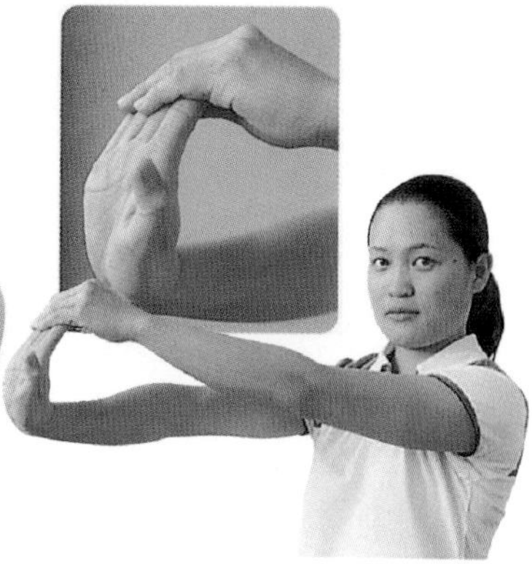

6 與❺同樣的，手指朝上，拉到面前，伸直前臂的屈肌。左右都要進行。

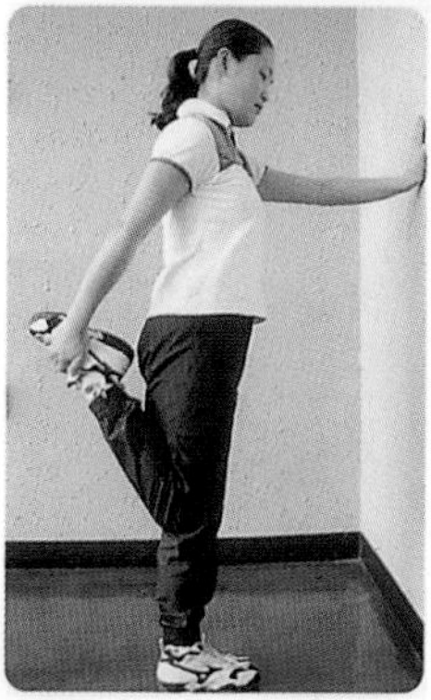

10 單腳的腳踝拉到後方，腳跟盡量貼於臀部，伸展股四頭肌。任何伸展運動都是同樣的，伸展時呼吸要細而長。左右都要進行。

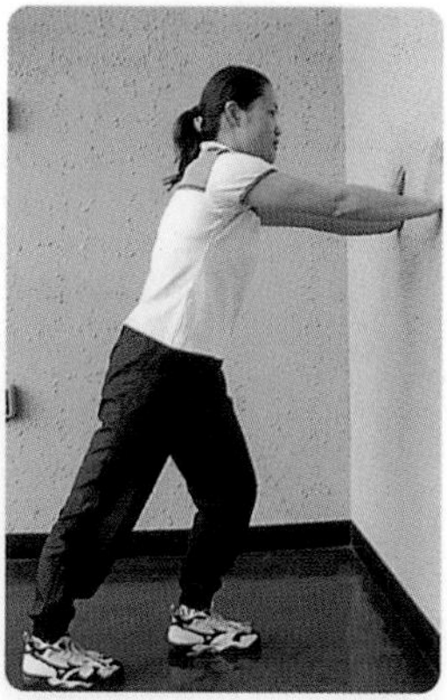

9 腳前後岔開，腳跟避免上抬，上身稍微往前傾，伸直後腳。伸直後腳的膝，能夠伸直腓腸肌。屈膝，則能伸直比目魚肌。左右都要進行。

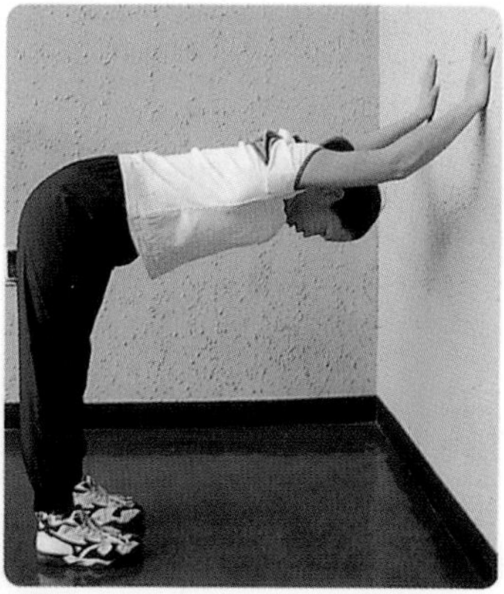

8 腰彎曲成90度，手貼於牆上固定，讓上身盡量靠近地面，伸展肩周圍。

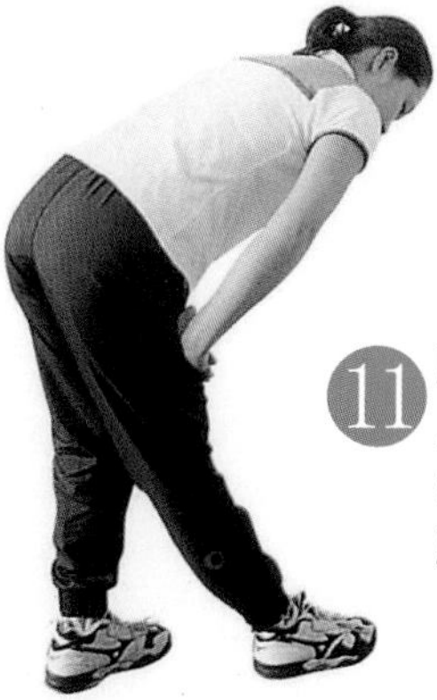

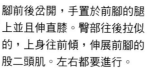

11 腳前後岔開，手置於前腳的腿上並且伸直膝。臀部往後拉似的，上身往前傾，伸展前腳的股二頭肌。左右都要進行。

要一直持續這項運動」。

現階段的目標則是——「希望在二○○四年埼玉縣舉辦的國家體育大會中能夠獲選為代表選手」。

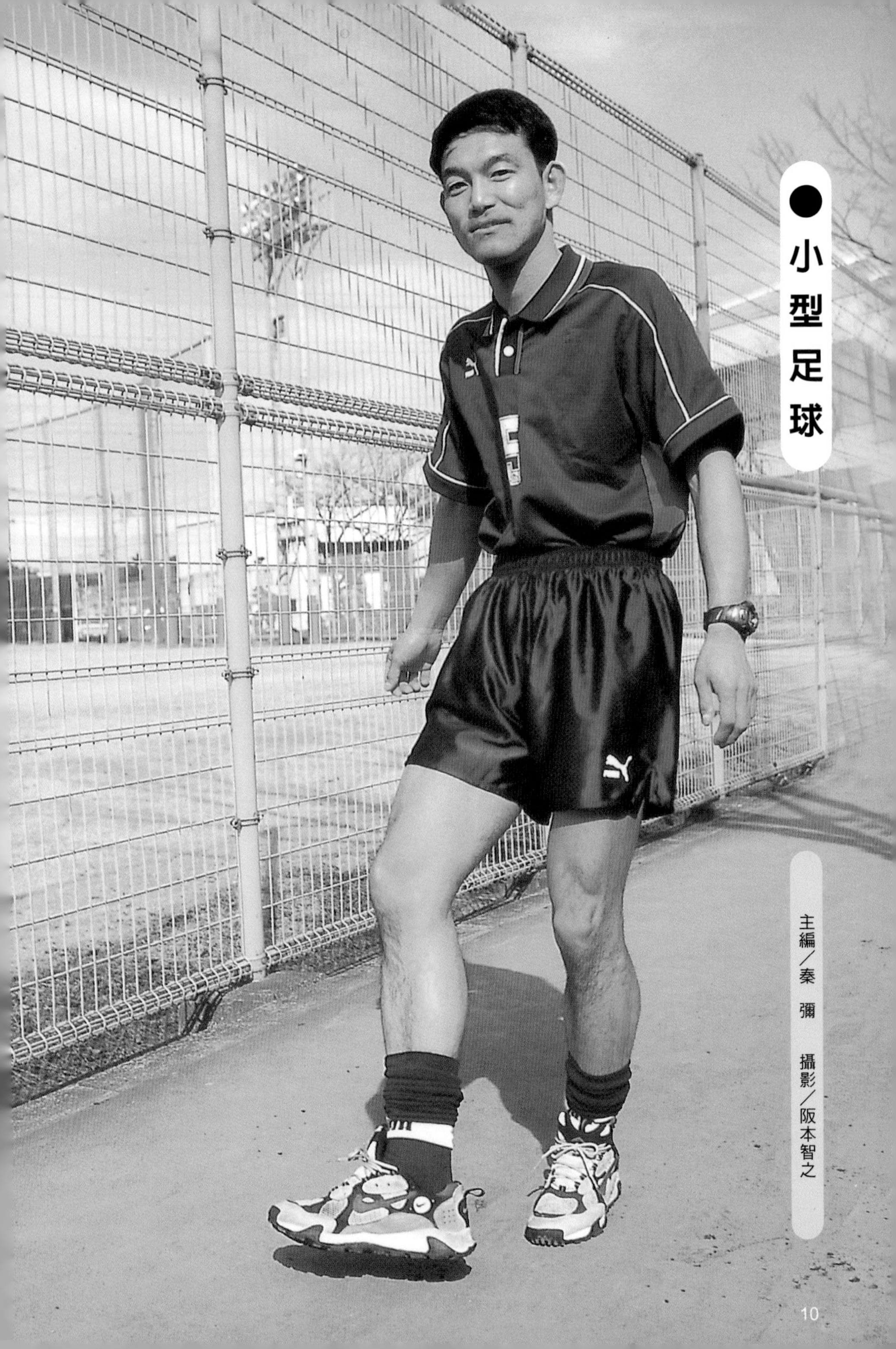

●小型足球

主編／秦　彌

攝影／阪本智之

曾經受過傷的部位要特別注意，花較長的時間做伸展運動

近五~六年來，小型足球開始嶄露頭角。簡言之，即足球的縮小版。基本上，比賽採五對五人數較少的方式進行，球員的運動量增大，同時更講究技巧，所以，對於腳踝和膝造成極大的負擔。腳踝曾經扭傷的他的伸展運動，「特別注意腳踝，花較長的時間進行。一個動作需要花五十秒至一分鐘完成，再以護帶固定」。

他強調：「練習時必須仔細進行。」暖身運動的伸展運動所需時間至少為十五~二十分鐘。不只是弓箭步，還要加入「巴西體操」式的弓箭步。

每個星期日都要練習或比賽，而且持續打軟式網球。周末活動身體，隔週的星期四則會進行夜間練習。

另外，養成平時在泡完澡後一邊看電視一邊做足腰伸展運動的習慣。他表示：「如果沒有外出小酌，就會進行伸展運動。」

不久前，和程度更高的隊伍進行練習賽時，全場都由對方控球，徹底失敗。

「還要提高水準才行。」目前他的足球隊仍在發展中。

石井秀幸

1972年出生。170公分，60公斤。畢業於文教大學，為公司職員。受到公司同事邀請，加入私人隊伍，練習小型足球。去年，參加由關東附近各縣30~40個隊伍聚集的運動團體所主辦的比賽，結果獲得團體組的優勝。另外，也是軟式網球的選手。中學時參加全國大賽，獲得團體組第二名、個人組第三名。高中時參加都市大賽，獲得團體組優勝。

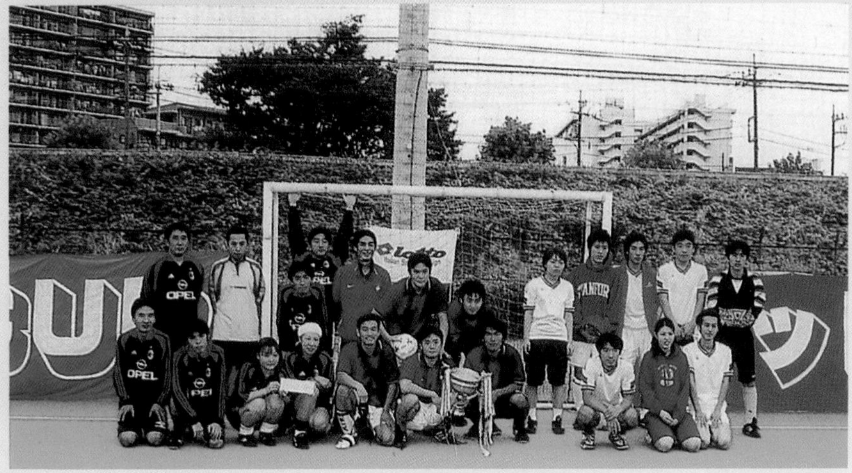

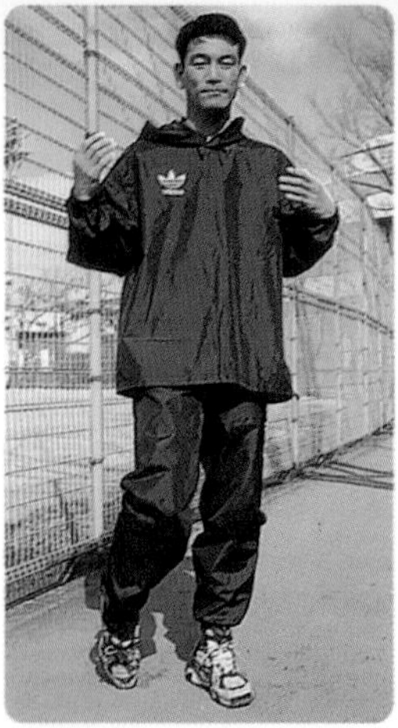

1 貼於地面的腳尖當成支撐點，腳踝朝內外左右旋轉。花較長的時間仔細做。左右都要進行。中學、高中、大學時曾打過軟式網球，所以也納入加入抖動手腕的伸展動作。

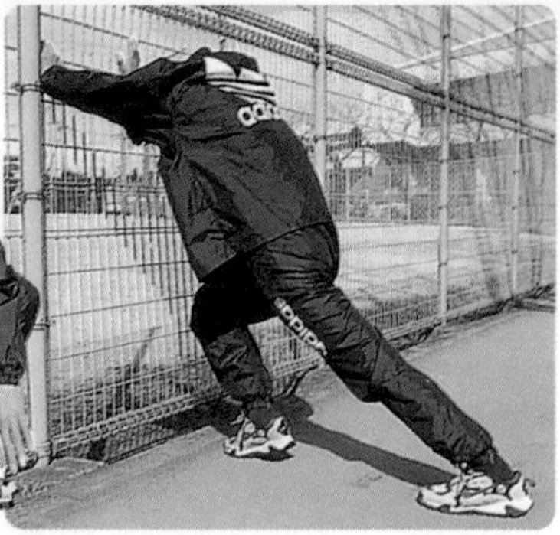

2 後腳跟不可上抬，上身往前傾，伸展後腳的跟腱和弧形（小腿肚）。伸展到無法再伸展為止，靜止30秒鐘。慢慢地伸展後腳，增加強度。左右都要進行。

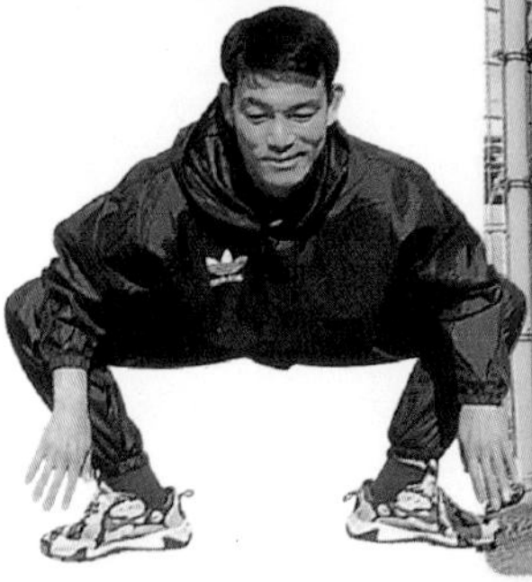

3 伸展腹股溝部。雙腳腳尖朝外，重點是要用手肘將兩膝往外推。

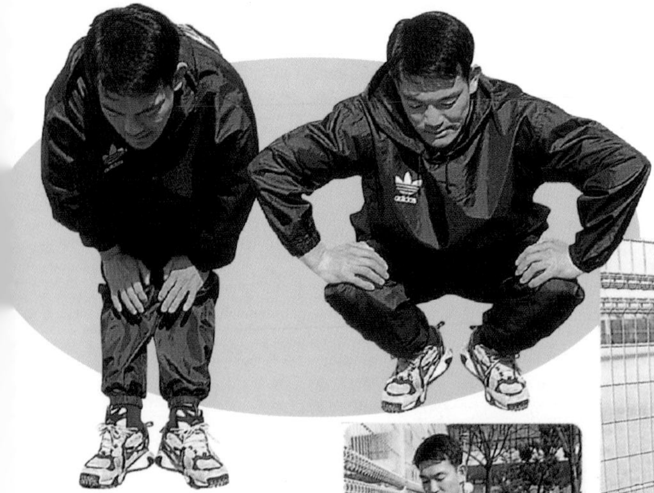

4 屈伸。尤其是利用雙手伸直膝的姿勢，能夠將意識集中在弧形到股二頭肌（腿內側）整隻腳的內側。仔細慢慢的伸展。

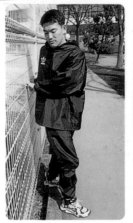

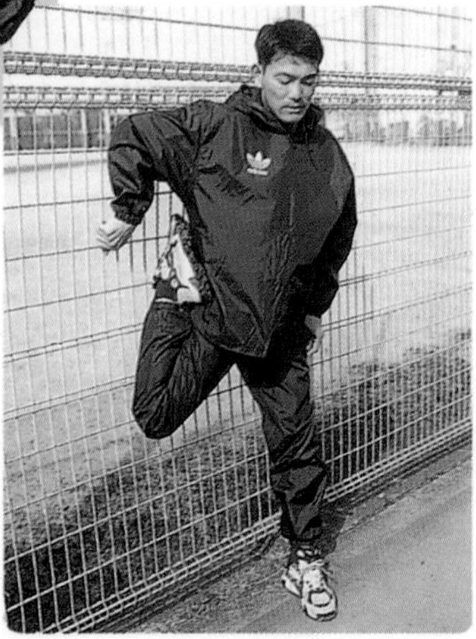

5 將單腳腳踝往後上抬，腳跟貼於臀部，將膝往後拉，伸展股四頭肌（腿的前面）。這個動作可以站著或躺下來做。左右都要進行。

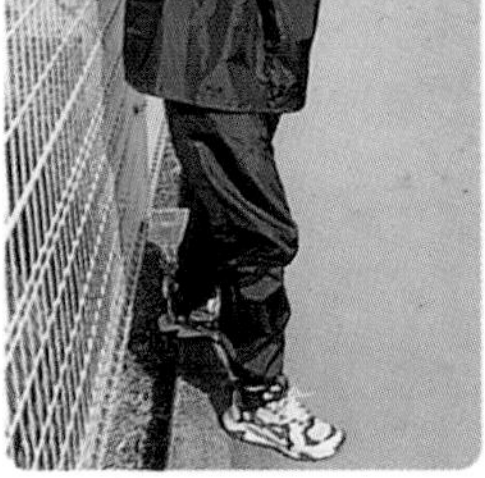

6 雙腳岔開，固定下半身。上半身朝左右扭轉，伸展腰部周圍和腹斜肌（體側）。

⑧ 手臂在身體的前方交叉，用另一隻手將手肘的三角肌拉直。左右都要進行。小型足球禁止肩部衝撞，不像足球一樣要酷使上身。為了取得全身的平衡，必須進行這個動作（與❼同樣的）。

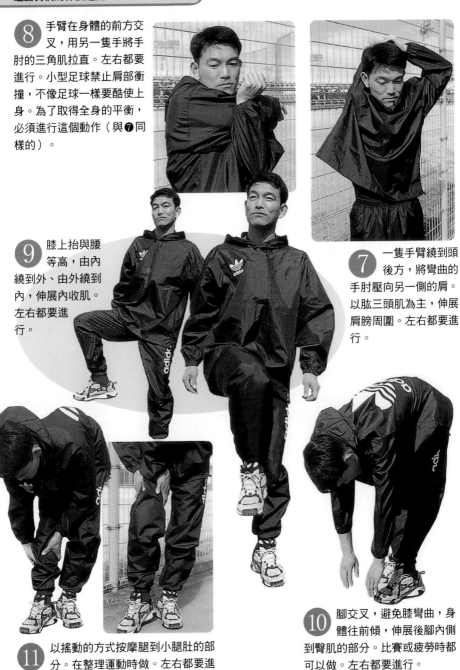

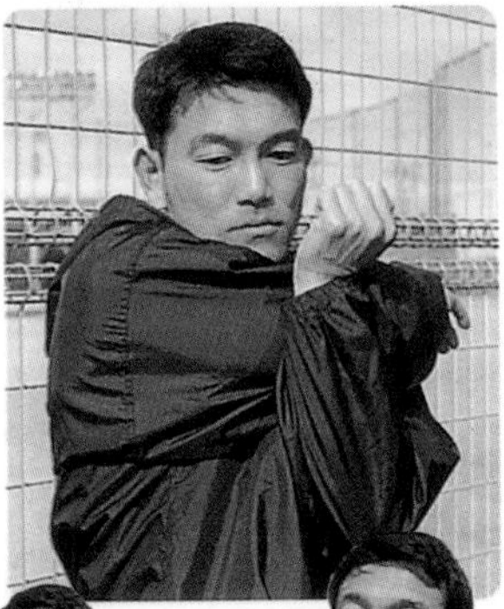

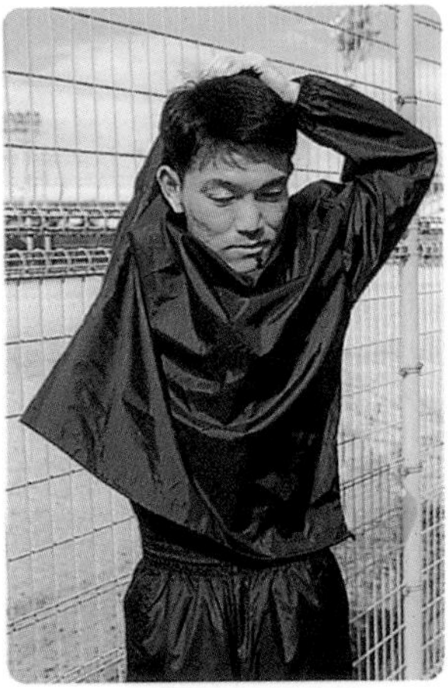

⑦ 一隻手臂繞到頭後方，將彎曲的手肘壓向另一側的肩。以肱三頭肌為主，伸展肩膀周圍。左右都要進行。

⑨ 膝上抬與腰等高，由內繞到外、由外繞到內，伸展內收肌。左右都要進行。

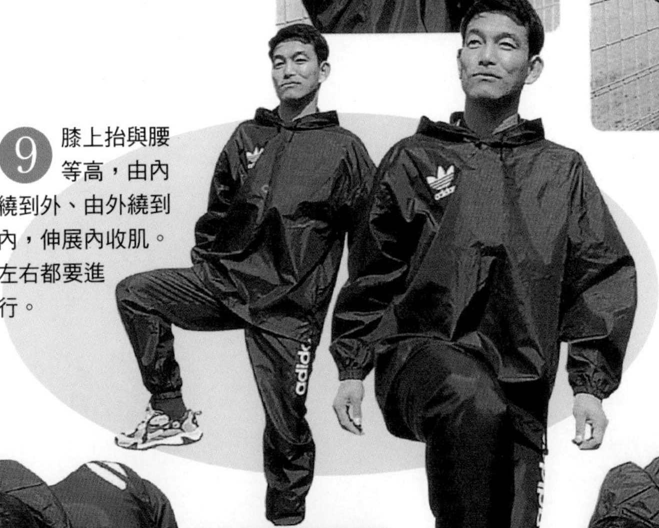

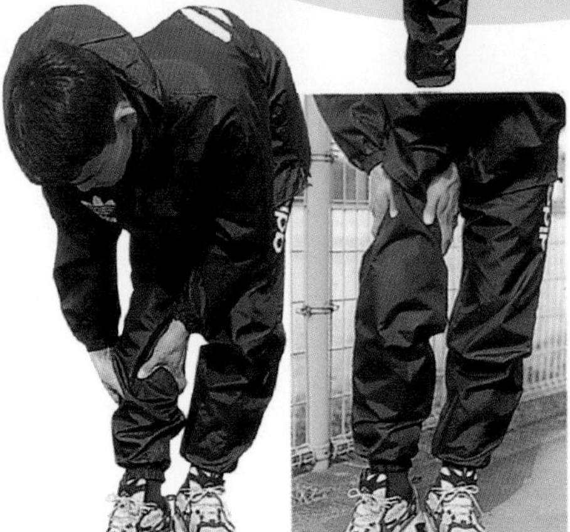

⑪ 以搖動的方式按摩腿到小腿肚的部分。在整理運動時做。左右都要進行。

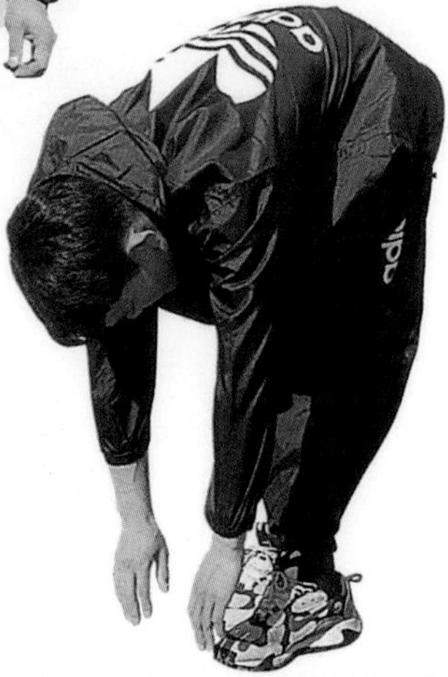

⑩ 腳交叉，避免膝彎曲，身體往前傾，伸展後腳內側到臀肌的部分。比賽或疲勞時都可以做。左右都要進行。

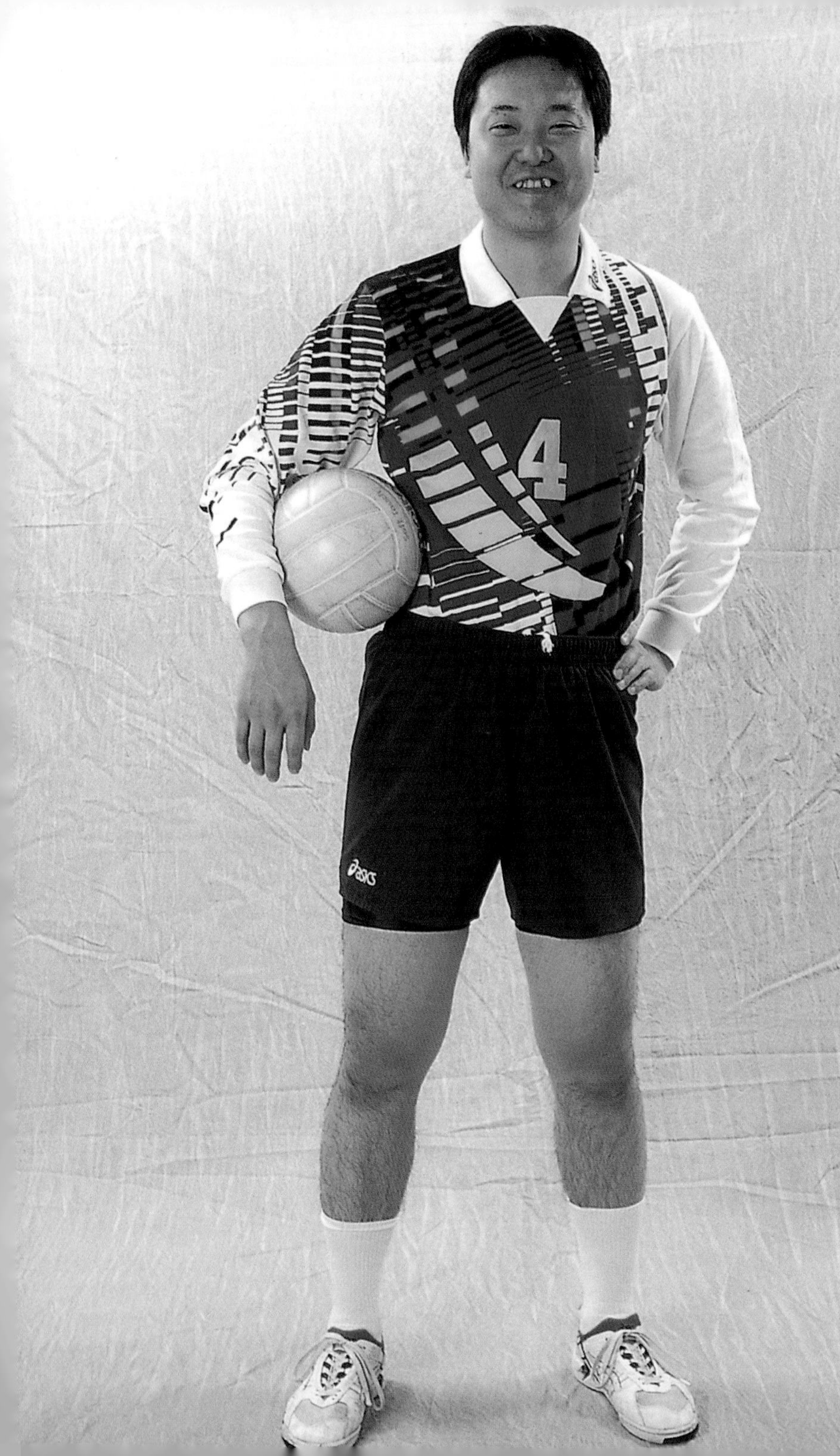

●排球

主編／赤星佑司

攝影／阪本智之

兩人一組，慢慢的做整理運動

曾經加入高中、大學及哥哥的公司等三個排球隊的他，和各球隊參加市民大賽、區民大賽，每年約要參加二十個大賽，進行五十～六十場比賽。

比賽多半在星期六、星期日舉行，平時當然也要練習。由於酷使身體，結果「肩膀疼痛，腳踝容易扭傷」。

他也曾經歷過這種運動特有的跳躍膝（膝關節損傷）。其採取的對策是「減輕體重，同時強化膝周圍的肌力」。經驗讓他體會到這一點而仔細慢慢的做伸展運動。基本上，暖身運動和整理運動的內容相同，但整理運動是以兩人為一組所進行的伸展運動。包括按摩在內，約需費時三十分鐘。

「高中時，許多實力強勁的隊伍都相當注重伸展運動呢！」

請教這些人，再加上大學朋友們所做的伸展運動，而成為現在自己進行伸展運動的形態。

因為曾經受過傷，所以希望能夠成為理學療法師，給予經常為受傷所苦的運動員們適當的建議。期待願望早日實現。

藤塢暢夫

1971年出生。183公分，83公斤。畢業於玉川大學，中學、高中、大學時代都是排球選手。現在辭去工作，努力學習，希望能夠成為理學療法師。

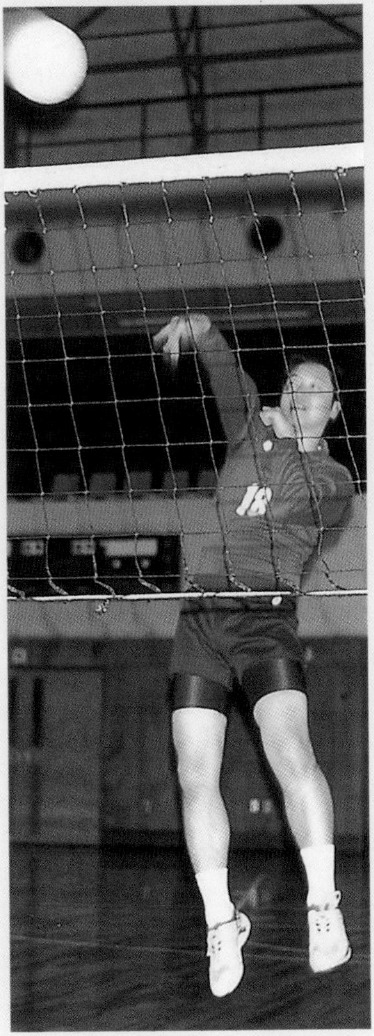

■單人伸展運動

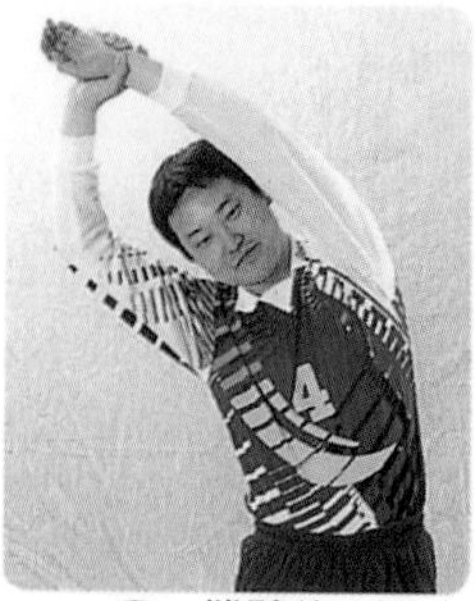

1 雙臂伸向頭的上方，上身朝左右側倒，伸展體側。

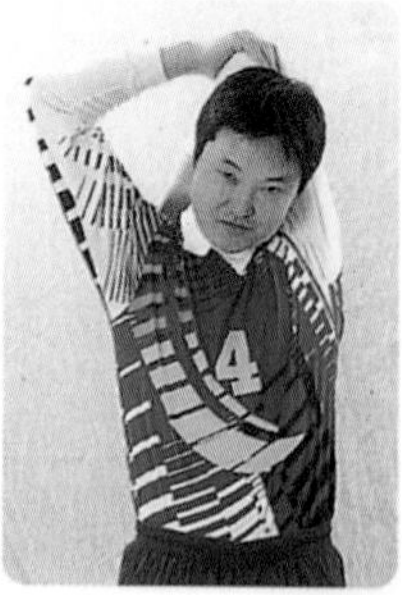

2 一隻手臂繞到頭的後方，另一隻手將置於頭後的手肘推向相反側的肩，伸展肱三頭肌。

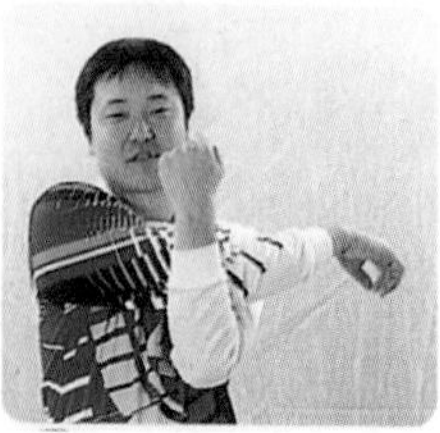

3 一隻手臂拉向身體的前方，與另一隻手交叉，伸展三角肌。左右都要進行。

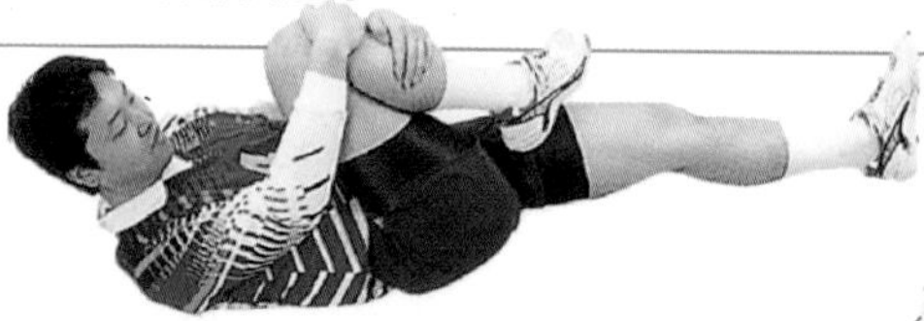

8 仰躺，雙手抱單膝，伸展臀肌。左右都要進行。

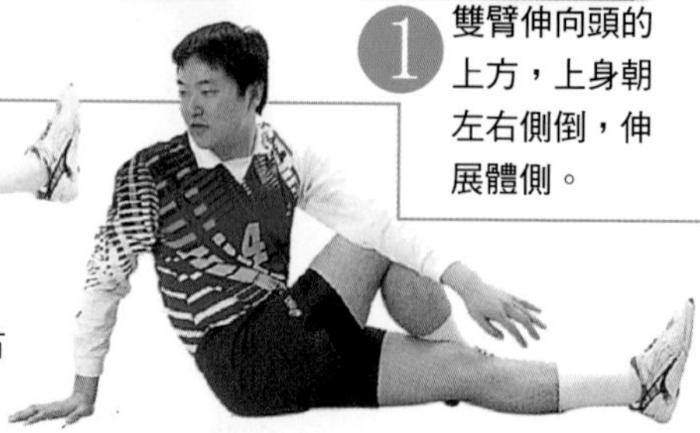

7 坐起上身，單膝彎曲，在另一隻腳上交叉。身體朝交叉腳側扭轉，伸展腰部到側腹的部分。左右都要進行。

9 仰躺，單腳交叉，屈膝。好像要將膝壓向地面似的，伸展臀部內側。兩肩不可上抬。左右都要進行。

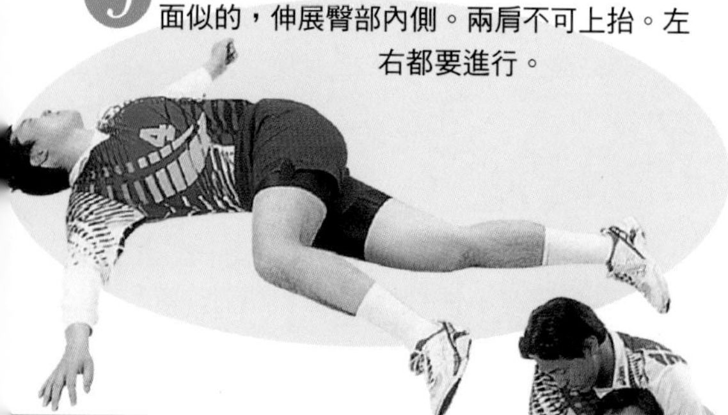

■兩人一組伸展運動

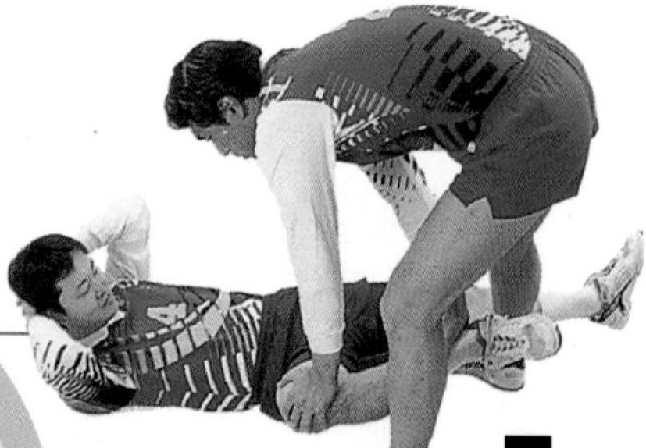

13 實行者的腳稍微張開仰躺，彎曲單膝。輔助者的腳抵住仰躺者伸直的腳，讓仰躺者的膝盡量貼近地面，同時從上方慢慢的按壓，伸展股關節周圍。左右都要進行。

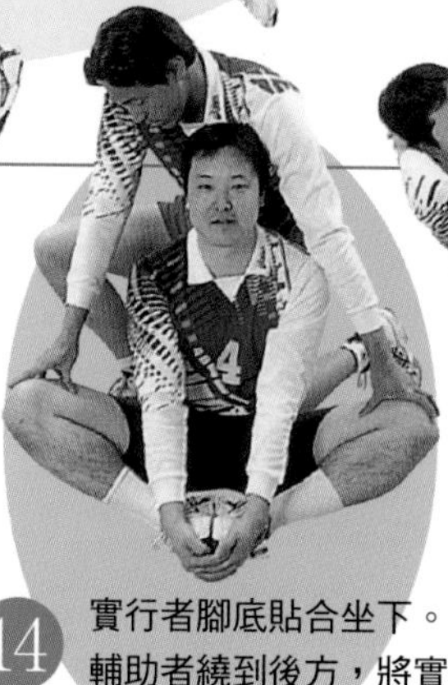

14 實行者腳底貼合坐下。輔助者繞到後方，將實行者的兩膝朝地面按壓，伸展股關節周圍。

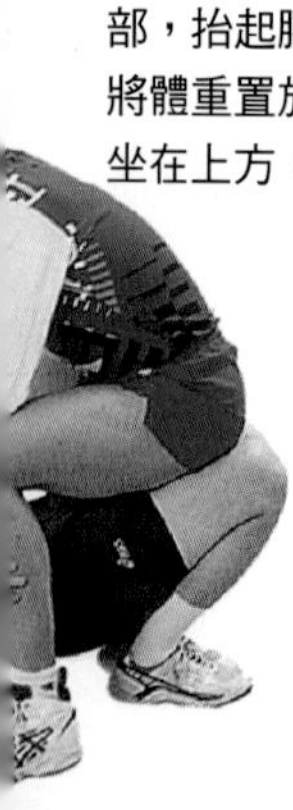

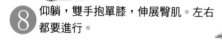

15 實行者仰躺，雙膝直立，腳跟盡量靠近臀部，抬起腰。輔助者慢慢的將體重置於實行者的腿上，坐在上方，伸展其跟腱、脛骨前肌、股四頭肌。這是應付「跳躍膝」的一種伸展運動。

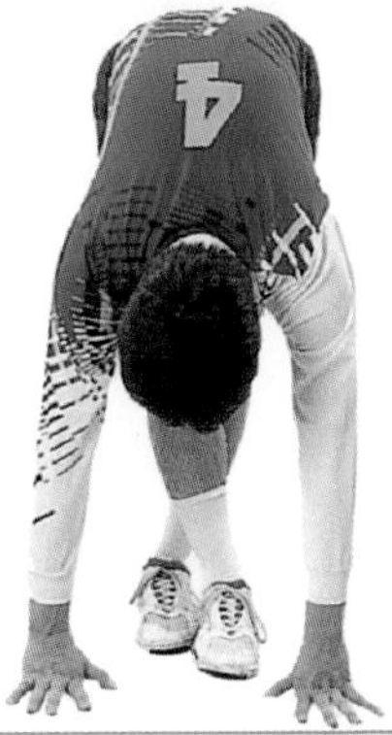

6 腳交叉，膝打直，身體向前彎，伸直整隻腳的內側。左右都要進行。

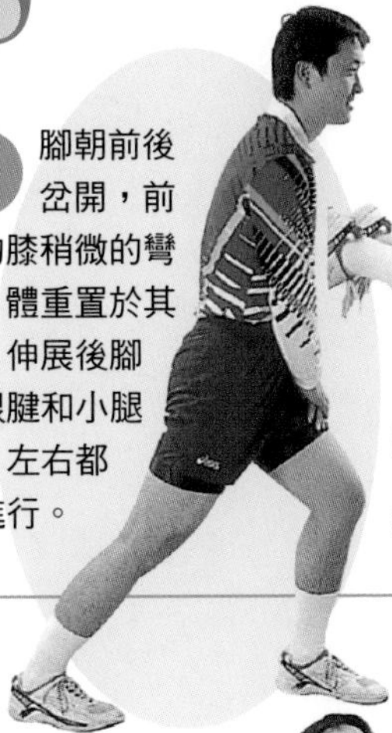

5 腳朝前後岔開，前腳的膝稍微的彎曲，體重置於其上，伸展後腳的跟腱和小腿肚。左右都要進行。

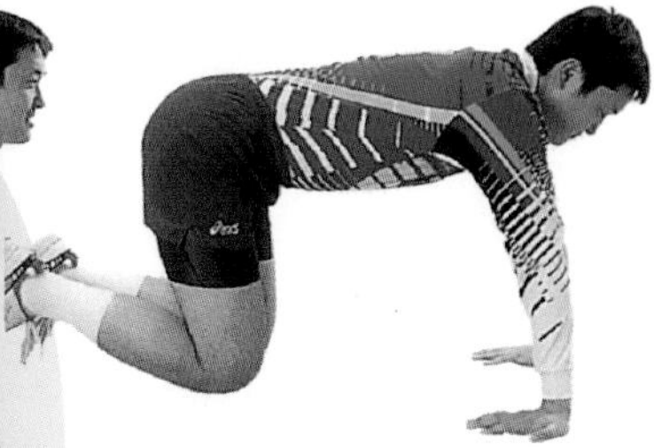

4 指尖朝向腳的位置，伸直手肘，四肢跪地，腰往後拉，伸展前臂的屈肌。

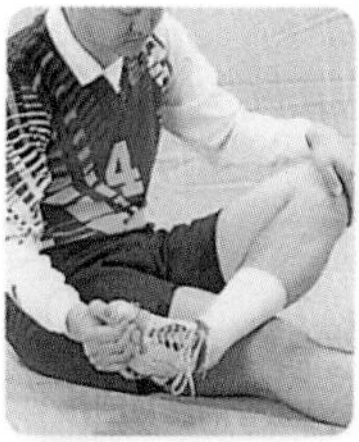

12 一隻腳架在另一隻腳上，屈膝。抓住置於上方腳的腳踝，旋轉腳踝。

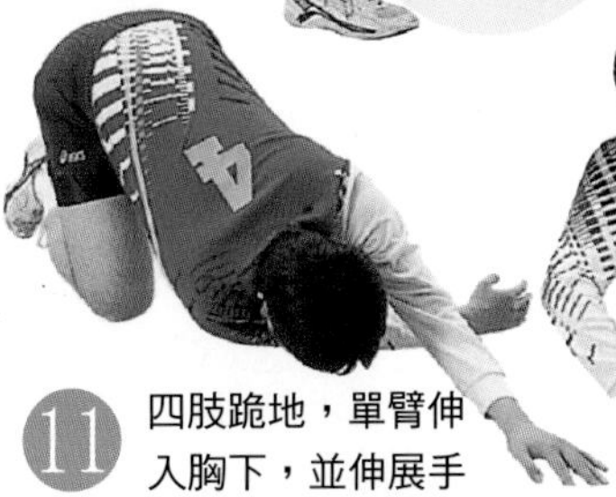

11 四肢跪地，單臂伸入胸下，並伸展手肘。腰往後拉，好像要將肩膀前端壓向地面似的，伸展三角肌。左右都要進行。

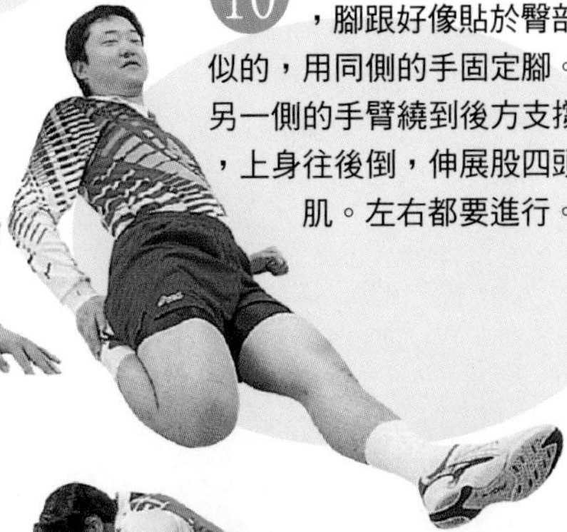

10 坐起上身，單膝彎曲，腳跟好像貼於臀部似的，用同側的手固定腳。另一側的手臂繞到後方支撐，上身往後倒，伸展股四頭肌。左右都要進行。

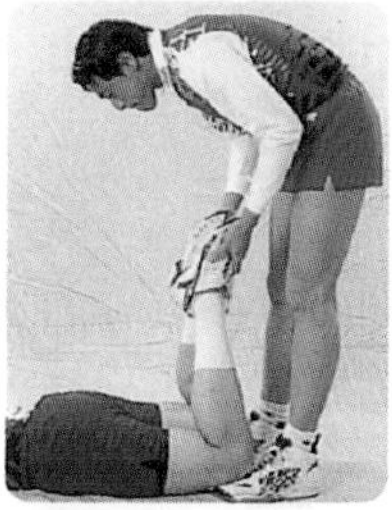

19 實行者俯臥，兩膝彎曲，腳直立。輔助者將自己的腳背伸入實行者的兩膝下方，並抓住其雙腳的腳踝，朝左右搖晃。

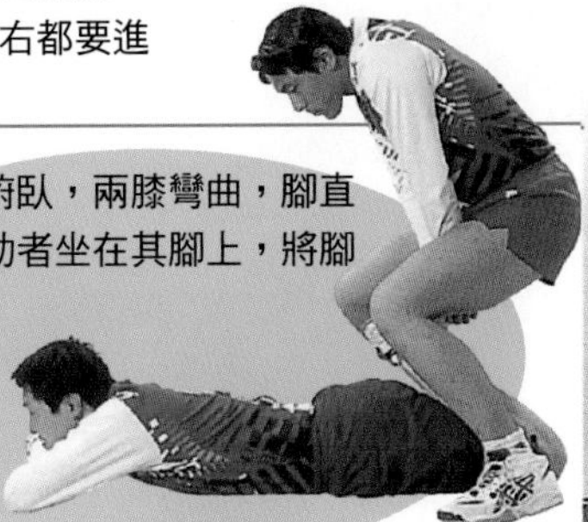

17 實行者俯臥，兩膝彎曲，腳直立。輔助者坐在其腳上，將腳按向臀部，伸展跟腱及股四頭肌。

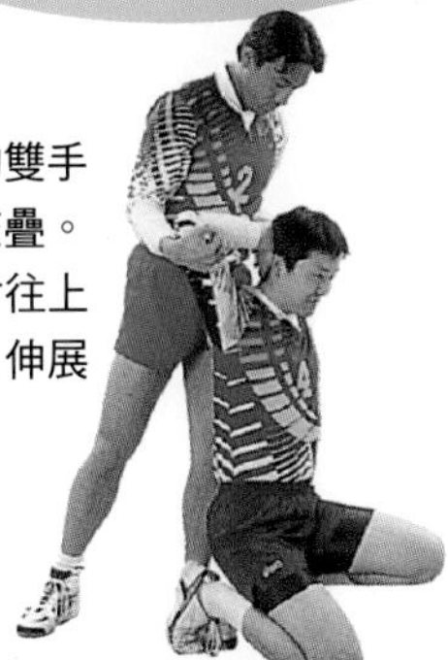

18 實行者的雙手在頭後交疊。輔助者將其兩肘往上抬，拉到面前，伸展肩膀周圍。

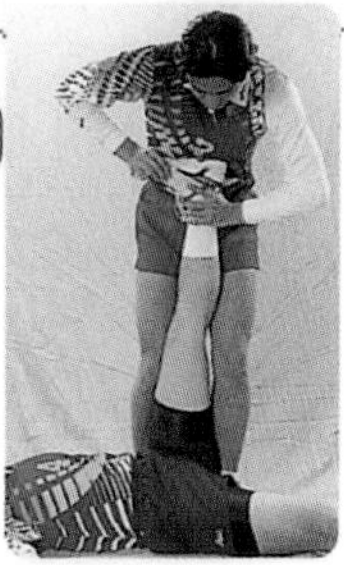

16 輔助者抓住仰躺的實行者的單腳，慢慢的按向其胸前，伸展股二頭肌和小腿肚。這時，實行者伸直膝，輔助者抓住其腳踝，加以支撐。

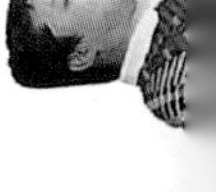

助理　三國雄高

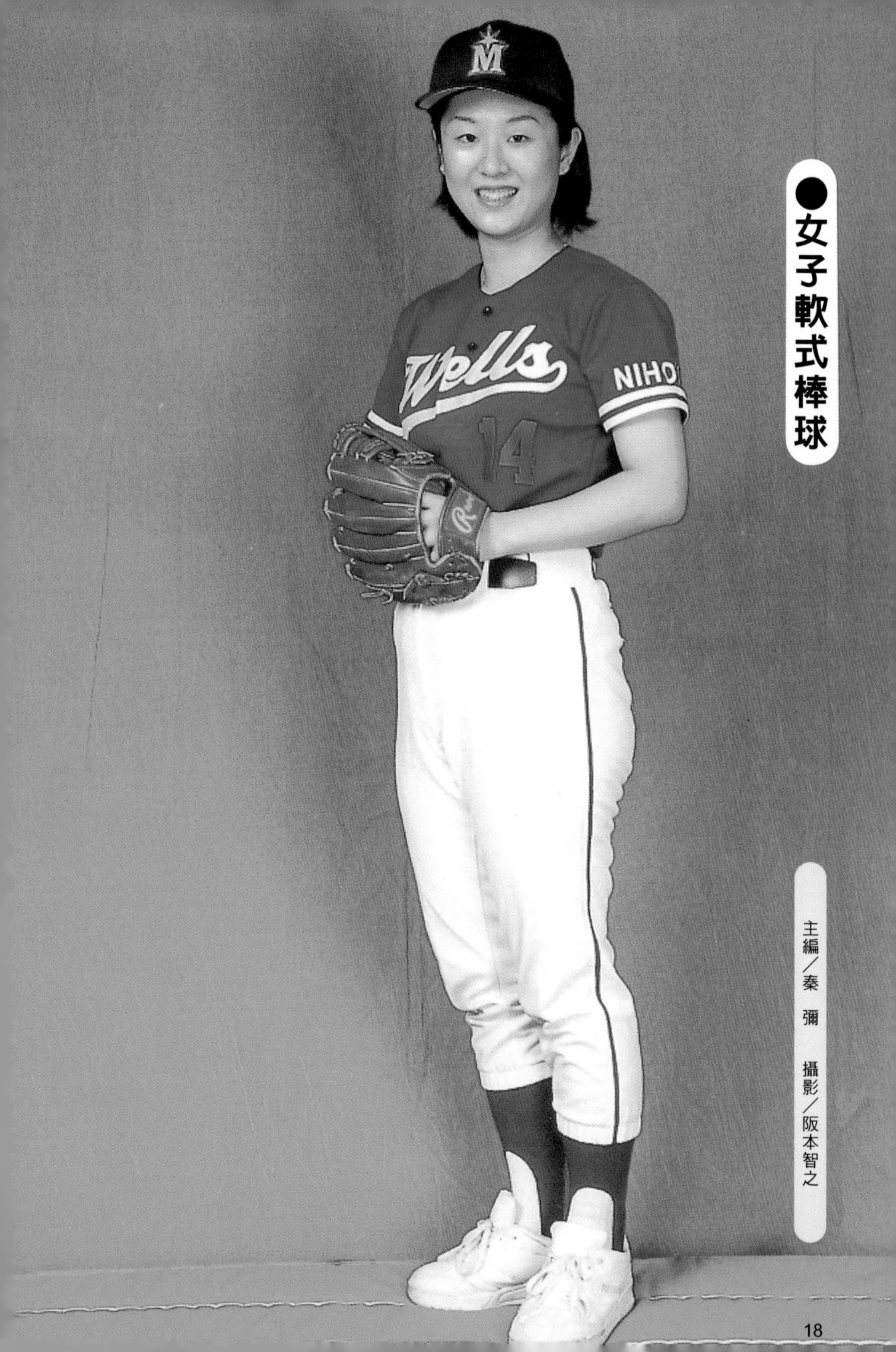

●女子軟式棒球

主編／秦　彌
攝影／阪本智之

延長整理運動的時間

最初要累積知識和經驗，需要相當大的覺悟和能量。現在以男性佔優勢的棒球世界，出現了新成立的女子棒球。指導者的問題、場地的安排、教練的管理等，身為創社發起人的她，非常辛苦。「不能夠使用學校的操場，一般的場地則要抽籤，有時甚至只能在高速公路下的空地練習」。

教練的工作必須由經驗豐富的人擔任。由於有過椎間盤突出症和手指骨折等的經驗，所以，知道伸展運動十分的重要。不過，以往並沒有學過正確的伸展運動。結果，只好「自己買書回來看或到附近的圖書館查詢」，和大家一起努力學習。

進行整理運動之前，要跑二十分鐘，提高肌肉溫度。因為負責從教練工作到捕手之外的守備位置，所以必須仔細的做以肩膀為主的所有部位的伸展運動。由於腰部有毛病，因此更要慎重其事。尤其是整理運動，「在大量投球時」，必須花較長的時間來進行。

四月開始，在NHK地方局工作，成為全日本的候補。對記者一職甚感興趣，於是選擇這個行業。後來，希望「善用經驗，成為運動記者」而展開新的挑戰，甚至想要「加入（女子棒球）隊」。

川原惠美

1977年出生。168公分，58公斤。畢業於日本大學。今年春天，決定到NHK工作。中學３年級時，參加地區女子隊，開始打壘球。高中時，加入學校的棒球社。進入大學後，希望能夠升級成正式的社團，於是成立女子棒球社。在關東大學２部獲得優勝。同時參加社會團體，曾經參加過全國大賽。

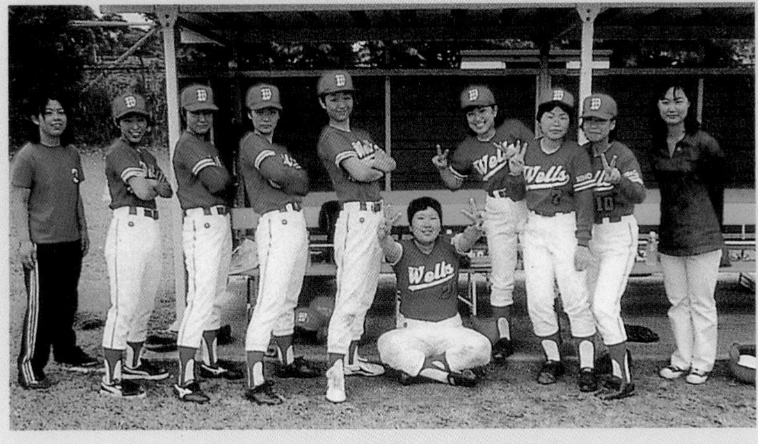

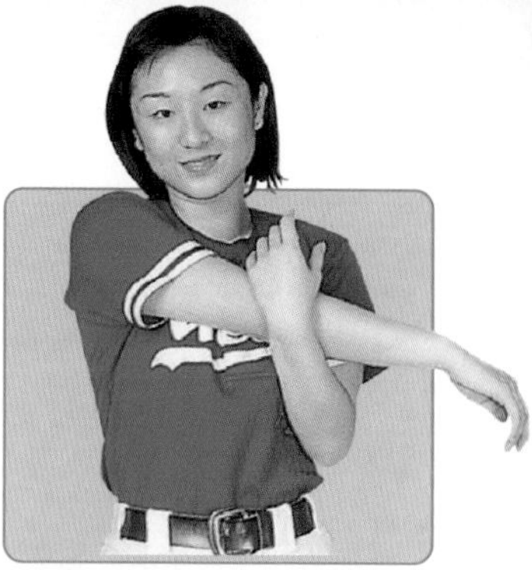

1 兩隻手臂在胸前交叉，伸展三角肌。左右都要進行。

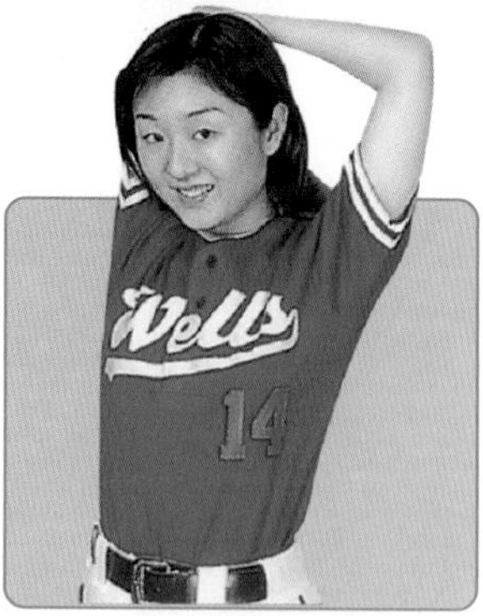

2 一隻手臂繞到頭後方，用另一隻手按壓手肘，伸展手臂的肱三頭肌。左右都要進行。

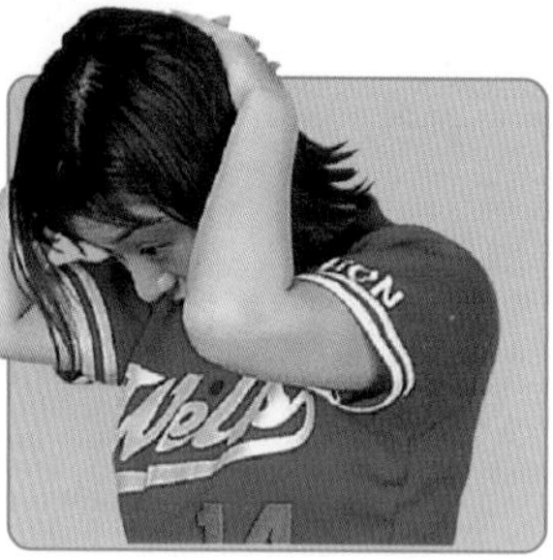

3 兩手在頭後交疊，頸部往前彎，伸展斜方肌。

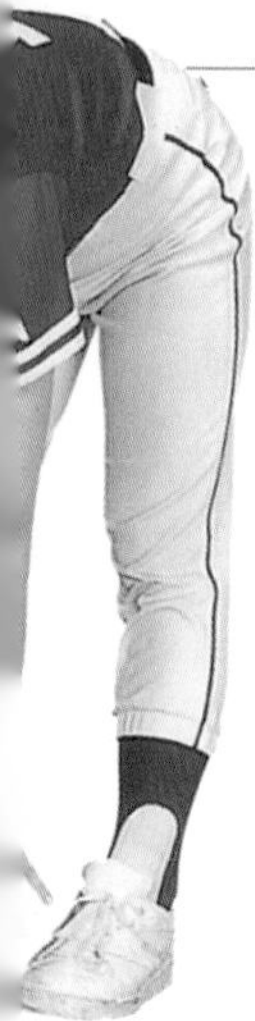

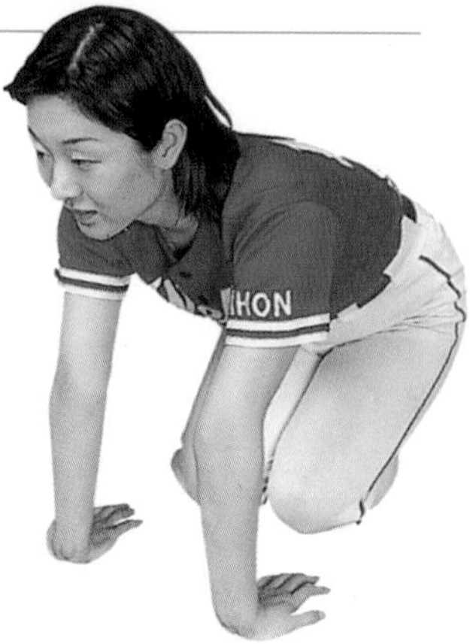

7 手指帶到面前，指尖朝向腳，伸展手肘。四肢跪地，吐氣，腰往後拉，伸展前臂的屈肌。

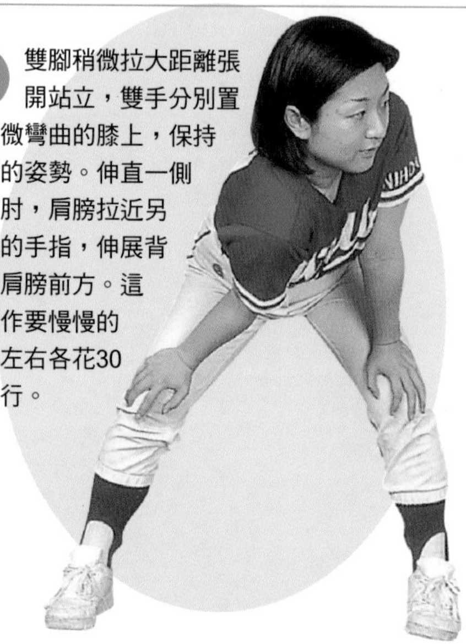

8 雙腳稍微拉大距離張開站立，雙手分別置於略微彎曲的膝上，保持前傾的姿勢。伸直一側的手肘，肩膀拉近另一側的手指，伸展背部和肩膀前方。這個動作要慢慢的做，左右各花30秒進行。

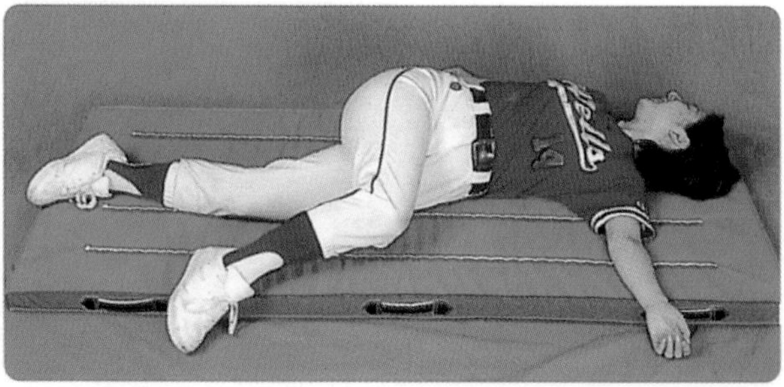

11 仰躺，單腳交叉並且屈膝。彎膝貼近相反側的地板，伸展腰背部。兩肩貼於地面，上方交叉腳側的肩膀不可抬起。左右都要進行。

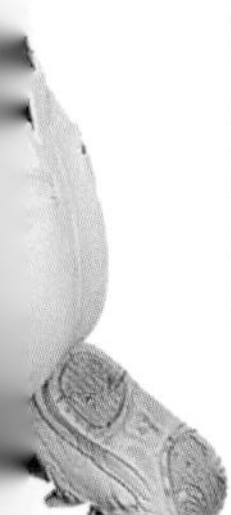

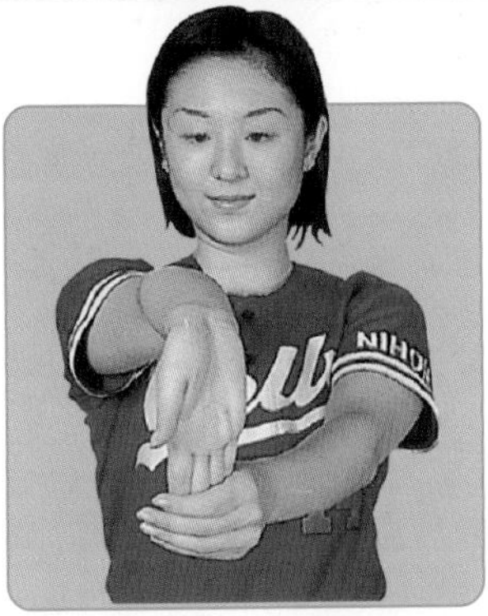

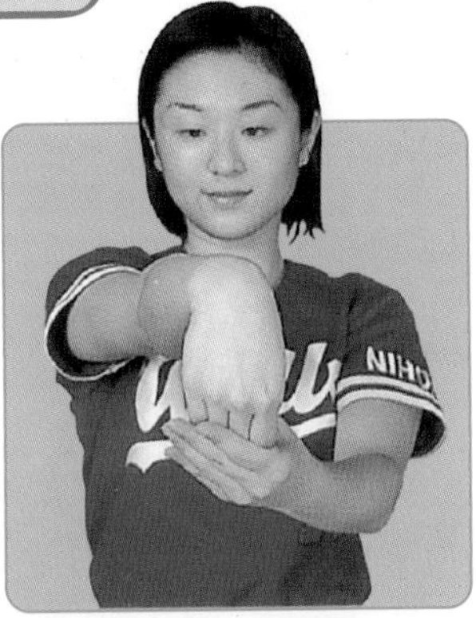

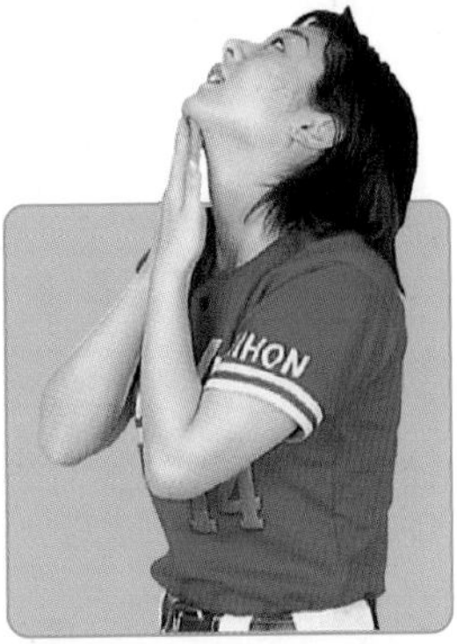

4 用雙方由下往上推下顎，讓頸部往後彎。

6 手掌朝上，伸直手肘，另一隻手往前伸，將手指往下壓，把手肘拉到面前，伸展前臂的屈肌。左右都要進行。

5 伸向前方的手臂手背朝上，用另一隻手將手指往下壓，把手腕到手指的部分拉向面前，伸展前臂的伸肌。左右都要進行。

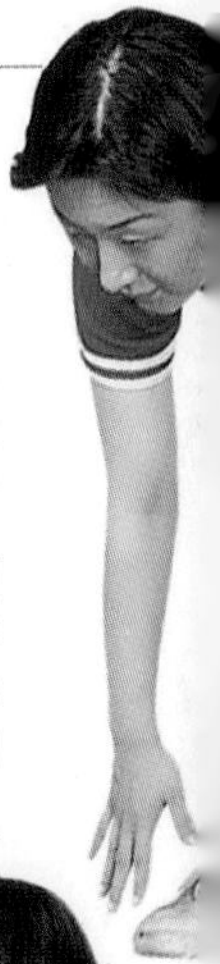

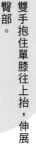

9 從站立的狀態開始往前彎曲。手指碰不到地面也無妨，只要能夠伸展膝內側到臀部即可。

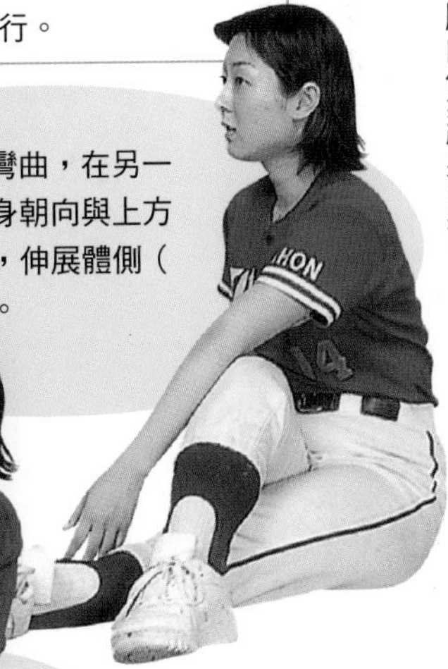

10 坐起上身，單膝彎曲，在另一隻腳上交叉。上身朝向與上方交叉腳相反的方向扭轉，伸展體側（側腹）。左右都要進行。

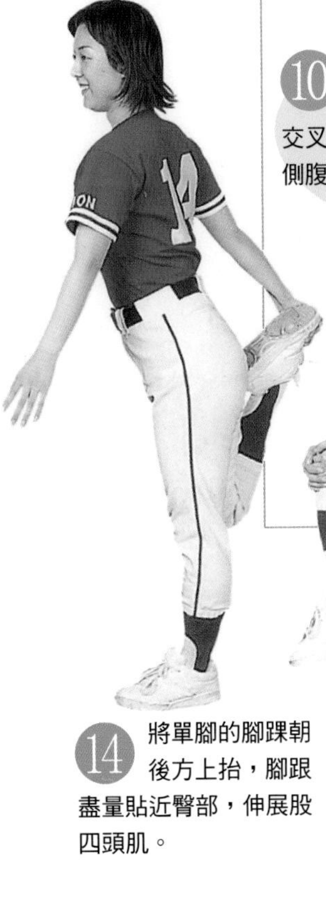

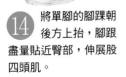

14 將單腳的腳踝朝後方上抬，腳跟盡量貼近臀部，伸展股四頭肌。

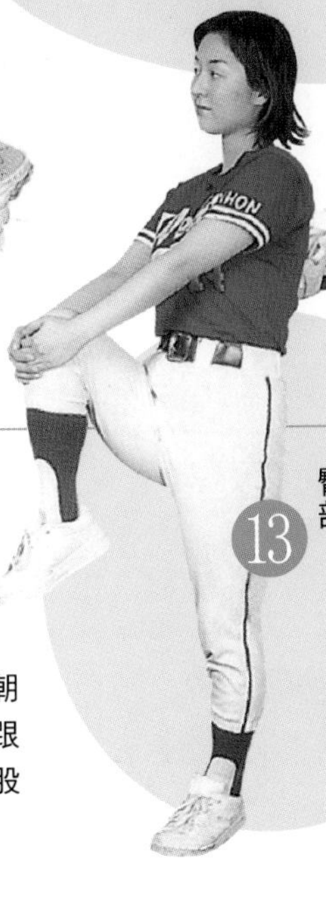

13 雙手抱住單膝往上抬，伸展臀部。

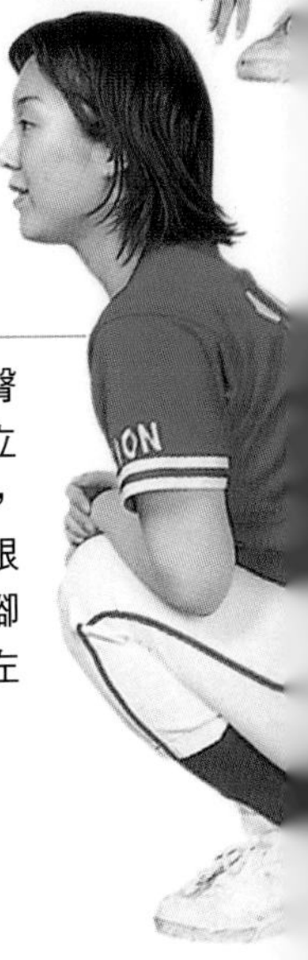

12 單膝跪地，臀部好像坐在立膝腳的腳跟上似的，上身往前傾，伸展跟腱和小腿肚。立膝腳的腳跟不可抬起。左右都要進行。

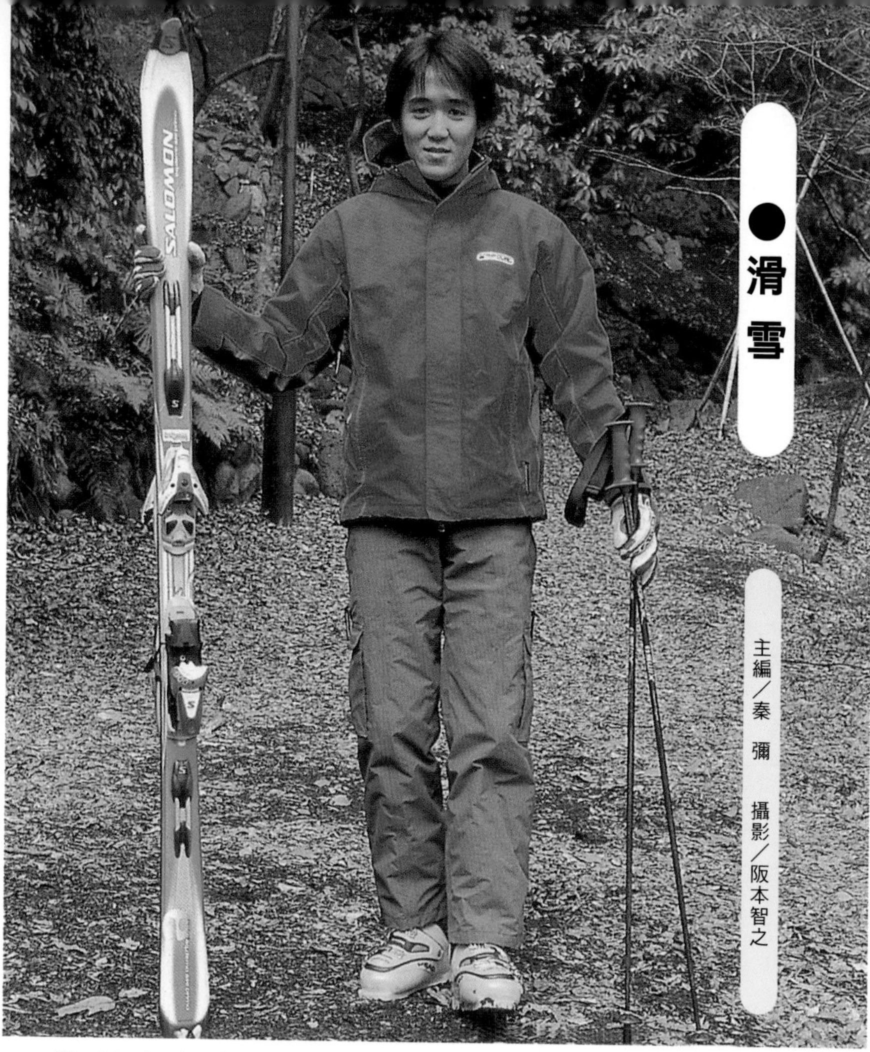

●滑雪

主編／秦 彌
攝影／阪本智之

重點要擺在下半身上

這並非是在滑雪場或預定的路線滑雪，而是只決定起迄點的新型雪山滑雪運動，亦即「Big Mountain」。會事先利用直升機等勘察選手行經的路線、姿勢和時間等，是和危險比鄰而居的競賽。

如果無法判定雪深，可能會跌落崖下，是接近「冒險」的運動。

亦即在「無法判斷際遇」的情況下考驗大家的判斷力。缺乏應付突發狀況的身體，根本辦不到。

全身所有的部位，都要進行伸展運動。

首先，在穿滑雪衣前，必須仔細做基本的動作。穿上雪靴和滑雪板之後，會出現很多變化。因此，身體一定要做好準備，「無論遇到任何情況都沒問題」。尤其以腰和股關節為主，下半身至少要做十五～二十分鐘的伸展運動。

◆穿雪靴前（穿滑雪服前）

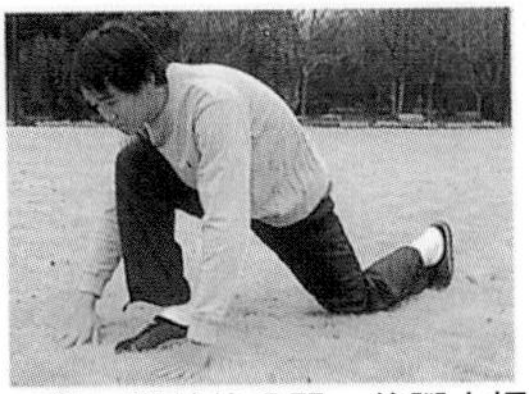

① 腳前後岔開，後腳大幅度拉開，落腰。胸部好像貼於前腳的腿上似的，上身往前彎，伸展前腳腿的內側和股關節。左右都要進行。

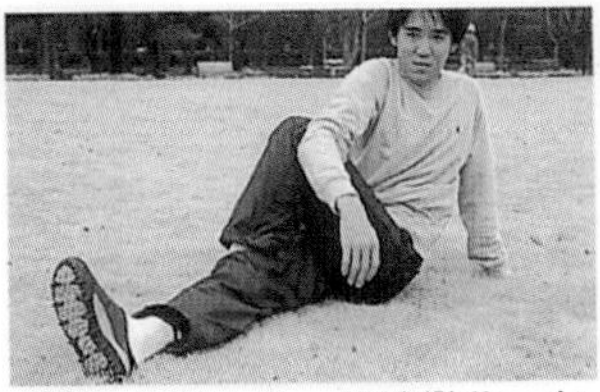

② 坐起上身，單膝彎曲，在另一隻腳上交叉。上身朝相反側扭轉，伸展腰部。往前伸直的腳的膝彎曲並抬高。左右都要進行。

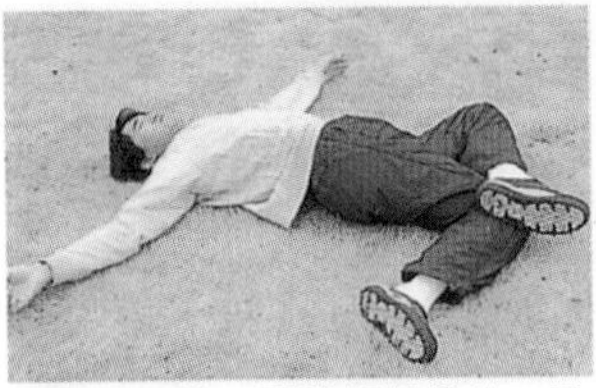

③ 仰躺，單膝朝外彎曲，另一隻腳置於其上，好像將膝往地上壓似的，伸展體側及腿的前方。兩肩要貼於地面，不可抬起。左右都要進行。

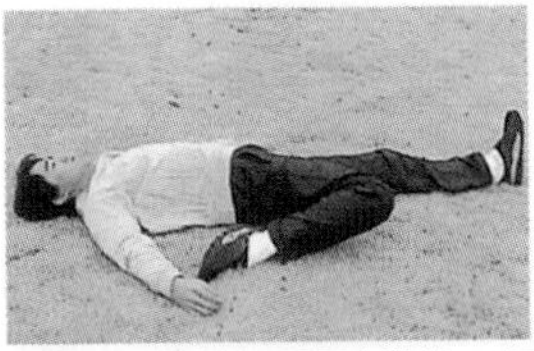

④ 仰躺並且單膝彎曲，好像盡量讓膝貼於地面似的，伸展腿的前方。左右都要進行。

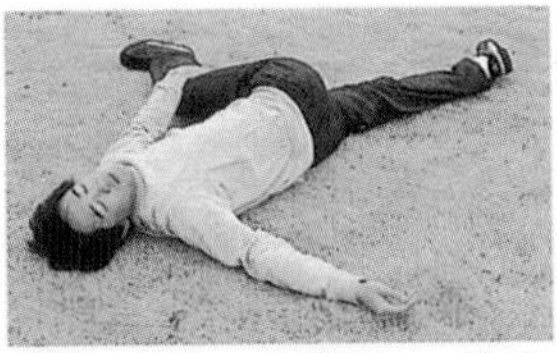

⑤ 仰躺，單腳與另一隻腳交叉，屈膝。用相反側的手將膝壓向地面，伸展體側與腰部。左右都要進行。

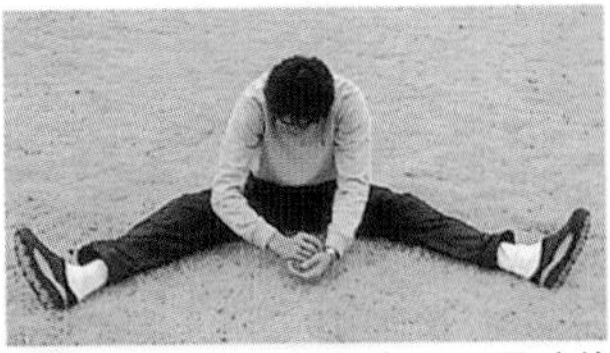

⑥ 腳大幅度張開坐下，同時伸直膝，上身往前彎，伸展腿的內側。

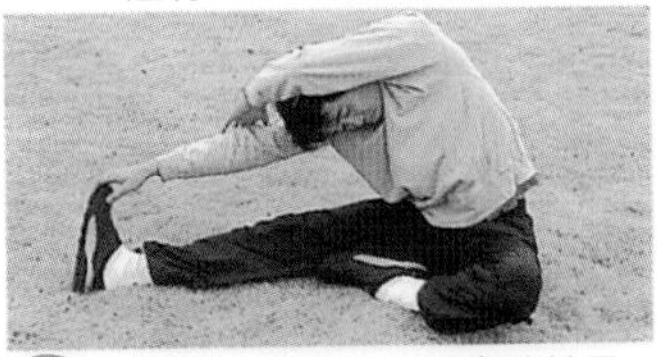

⑦ 單膝向內彎曲，腳底貼於另一隻腳膝的內側。抓住伸直腳的腳趾，上身朝腳趾的方向彎，伸展體側。

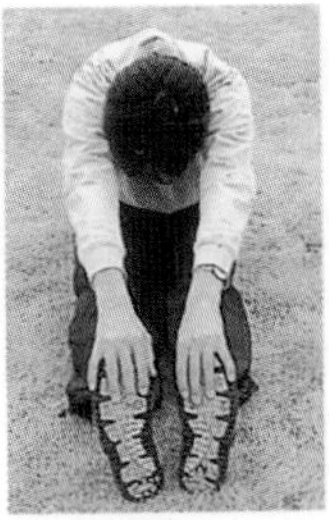

⑧ 雙腳併攏伸直膝坐下。腳趾豎立，分別用手抓住，上身往前彎，伸展小腿肚到股二頭肌整隻腳的內側。

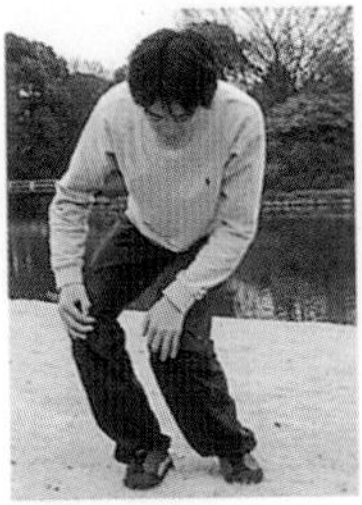

⑨ 屈伸，同時繞膝。

丸山登士

1978年出生。180公分，68公斤。為東京醫科大學的學生。3歲開始滑雪。中學3年級時，取得全日本1級資格。19歲時，取得技術顧問資格。高中時，以「旋轉」和「大旋轉」成為群馬縣的代表。現在是「業餘滑雪賽」的選手，曾經遠征海外。

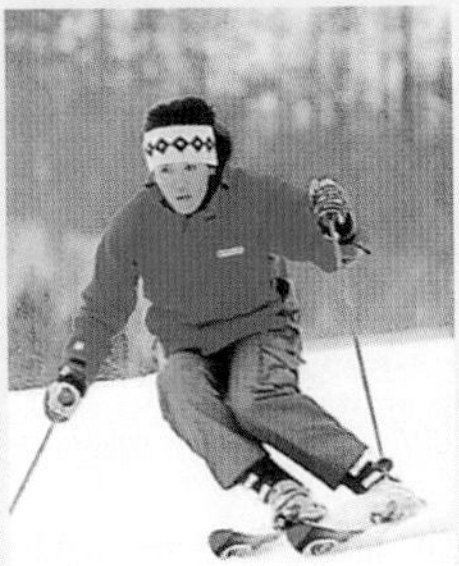

賽後，兼具訓練的目的，還會利用越野車馳騁山野。他說，「很喜歡這類活動」。「去年加拿大大賽無法通過預賽，這次絕對要通過……」還想持續冒險。

◆穿上雪靴

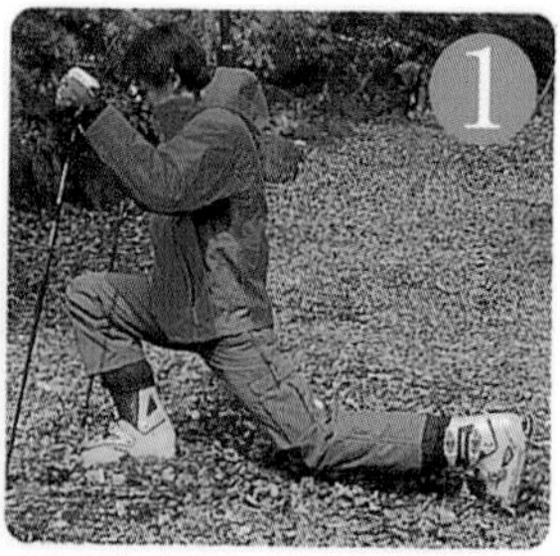

腳前後岔開，後腳大幅度拉開，落腰，挺起上身，伸展後腳的腿的前面到腹部前面。後腳的膝不可碰地。

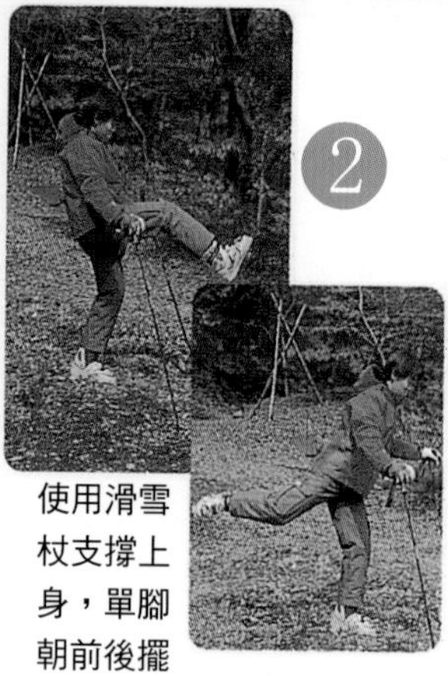

使用滑雪杖支撐上身，單腳朝前後擺盪，進行衝擊性的伸展運動。左右都要進行。

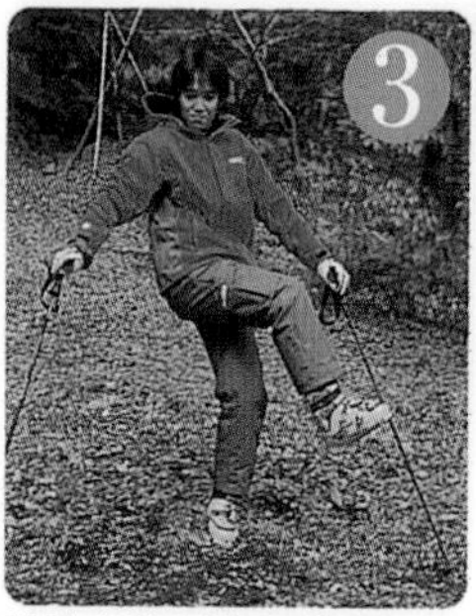

單膝上抬到與腰等高，朝左右擺盪，直接往後、往前繞。左右都要進行。

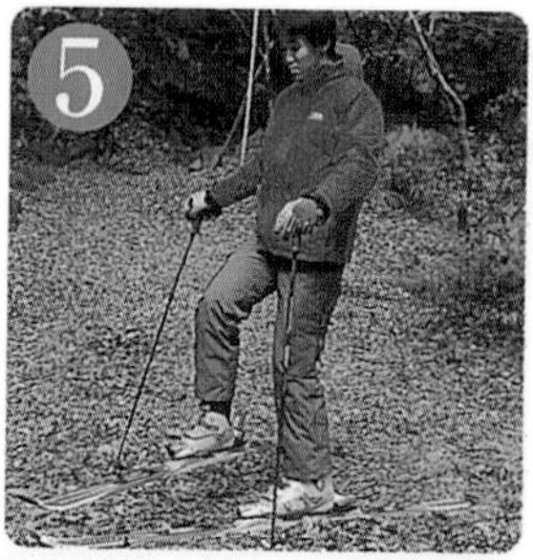

單膝稍微上抬，滑雪板與雪面平行懸浮。以雪靴為支撐點，腳踝朝左右旋轉。左右都要進行。

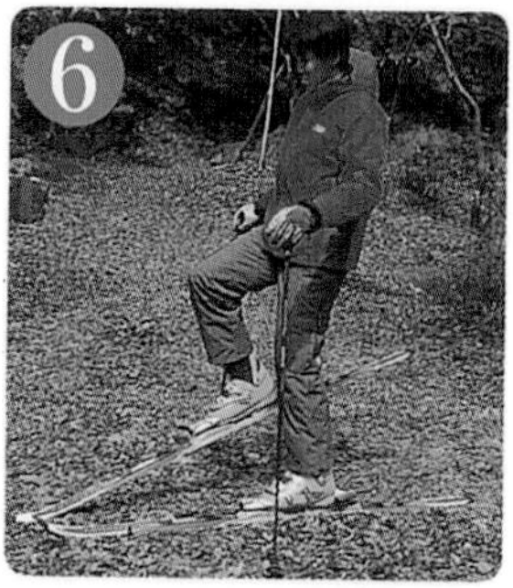

腳踝上下移動，伸展脛骨前肌和小腿肚。左右都要進行。

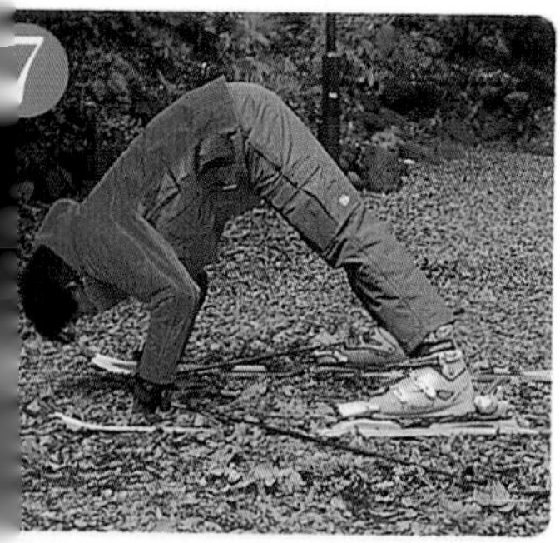

雙腳打開站立，膝伸直，上身前傾，伸展股二頭肌。

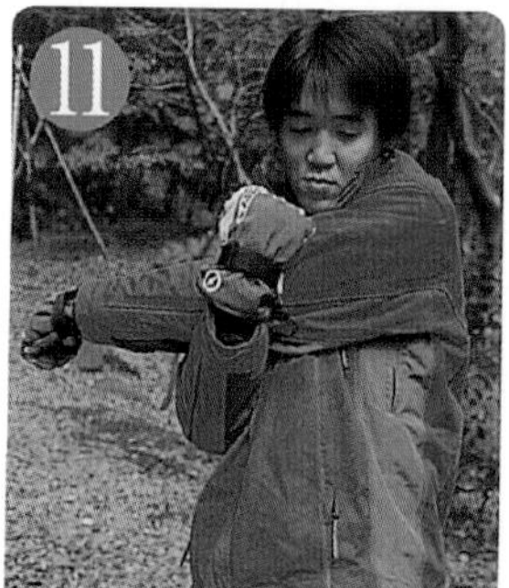

一隻手臂繞到身體前方交叉，伸展三角肌。左右都要進行。

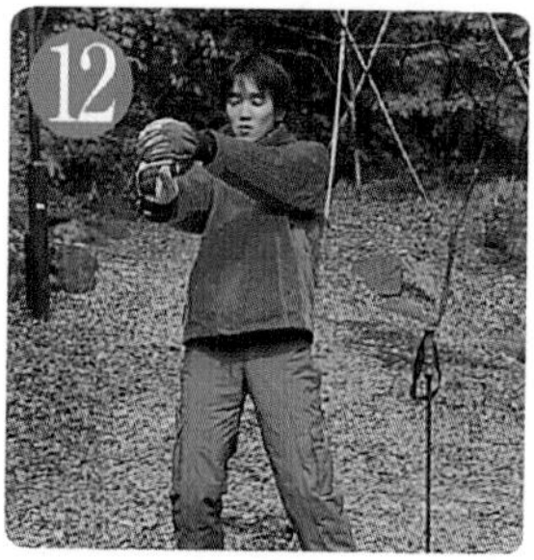

手掌朝下，伸直手肘，一隻手臂往前伸出，另一隻手抓住手指，將其拉向面前，伸展前臂的屈肌。左右都要進行。

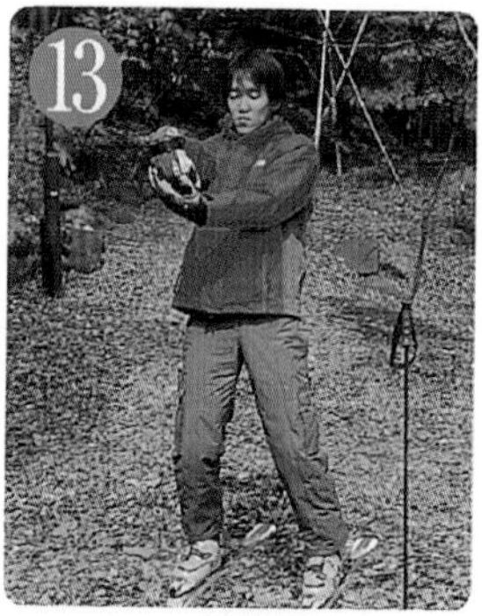

手指朝下，將手腕到手指拉向面前，伸展前臂的伸肌。左右都要進行。

◆踩在滑雪板上

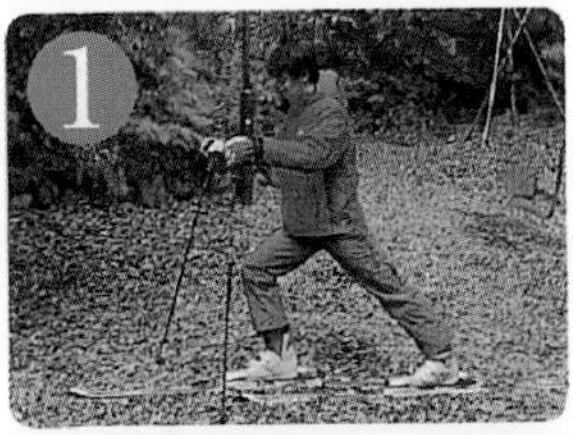

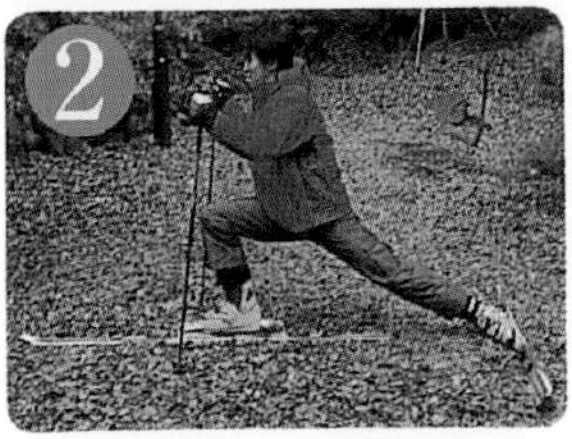

腳朝前後滑行，伸展後腳的小腿肚。左右都要進行。

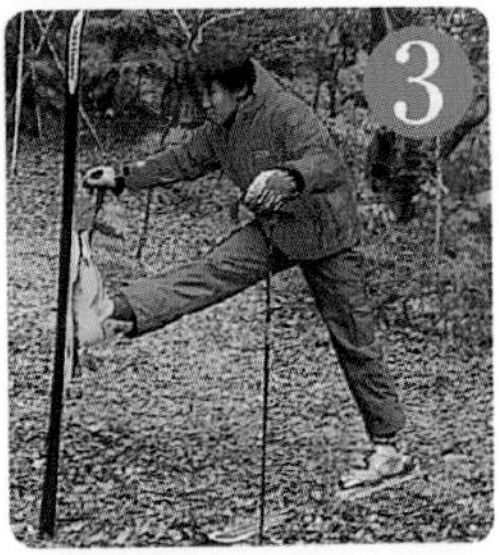

用滑雪杖支撐上身，單腳上抬，讓滑雪板豎立在面前，伸直膝，上身往前傾，伸展股二頭肌到小腿肚的部分。左右都要進行。

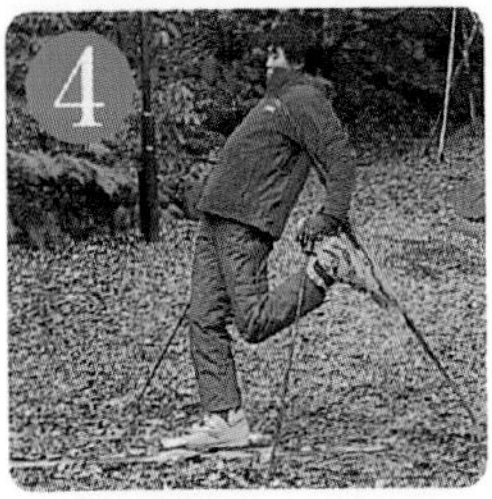

單膝朝後彎曲，滑雪板前端固定在雪面上，用滑雪杖支撐，同時好像將滑雪板抱在腋下似的，上身往後仰，伸展彎曲腳的股四頭肌。

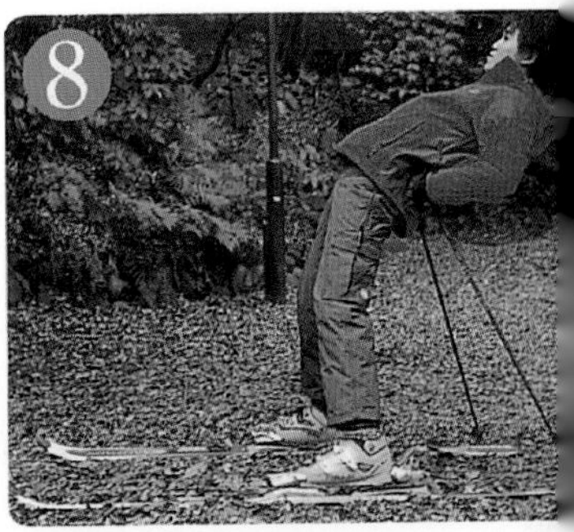

利用置於後方的滑雪杖支撐全身，腰往後仰，伸展腹部。

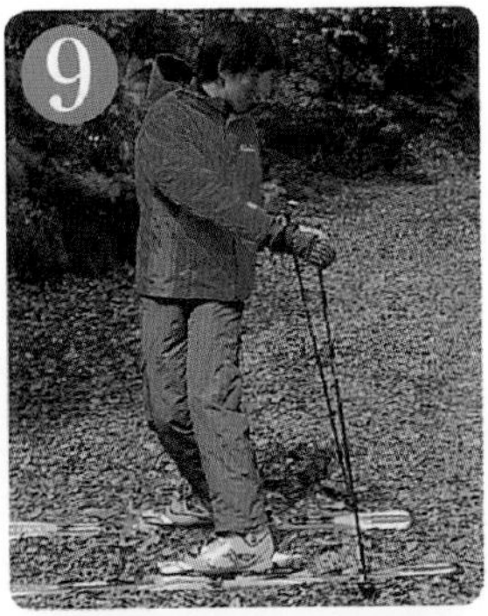

上身朝左右扭轉，伸展腰部周圍和體側。

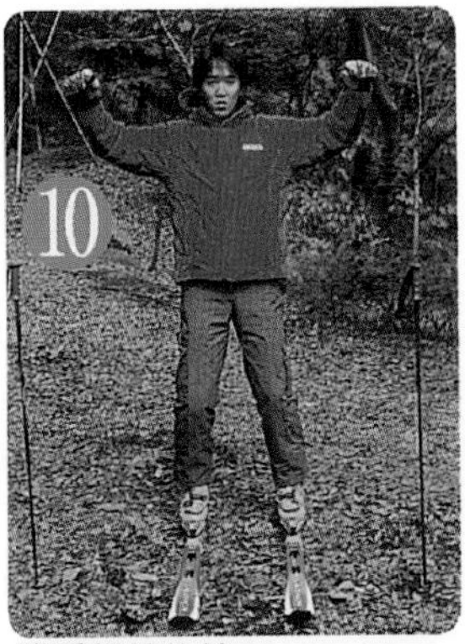

雙肩朝前後繞。

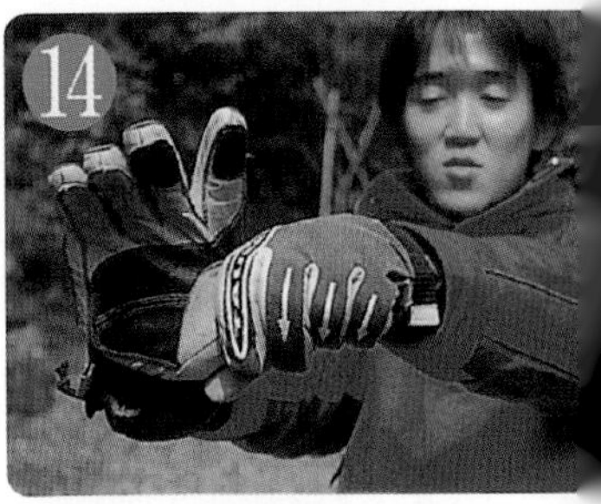

手指朝上，抓著拇指，拉向面前。使用滑雪杖，絕對會對拇指造成極大的負擔，所以一定要做這個伸展動作。

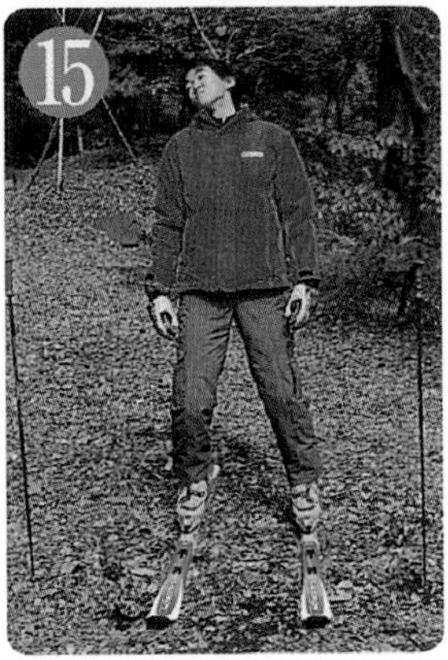

慢慢的旋轉頸部。

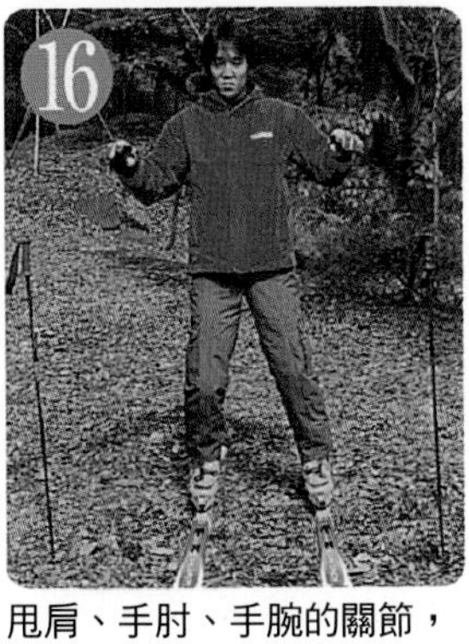

甩肩、手肘、手腕的關節，放鬆力量即可。

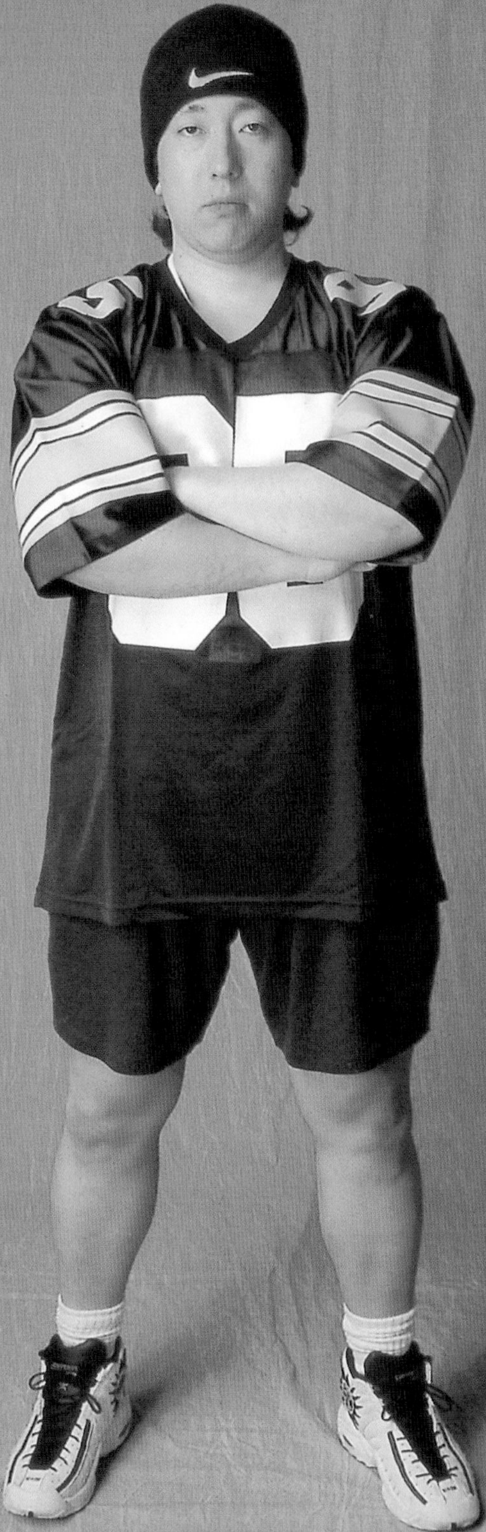

●美式足球

主編／赤星祐司　攝影／遠滕　潤

多花點時間讓所有的關節做好準備

美式足球「要求球技，也需要格鬥技」，可以說是酷使身體的運動。迫使他退休的原因是受傷。決定性的傷害是腰椎分離。事實上，頸椎、雙肩、雙膝、關節等全都嚴重受損。

現在，無論是大學或社會人，都有專屬的教練，這已經成為一般的常識，但是以前完全不同。在號令之下，全體隊員一起做衝擊性的伸展運動，根本忽略事後的照顧，「所以特別容易受傷」。直到「進入實力較強的球隊」，改變原本學習的姿勢，才認識到伸展運動的重要性。他說：「並非不會受傷，而是受傷的程度不同。」

不是重點或內容不同，只是要花四十分鐘到一小時等較長的時間，進行全身上下的伸展運動。整理運動的時間更長。花二十秒做完暖身運動的一個動作，整理運動需要三十秒。

讓他從事現在這份工作的關鍵就是受傷。他體會到教練的重要性。「任何運動的暖身運動和身體的照顧都很重要，這就是我想藉著自己的經驗告訴大家的事實」。

他的工作是要「鍛鍊身體」，回家後也要做伸展運動。因此，「雖然體重增加，但是，身體的活動力卻變得更強」。

小針千典

1965 年出生。身高 174 公分，體重 93 公斤。畢業於日本體育大學。現在是個人專屬教練。高中、大學及成為社會人時，都是相當活躍的美式足球選手。大學時，在關東 1 部 B 團隊中經常爭奪優勝，而在社會人聯盟的日產，則經常打進前三強，中學時更參加全國棒球大賽。

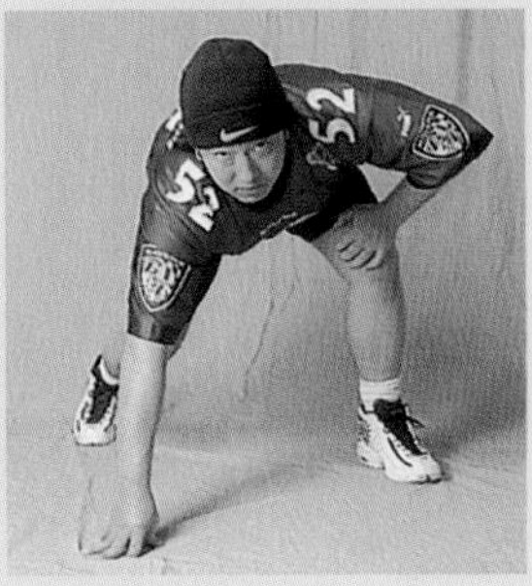

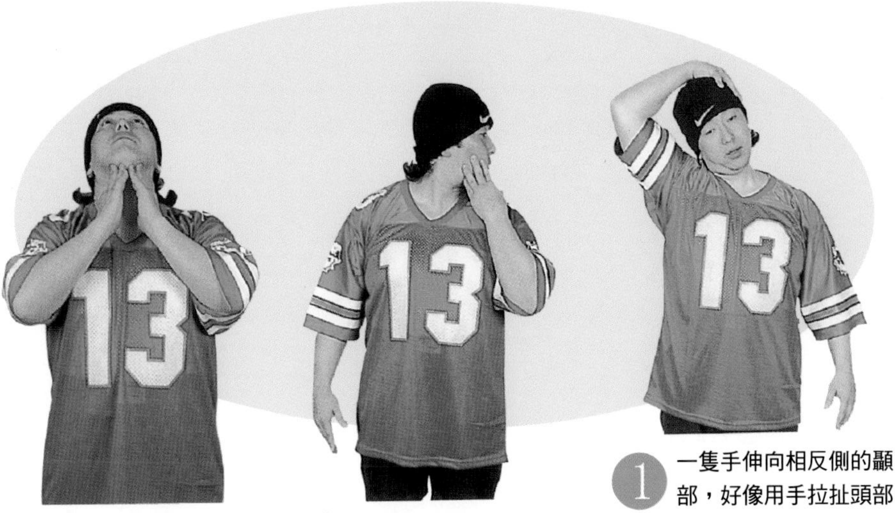

1 一隻手伸向相反側的顳部，好像用手拉扯頭部似的，讓頸部朝側面倒，伸展頸部側面。左右都要進行。

2 一隻手好像拉扯相反側的臉頰似的，將頸部朝側面扭轉。左右都要進行。

3 雙手好像由下顎往上推似的，讓頸部往正後方仰。

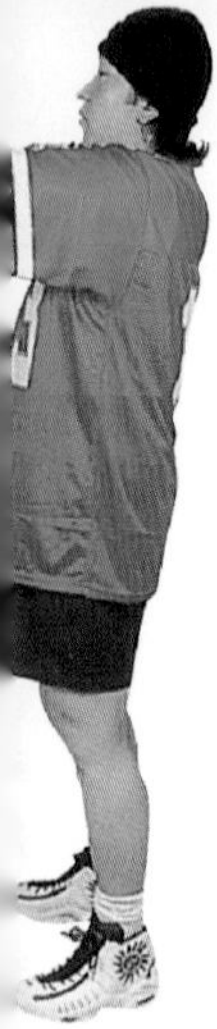

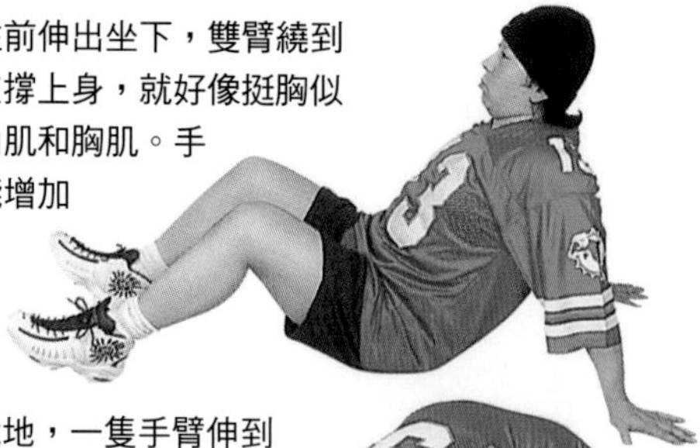

5 雙腳往前伸出坐下，雙臂繞到後方支撐上身，就好像挺胸似的，伸展三角肌和胸肌。手置於後方更能增加強度。

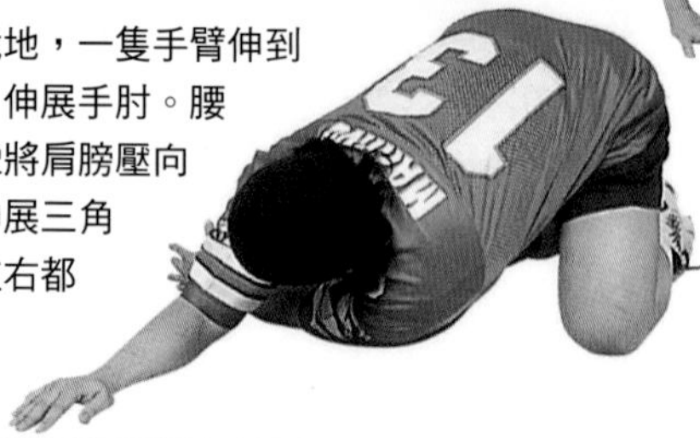

6 四肢跪地，一隻手臂伸到胸下，伸展手肘。腰往後拉，好像將肩膀壓向地面似的，伸展三角肌和肱部。左右都要進行。

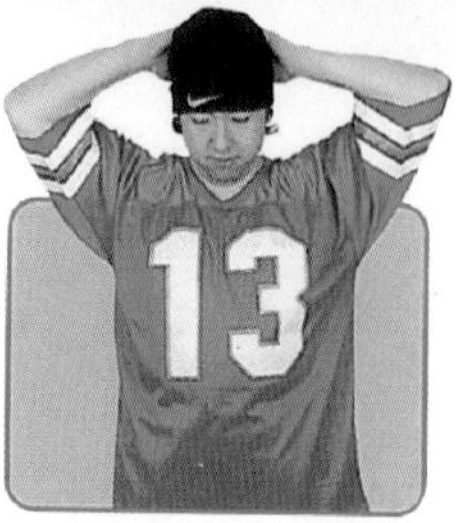

4 雙手在頭後交疊，挺胸，收下顎，頸部朝正前方倒。

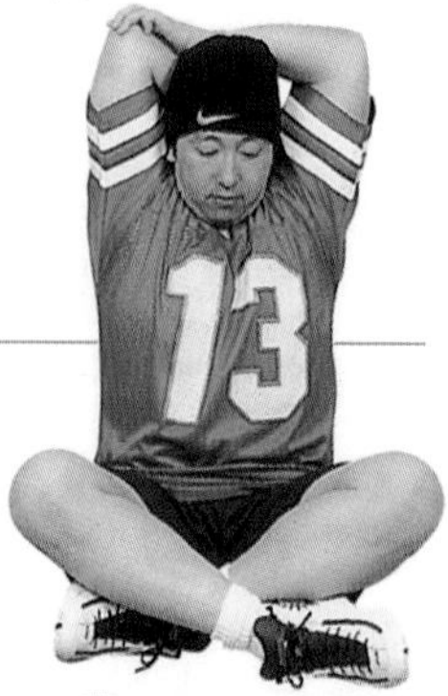

11 單手手臂繞到頭後，另一隻手將其手肘推向相反側的肩膀處，伸展肱三頭肌。左右都要進行。

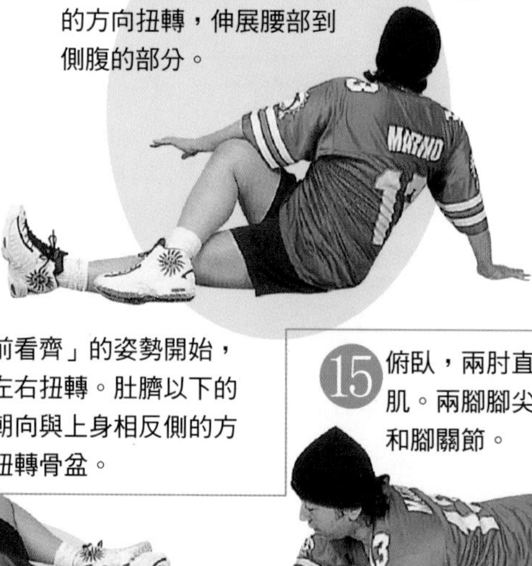

12 坐起上身，單膝彎曲，在另一隻腳上交叉。用與上方交叉腳相反側的手肘按壓上方的膝，身體朝上方腳的方向扭轉，伸展腰部到側腹的部分。

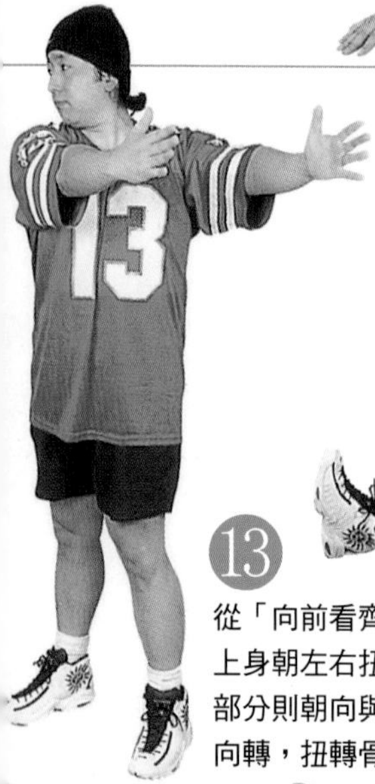

13 從「向前看齊」的姿勢開始，上身朝左右扭轉。肚臍以下的部分則朝向與上身相反側的方向轉，扭轉骨盆。

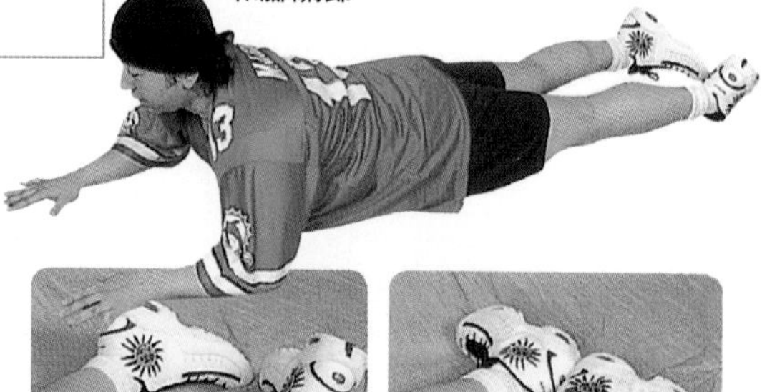

15 俯臥，兩肘直立，挺起上身，伸展腹肌。兩腳腳尖朝向內、外，伸展小腿和腳關節。

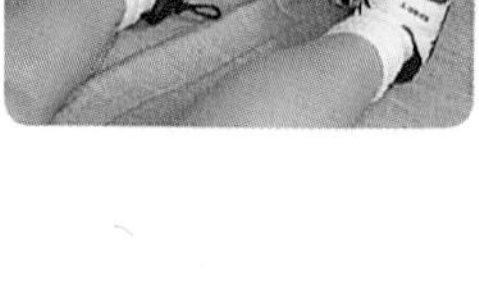

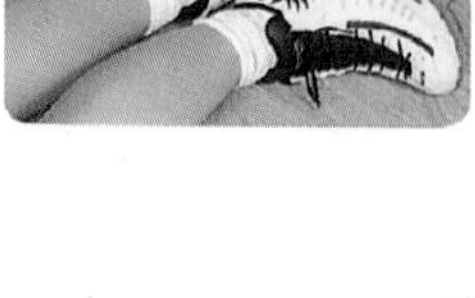

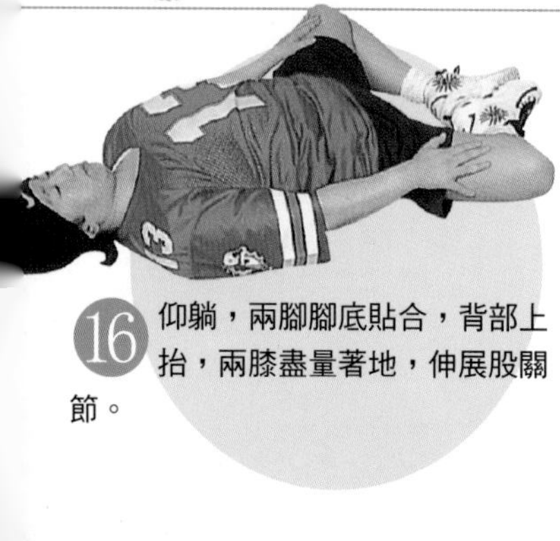

16 仰躺，兩腳腳底貼合，背部上抬，兩膝盡量著地，伸展股關節。

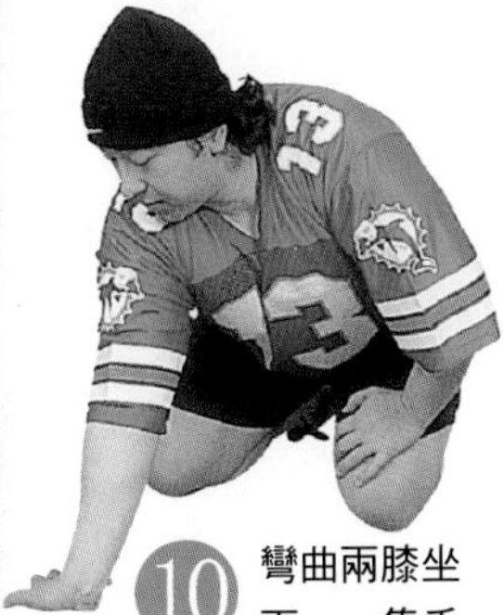

⑩ 彎曲兩膝坐下，一隻手的手指朝向面前，手貼於地面，好像將手肘內側往前推出似的，體重置於後方，伸展前臂。左右都要進行。

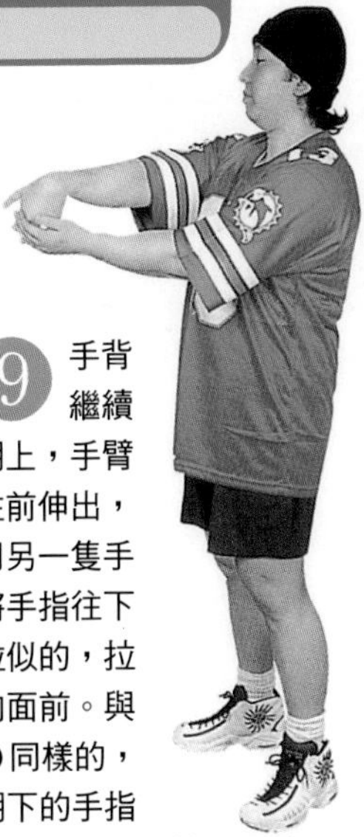

⑨ 手背繼續朝上，手臂往前伸出，用另一隻手將手指往下拉似的，拉向面前。與❽同樣的，朝下的手指朝內外扭轉，拉向面前，延伸到手肘深處。左右都要進行。

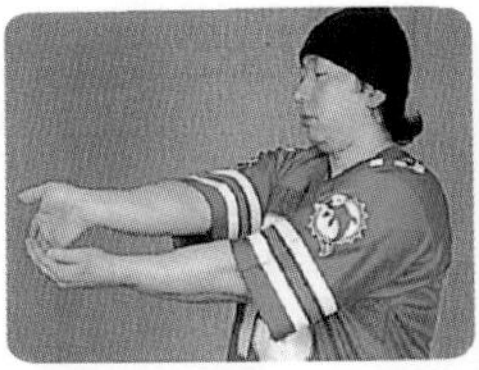

⑧ 手掌朝上，單臂往前伸出。用另一隻手將手指往下拉似的拉向面前。向下的手指朝內外扭轉，拉向面前，延伸到手肘深處為止。左右都要進行。

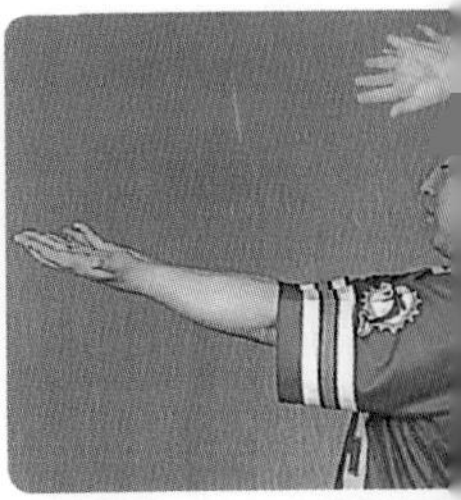

⑦ 從「向前看齊」的姿勢開始，雙臂朝內外繞，伸展三角肌。朝內側繞時，伸展三角肌的後部。朝外側繞時，伸展三角肌的前部。

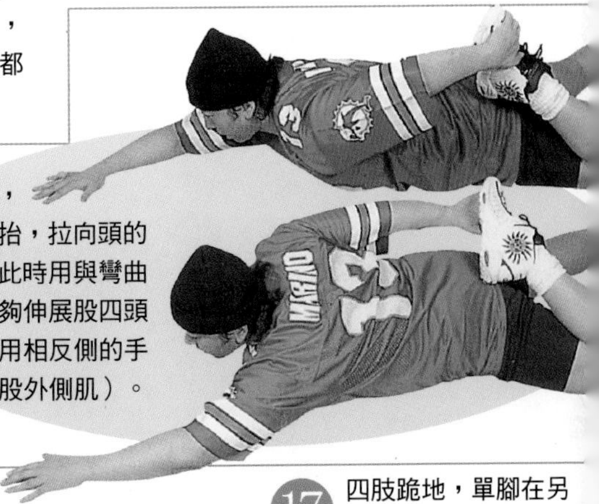

⑭ 俯臥，單膝彎曲，用手抓住腳踝上抬，拉向頭的方向，伸展股四頭肌。此時用與彎曲腳同側的手抓著腳，能夠伸展股四頭肌內側（股內側肌）。用相反側的手抓住，則能伸展外側（股外側肌）。左右都要進行。

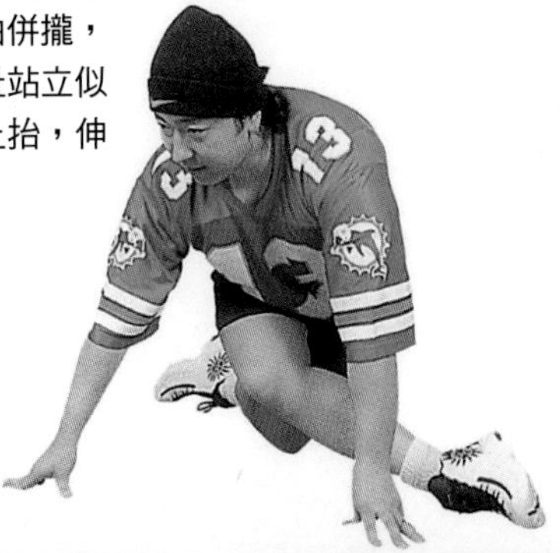

⑰ 四肢跪地，單腳在另一隻腳前交叉，足背貼於地面，用雙手支撐，上身往前傾，伸展前方交叉腳的外側。左右都要進行。

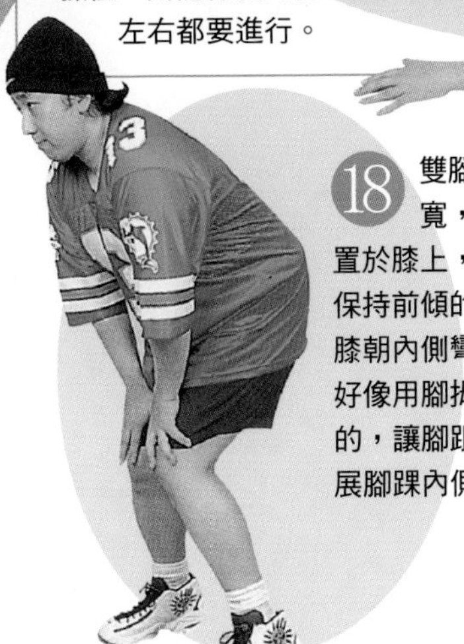

⑱ 雙腳打開如肩寬，雙手分別置於膝上，腰微彎，保持前傾的姿勢。兩膝朝內側彎曲併攏，好像用腳拇趾站立似的，讓腳跟上抬，伸展腳踝內側。

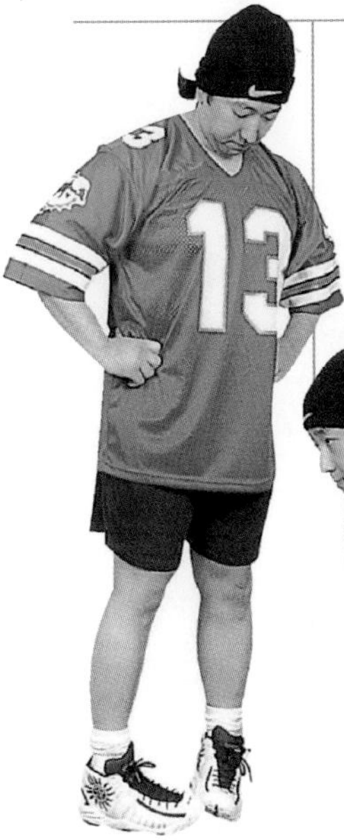

⑲ 好像用腳的小趾站立似的，腳趾貼合，伸展腳踝外側。

2 可以配合各種症狀在家中進行的伸展運動

不需特定場所、不需特別器具，隨時隨地
都可以簡單「照顧身體」的就是伸展運動。
不必在意別人的眼光，能夠放鬆的「自己的家」，
是最適合的「伸展運動空間」。
想到時、在意時就是「伸展時間」。
為各位介紹可以配合各種症狀在「家中」進行的的伸展運動。

頭痛、肩膀酸痛、腰痛等在日常生活中經常出現的疼痛或不適感，幾乎都是各種原因造成的緊張引起肌肉收縮所產生的。

伸展運動能夠伸展、刺激引起這些疼痛或不適感的肌肉，藉此緩和、消除症狀。

疼痛或不適感的原因，不可能是突發的。可能是疲勞、運動不足、平常的姿勢等各種不良的習慣日積月累所形成的，所以，最好養成做伸展運動的習慣。

「沒時間」、「沒地方」等，都是養成不良習慣的藉口。

可以在家中簡單輕鬆地進行，即使只做一點點也無妨。只要每天持之以恆，就能夠預防復發。

在此，按照日常生活中較易出現的各種症狀，介紹其對應的伸展運動。確認與這些症狀相關的主要肌肉，下意識的多伸展刺激這些肌肉，好好的照顧自己的身體吧！

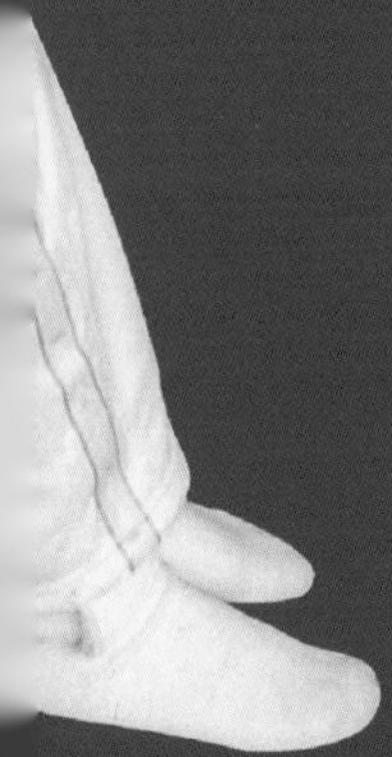

主編／秦　彌　　示範／遠藤陽子　　攝影／阪本智之

共通的伸展運動

許多症狀都是因為「肩胛骨」和股關節等「骨盆」周圍的「血液循環」和「神經傳遞」發生問題造成的。

以汽車來比喻，「肩胛骨」和「骨盆」周圍的肌肉具有懸吊系統的作用，能夠緩和各種的衝擊。當此處出現異常時，若不加以消除，則其影響會蓄積下來，最後演變成決定性的毛病。

人類平常的動作都會變成自動運動而取得正確的平衡。如果長期姿勢不良或過度疲勞，就會因為平衡失調而引起背骨挪移，對於通過脊髓中的自律神經造成不良影響，最後引發內臟疾病。

以下介紹的伸展運動，可以促使「血液循環」和「神經傳遞」活化，取得正確的平衡，對於各部位發揮作用。基本上，能夠恢復正確的姿勢。

在配合各種症狀進行伸展運動之前，要先做暖身運動。就從適用於任何症狀的「全方位」伸展運動開始做起吧！

1 仰躺吐氣，避免肩膀上抬。氣息吐盡後，背部貼近地面。

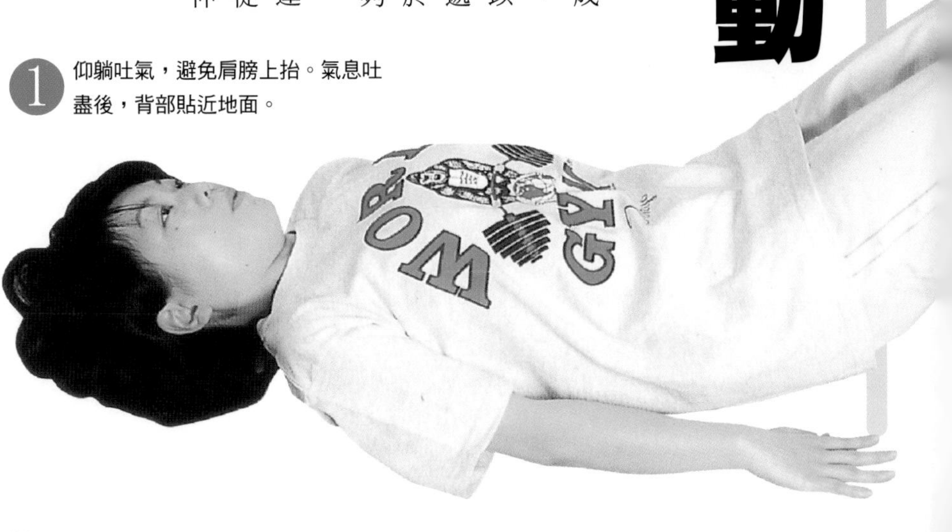

② 直視前方坐下（也可以站著），收下顎，頸部朝下傾斜 45 度俯看。注意力擺在相反側頸部的側面，好像拉扯該處似的，盡量的伸展頸部。接著，從收下顎的狀態俯看相反側斜向 45 度下方，好像畫U字似的，慢慢的旋轉頸部，注意力也移到相反側頸部的側面，好像拉扯該處似的，盡量伸展頸部。最後，慢慢恢復原狀。避免靜止，反覆做這個動作。

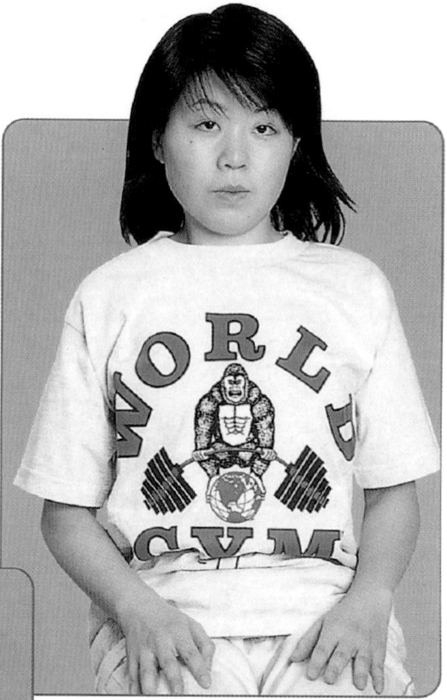

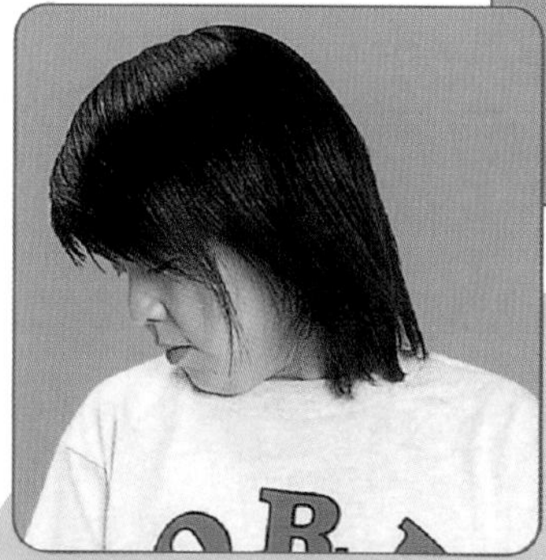

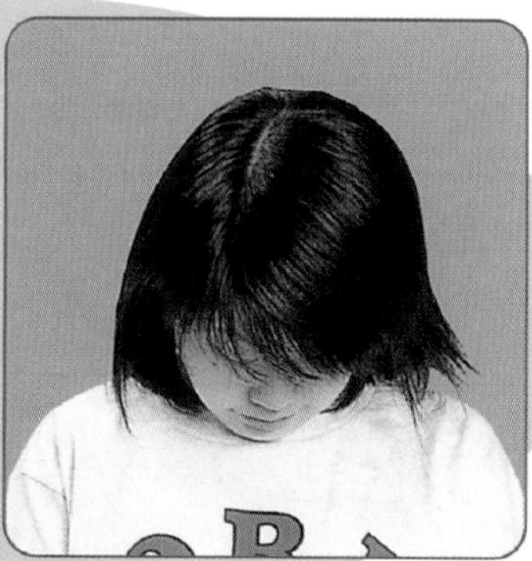

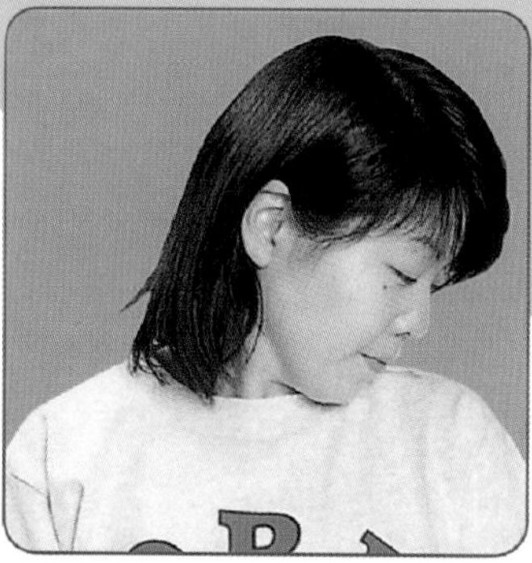

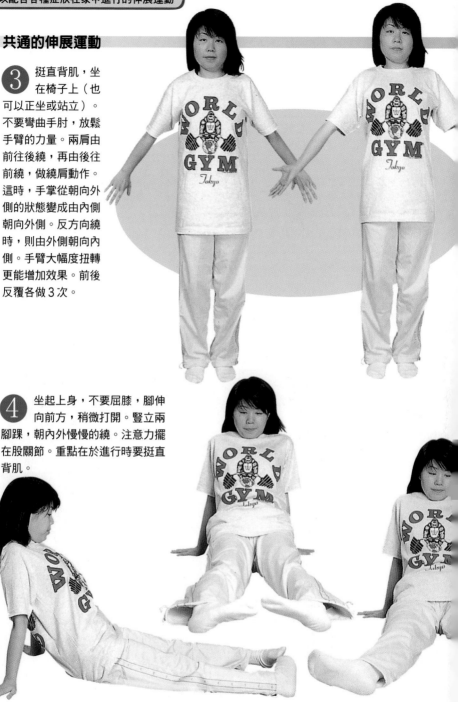

共通的伸展運動

③ 挺直背肌，坐在椅子上（也可以正坐或站立）。不要彎曲手肘，放鬆手臂的力量。兩肩由前往後繞，再由後往前繞，做繞肩動作。這時，手掌從朝向外側的狀態變成由內側朝向外側。反方向繞時，則由外側朝向內側。手臂大幅度扭轉更能增加效果。前後反覆各做３次。

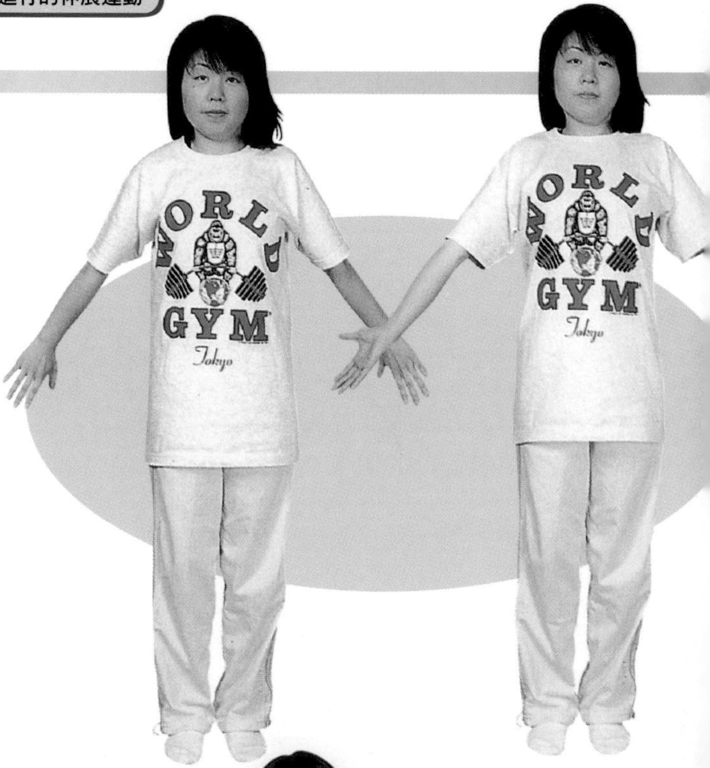

④ 坐起上身，不要屈膝，腳伸向前方，稍微打開。豎立兩腳踝，朝內外慢慢的繞。注意力擺在股關節。重點在於進行時要挺直背肌。

頭痛

●主要肌肉是頭夾肌、胸鎖乳突肌、斜方肌

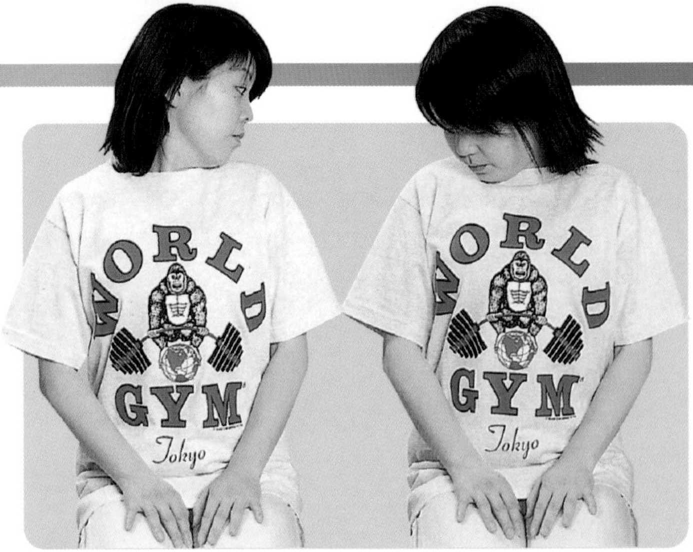

1 直視前方坐下（也可以站著），收下顎，頸部朝斜向45度下方俯看。注意力擺在相反側的頸部，好像拉扯頸部側面似的，靜止10~15秒。左右都要進行。

2 直視前方坐下，要避免上下角度有差距。頸部慢慢的朝左右轉，左右分別靜止10~15秒。

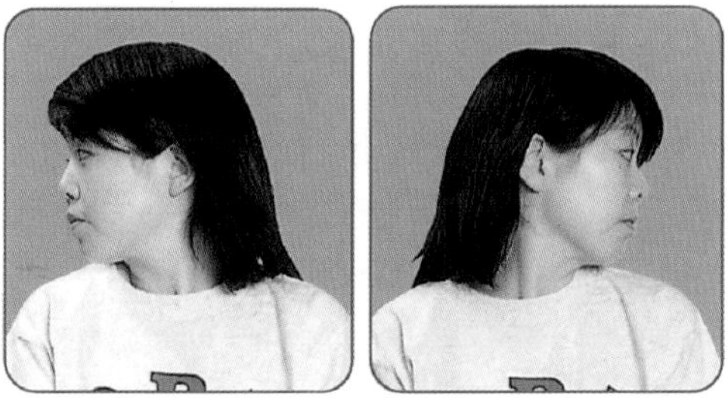

4 雙手在頭後支撐仰躺，挺直背肌，只有頸部上抬。肩膀貼於地面。

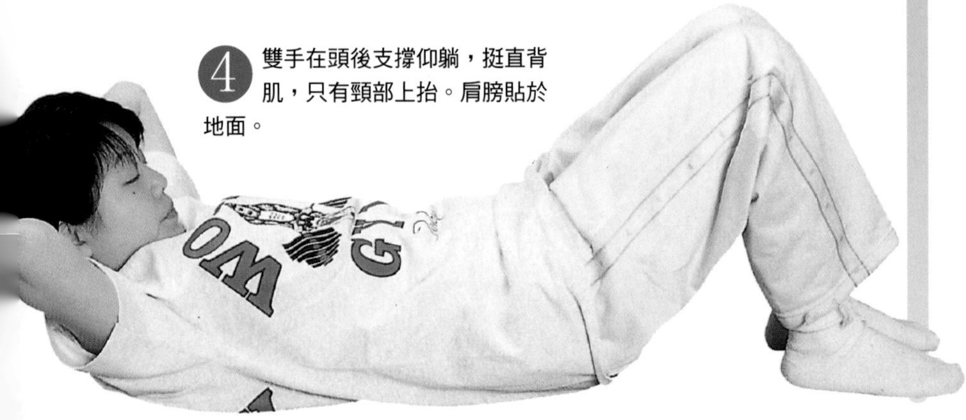

③ 將伸直的後脖頸相反側的手置於頭上，增加手的重量，頸部慢慢往側面倒。這時，被拉扯的肩膀具有沈重感。肩膀稍微放下。從被拉扯的後脖頸中找出伸展時覺得最舒服的位置。最好在該處花較長的時間拉扯。左右都要進行。

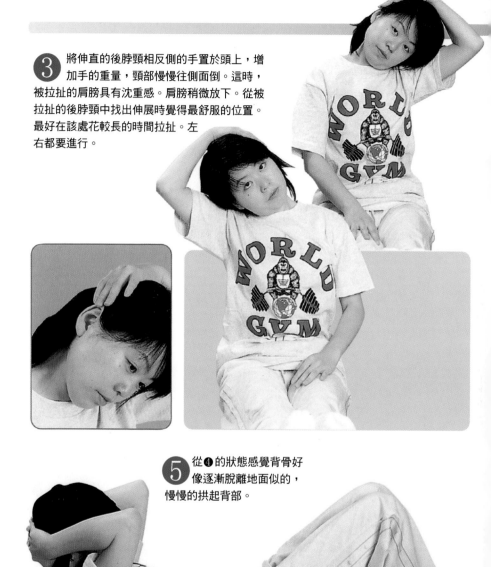

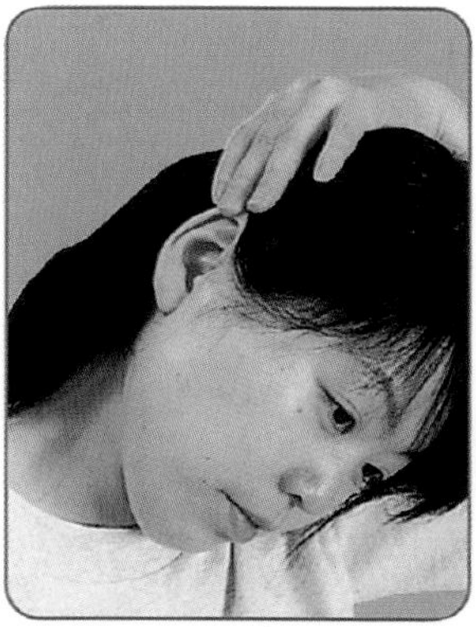

⑤ 從❹的狀態感覺背骨好像逐漸脫離地面似的，慢慢的拱起背部。

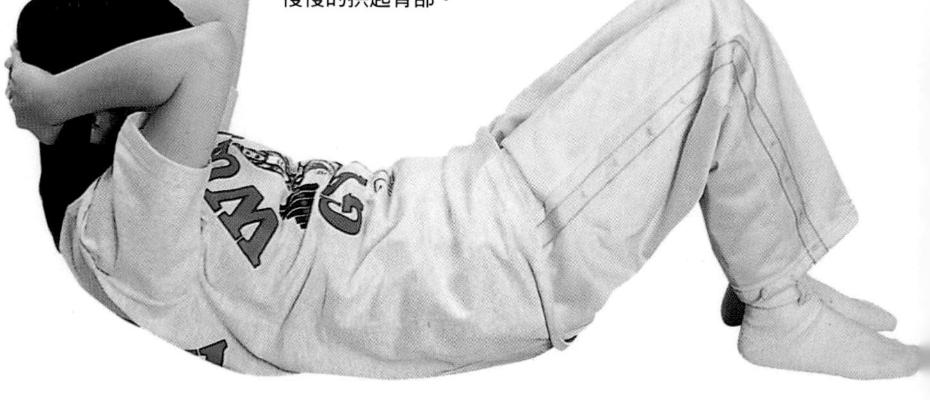

⑥用拇指按壓枕部的「頸窩」左右，好像包住頭似的，手產生抵抗感，脖子慢慢往後仰。背骨保持在相同的位置上，避免往後轉。可以請別人輔助進行。

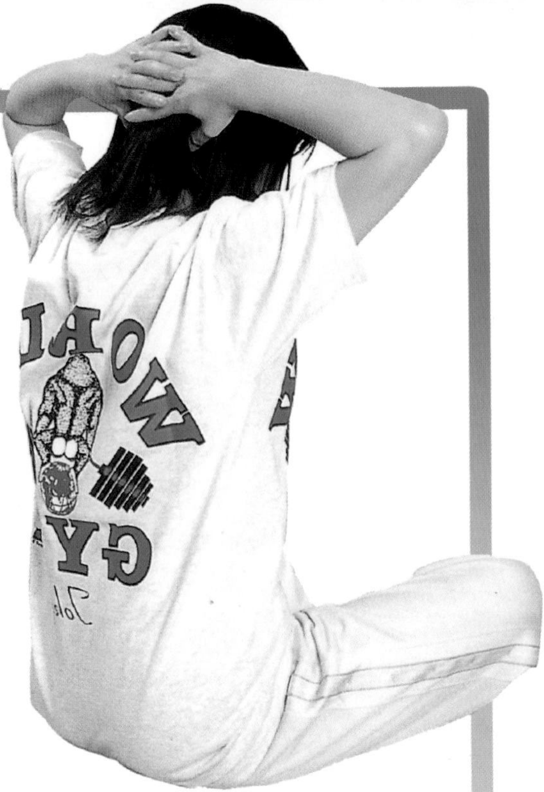

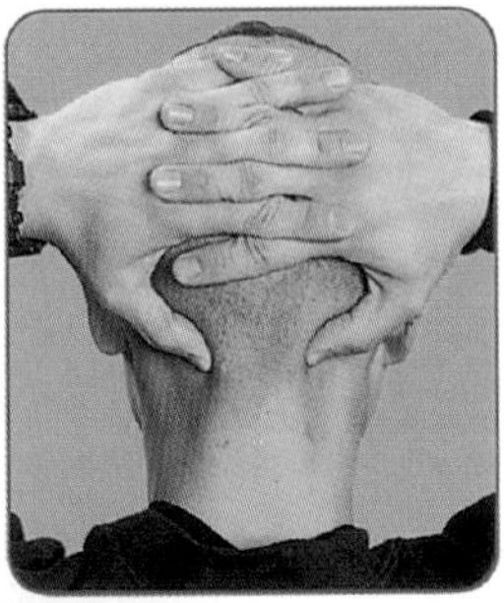

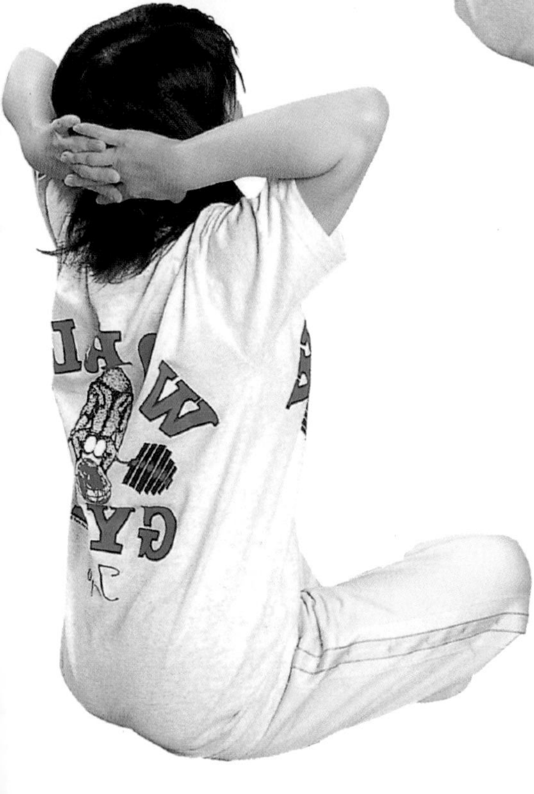

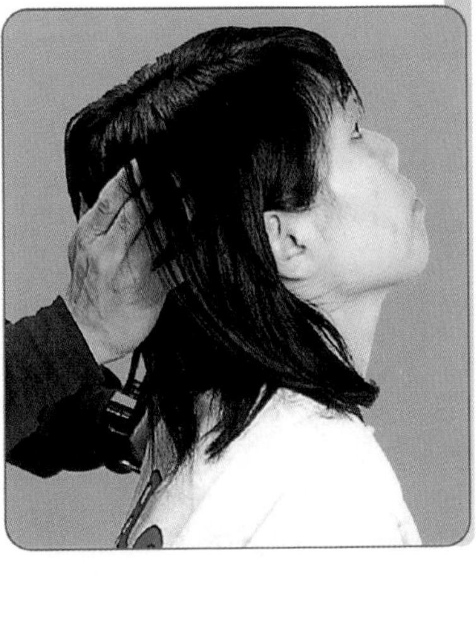

7（❹的變化）

坐起上身，挺直背肌，雙手在頭後交疊，注意力擺在頸部的伸展。只有頸部往前倒，不要移動肩膀。可以請別人協助扶住肩膀。

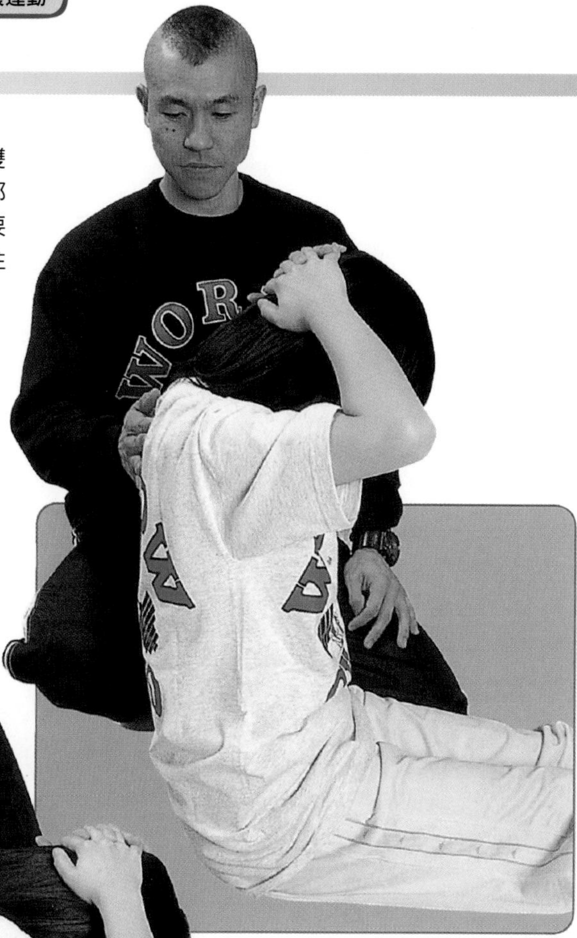

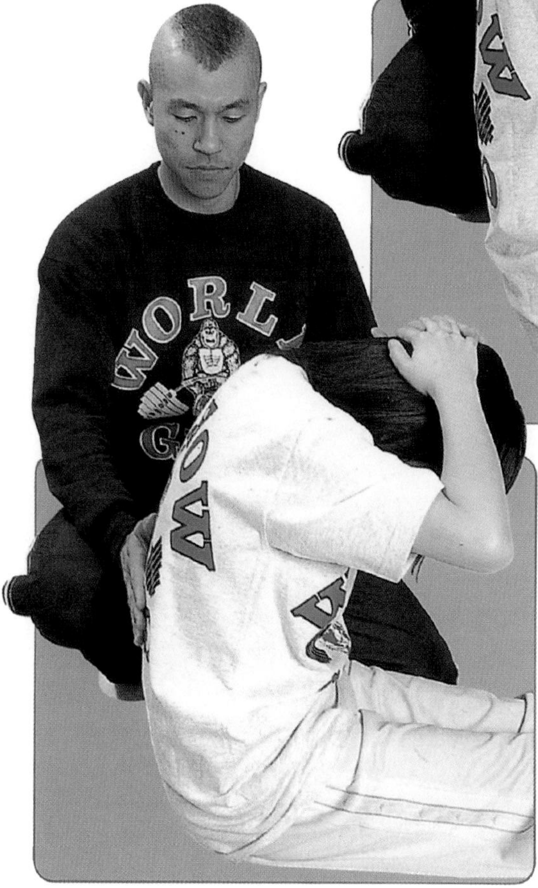

8（35頁❺的變化）

從❼的狀態開始，慢慢的拱起背部，注意背部伸展的感覺。可以請別人協助扶住背部。

落枕

●主要肌肉是頭夾肌、菱形肌、肩胛提肌

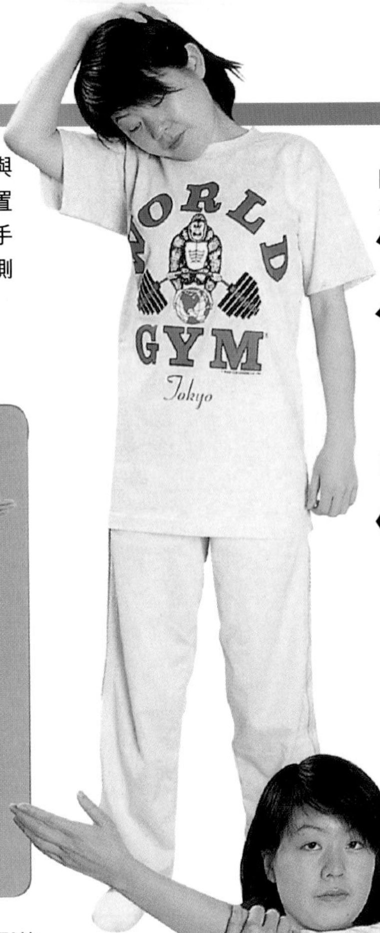

❶ 雙腳打開如腰寬站立，與頸部伸展側相反側的手置於頭上，增加重量，讓頸部往手的方向倒。這時，要看著彎曲側的手指。

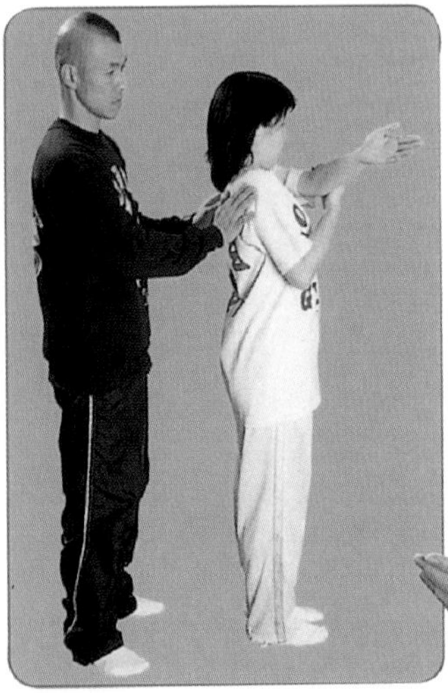

❷ 用相反側的手抓住疼痛側的手的手肘，將手肘拉到與疼痛側相反的肩膀前方。肩膀保持水平，手肘不可放下，也不可以和肩膀一起轉動。可以請別人按住肩胛骨，避免肩膀轉動。

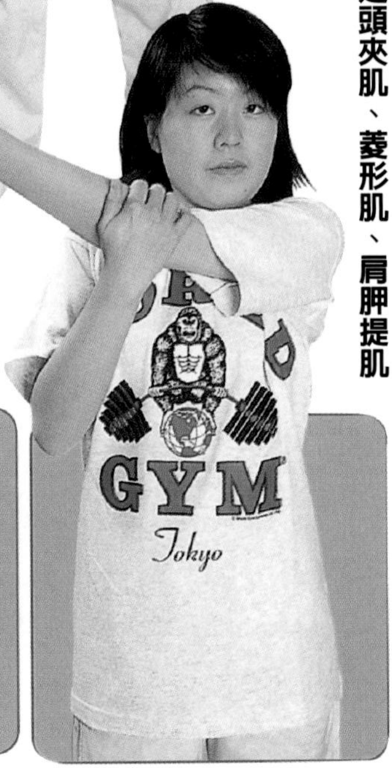

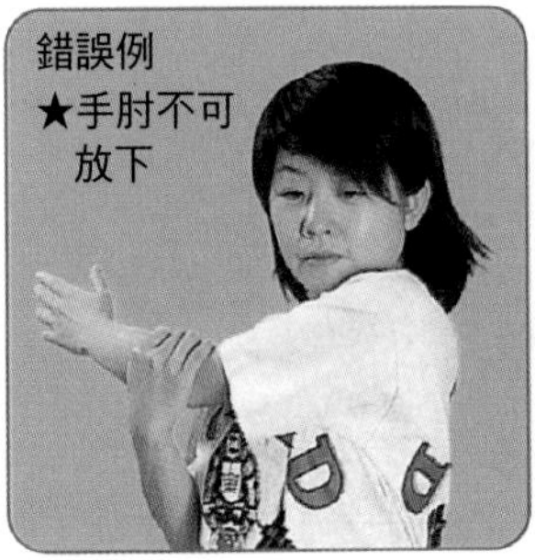
錯誤例
★手肘不可放下

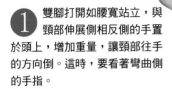

肩膀酸痛

●主要肌肉是斜方肌、肩胛提肌、菱形肌

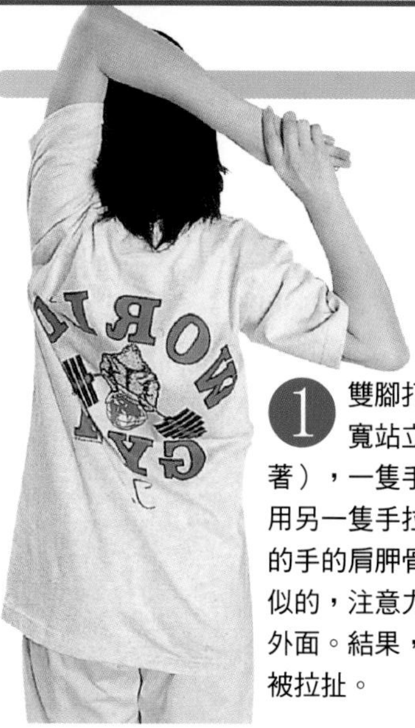

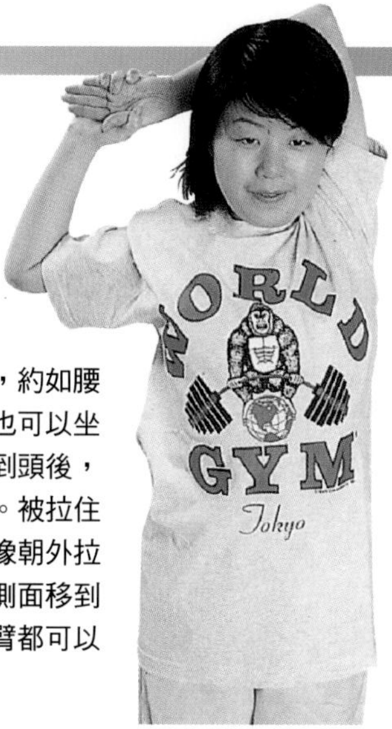

①雙腳打開，約如腰寬站立（也可以坐著），一隻手繞到頭後，用另一隻手拉住。被拉住的手的肩胛骨好像朝外拉似的，注意力從側面移到外面。結果，雙臂都可以被拉扯。

②挺直背肌站立，雙手於胸前好像膜拜似的用力合十。這時，並非手而是胸的內側用力。左右肩胛骨好像向外拉出似的進行。

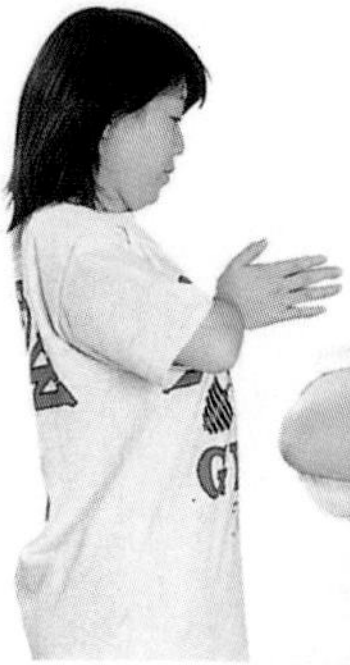

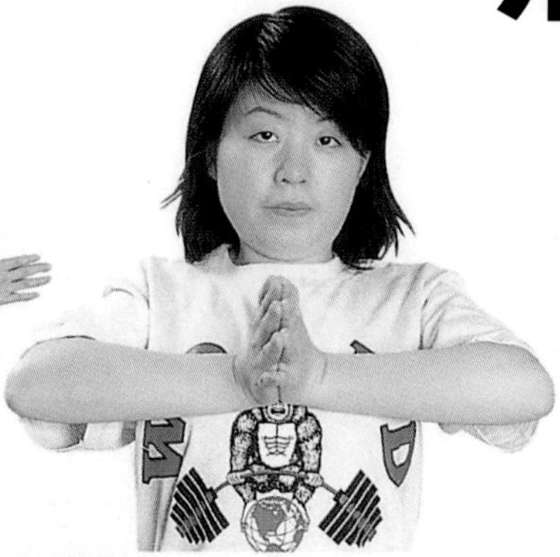

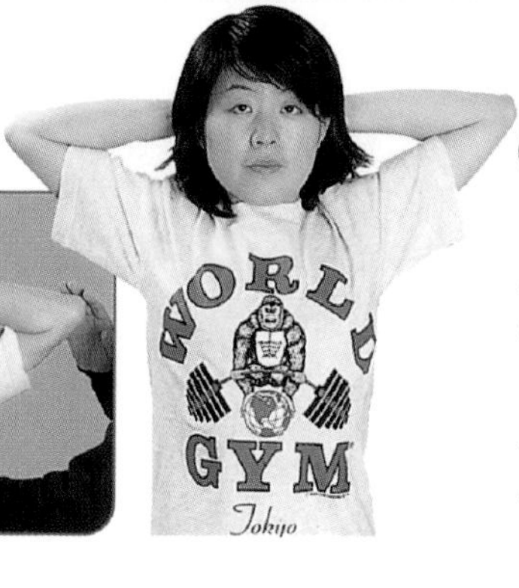

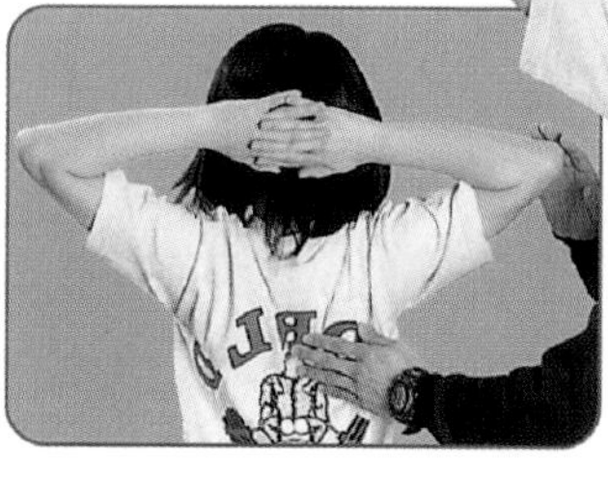

③挺直背肌，朝向正面，雙手在頭後方交疊。雙肘拉向後方，挺胸。注意力擺在肩胛骨，好像左右肩胛骨朝背骨側中央靠近似的。可以請別人的手抵住自己意識到的肩胛骨。

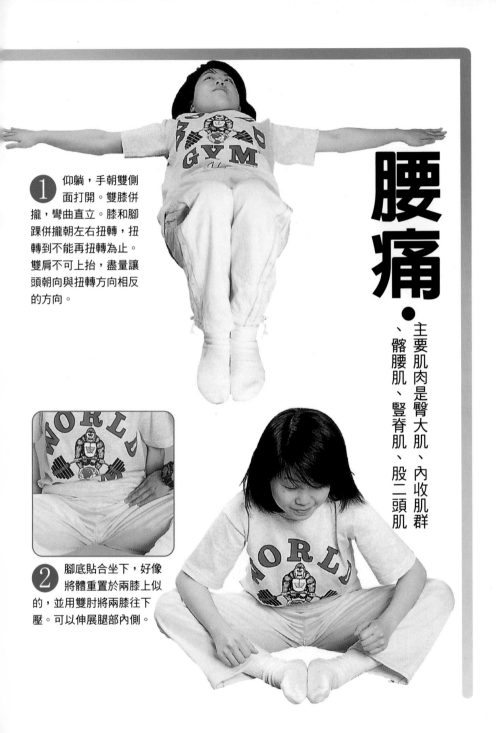

腰痛

●主要肌肉是臀大肌、內收肌群、髂腰肌、豎脊肌、股二頭肌

❶ 仰躺，手朝雙側面打開。雙膝併攏，彎曲直立。膝和腳踝併攏朝左右扭轉，扭轉到不能再扭轉為止。雙肩不可上抬，盡量讓頭朝向與扭轉方向相反的方向。

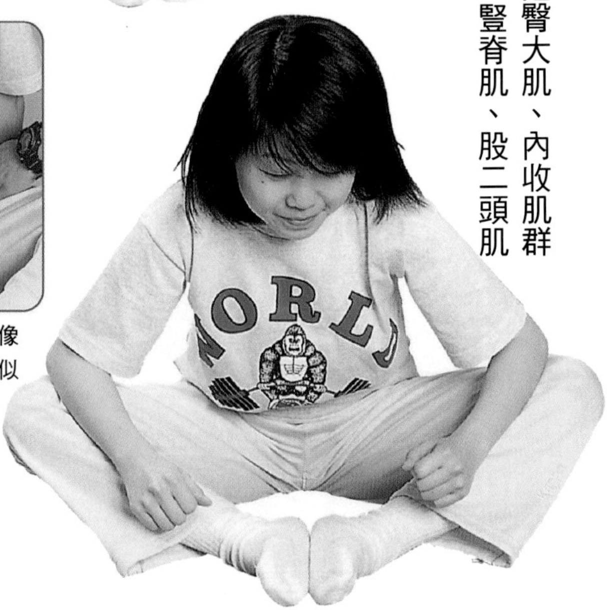

❷ 腳底貼合坐下，好像將體重置於兩膝上似的，並用雙肘將兩膝往下壓。可以伸展腿部內側。

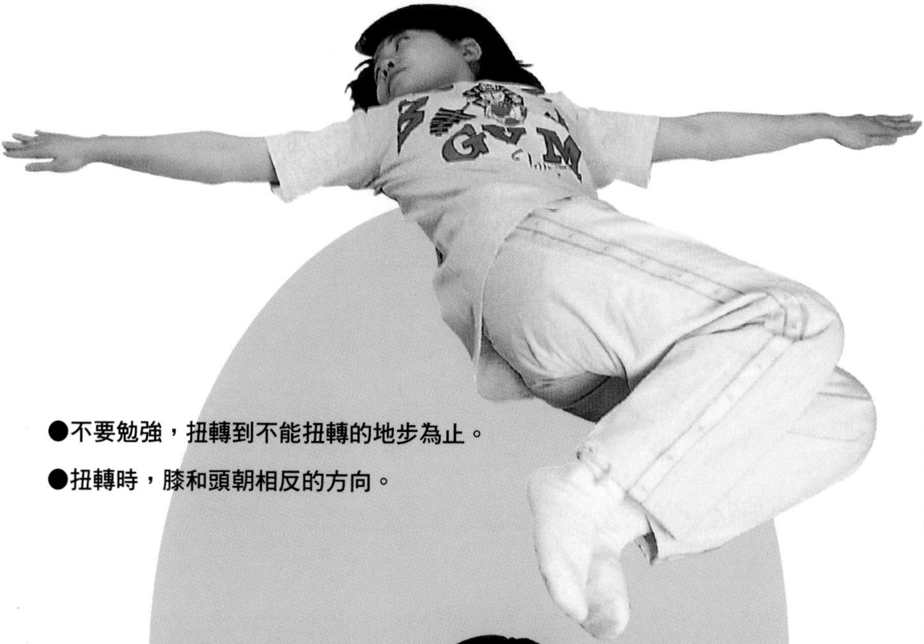

●不要勉強，扭轉到不能扭轉的地步為止。

●扭轉時，膝和頭朝相反的方向。

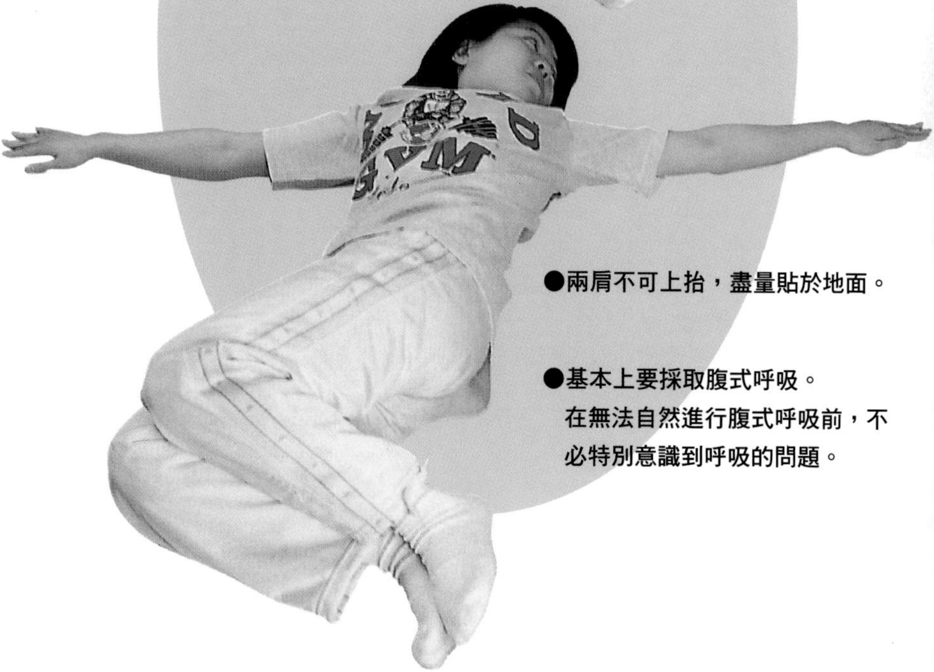

●兩肩不可上抬，盡量貼於地面。

●基本上要採取腹式呼吸。
在無法自然進行腹式呼吸前，不必特別意識到呼吸的問題。

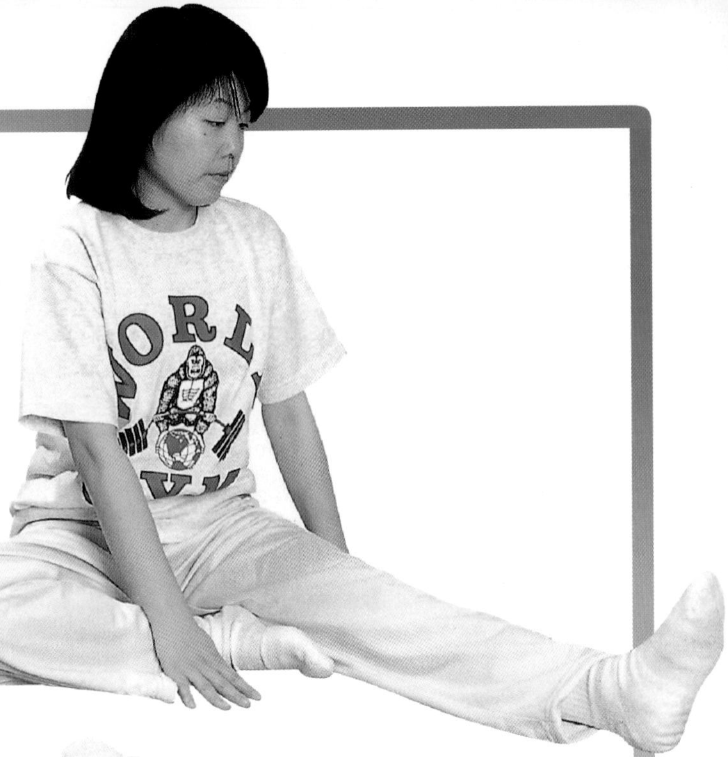

③ 坐起上身，單膝彎曲坐在地上，朝伸直腳腳趾的方向往前彎曲（到覺得舒服的地步為止）。這時，仍要挺直背肌，頸部不可下垂。也可以抬起伸直腳的腳踝。左右都要進行。

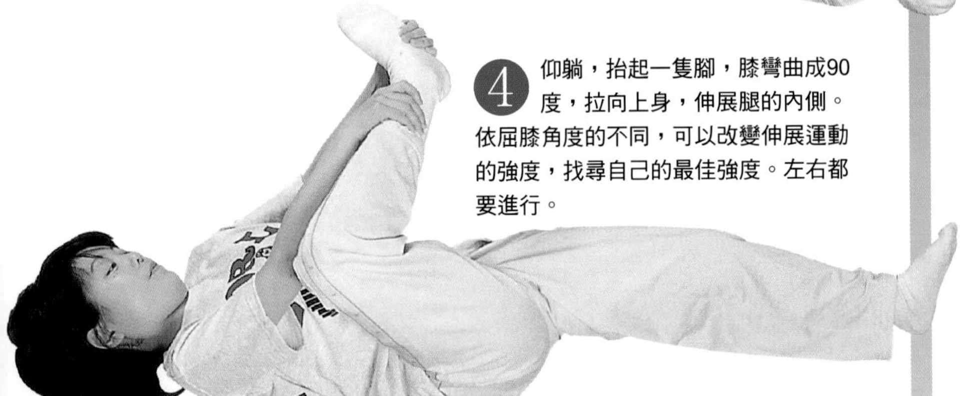

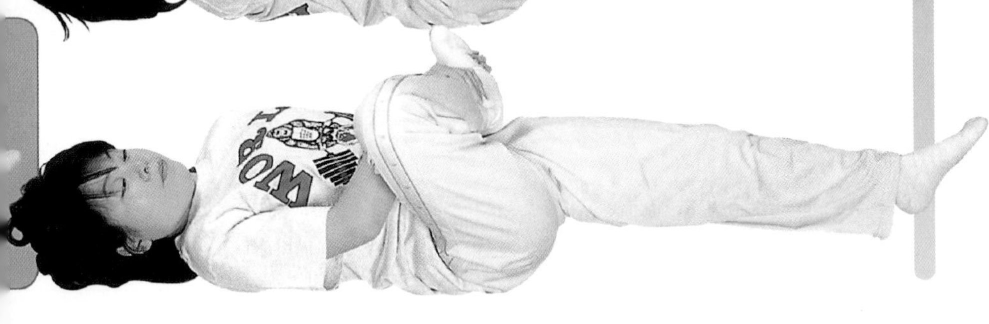

④ 仰躺，抬起一隻腳，膝彎曲成90度，拉向上身，伸展腿的內側。依屈膝角度的不同，可以改變伸展運動的強度，找尋自己的最佳強度。左右都要進行。

腰痛的伸展運動

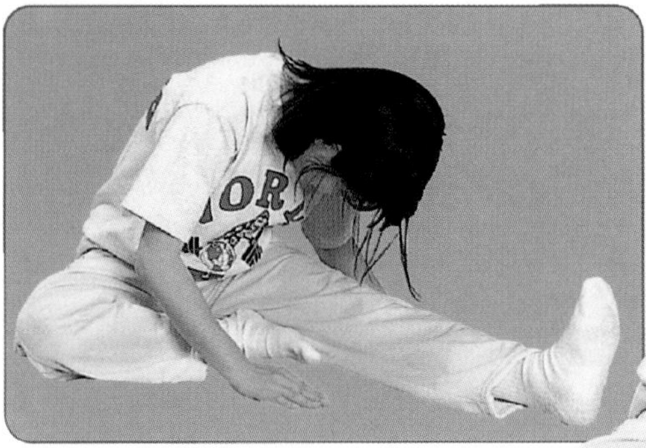

錯誤例

★頸部不可朝下

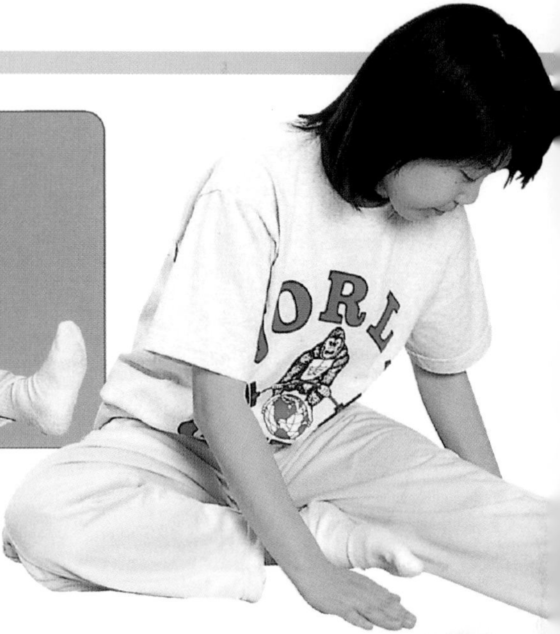

⑤ 雙腳張開，坐在地上。一側從膝以下朝向後方，相反側則膝朝內側彎曲成90度。在這種狀態下，朝內側彎曲的膝上，好像腹部貼著似的，上身盡量往前傾，伸展腿的外側與臀部。左右都要進行。

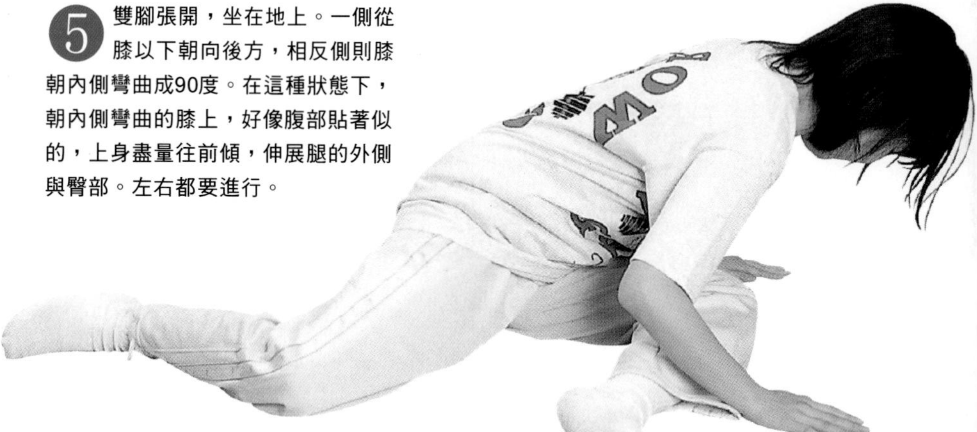

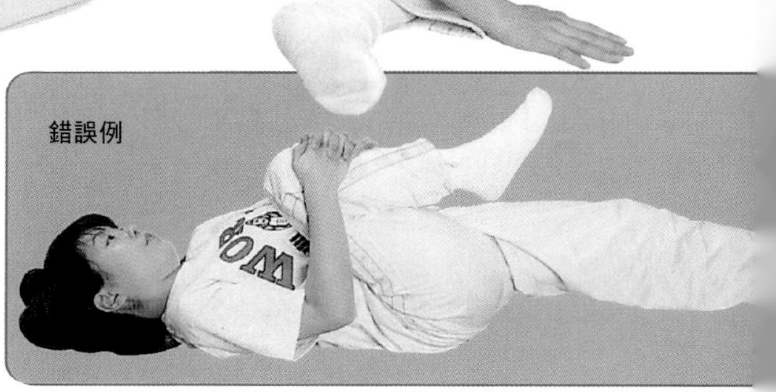

錯誤例

★過度抱膝彎曲，就不能夠給予正確的刺激。

膝痛

●主要肌肉是股四頭肌、內收肌群、腓腸肌、比目魚肌

❶ 單膝伸直，伸向外側蹲下，伸出腳的腳踝朝前後繞。

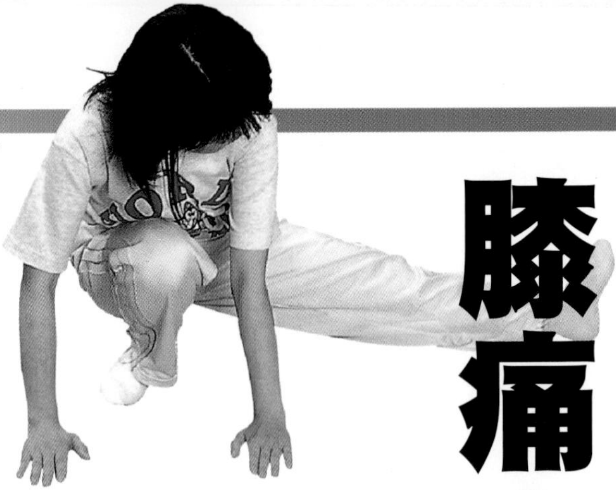

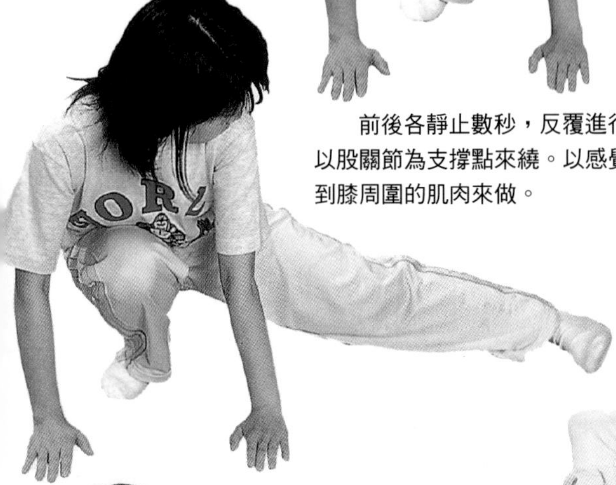

前後各靜止數秒，反覆進行。這時，以股關節為支撐點來繞。以感覺能夠刺激到膝周圍的肌肉來做。

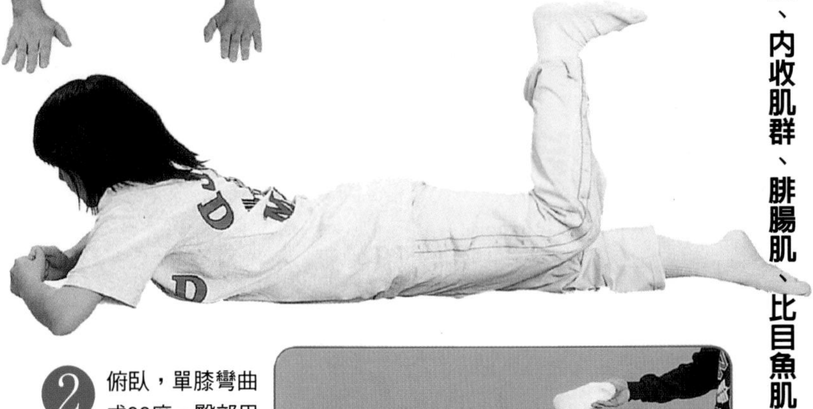

❷ 俯臥，單膝彎曲成90度，臀部用力以股關節為支撐點，腿上抬。這時，並非利用背部上抬。肌力不足時，可以請別人協助。

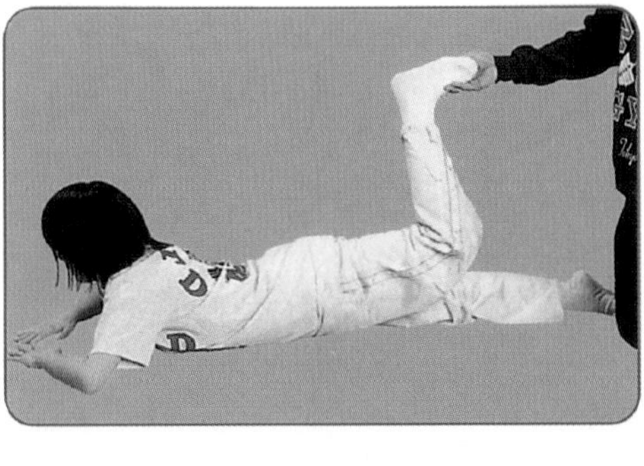

腳浮腫及手腳冰冷症

間接的對於「生理痛」也有效

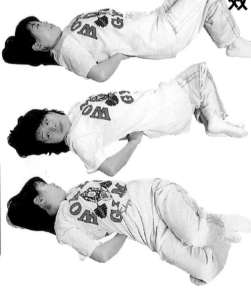

●主要肌肉是腓腸肌、比目魚肌、脛骨前肌

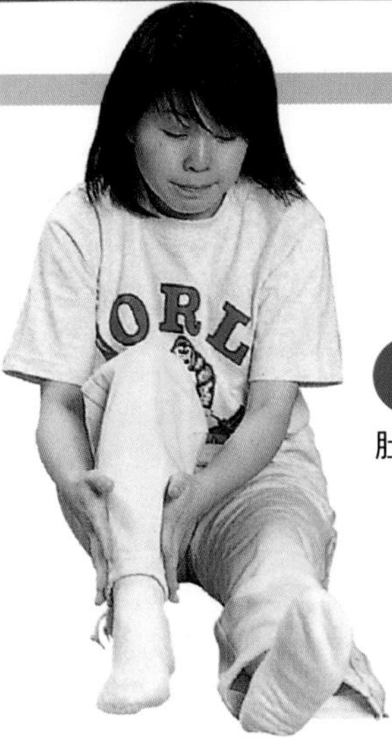

① 用手掌由下往上按摩足脛和小腿肚。

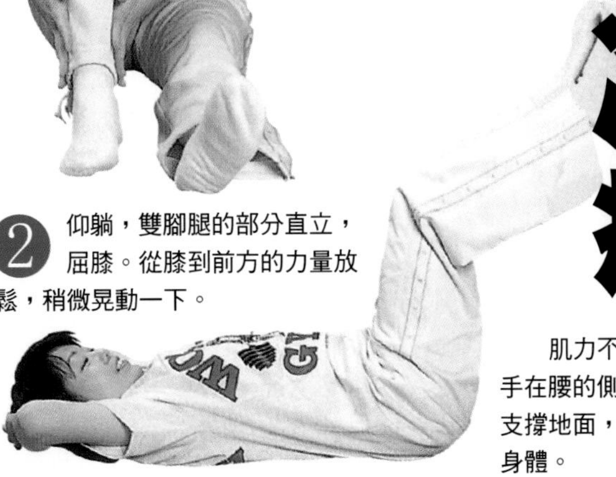

② 仰躺，雙腳腿的部分直立，屈膝。從膝到前方的力量放鬆，稍微晃動一下。

肌力不足的人，手在腰的側面打開，支撐地面，藉此撐起身體。

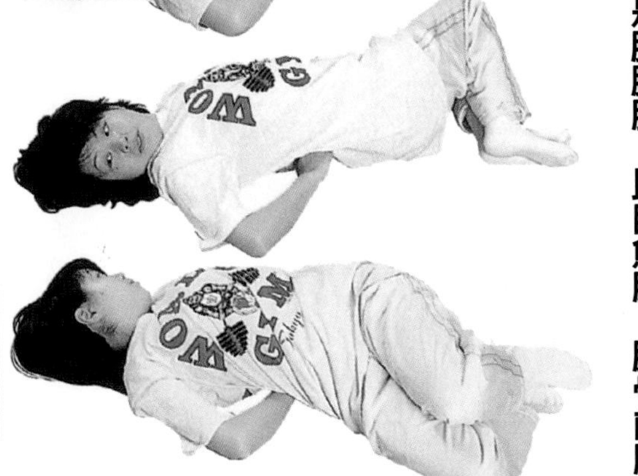

③ 仰躺，雙手握拳，置於左右兩側的腰骨下（腎臟的位置）。和腰痛的伸展體操同樣的，兩膝直立，朝左右倒。以感覺舒服的地步為限，給予刺激。

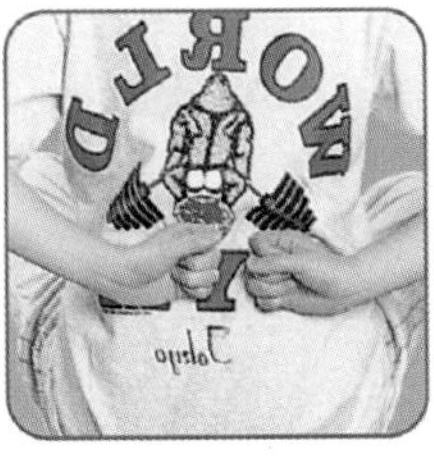

壓力

■消除全身倦怠

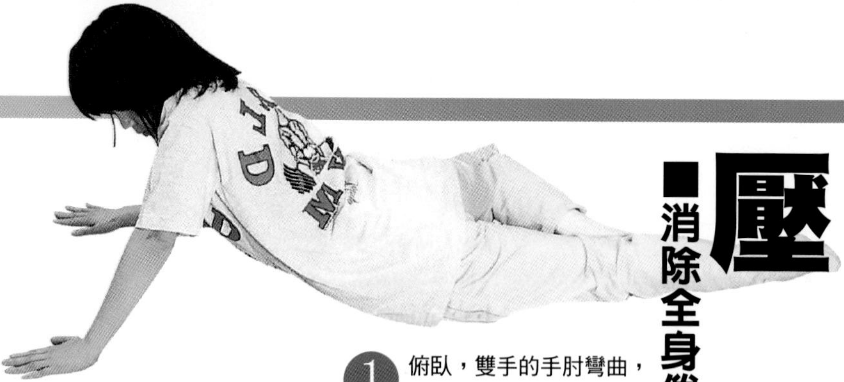

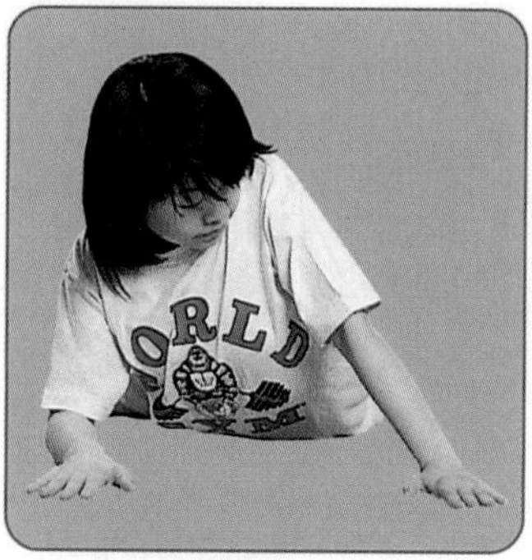

1 俯臥，雙手的手肘彎曲，置於肩膀前端。單腳屈膝腳底板靠向另一隻腳的膝。與伸直腳同側的手臂，好像壓向地面似的，慢慢的伸展，扭轉腹部。這種刺激會傳遞到內臟。左右都要進行（右下側為肝臟，左下側為胃），分別靜止10~15秒。

●主要肌肉是腹直肌、豎脊肌

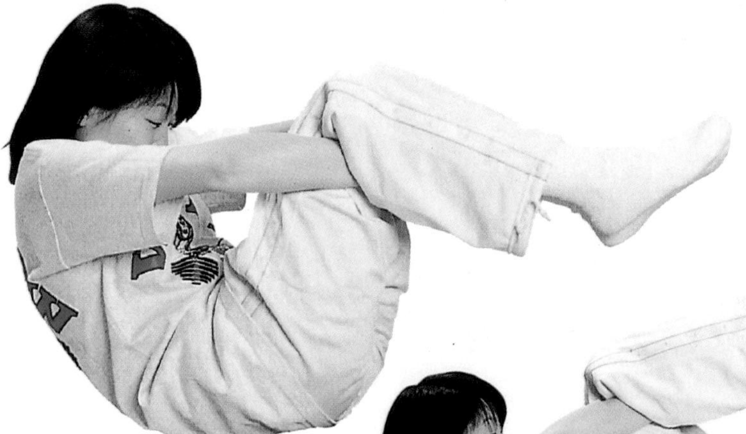

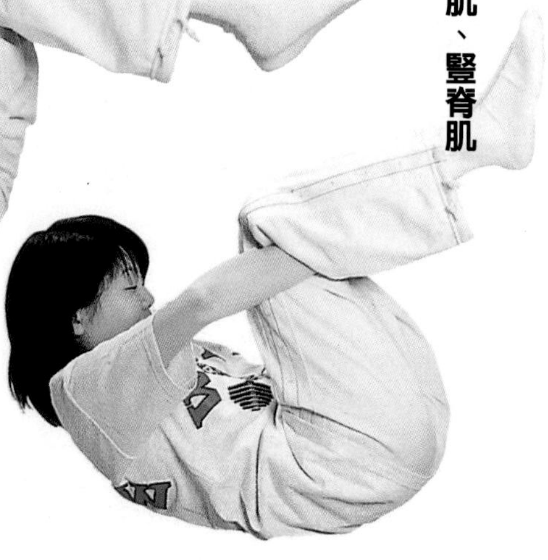

2 坐起上身，膝直立，坐在地上，雙臂在膝內側交疊。保持這個姿勢，拱起背部，往後倒。避免靜止，要不斷的搖晃，而且盡量不要利用反彈力。好像伸展每一根背骨似的，以這種方式進行。

③ 雙腳打開如肩寬，頸部到腳踝的關節好像全都放鬆似的，放鬆力量，不斷的搖晃。這時，兩腳跟要貼於地面。上下的縱向運動與朝側面擺動的左右運動都要分別進行。

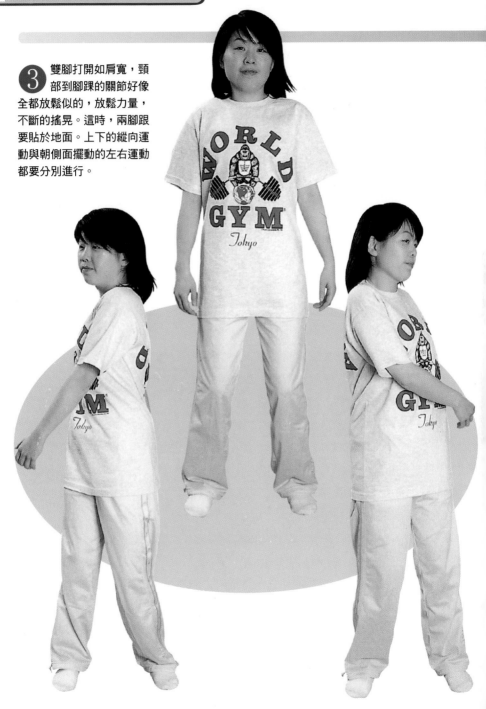

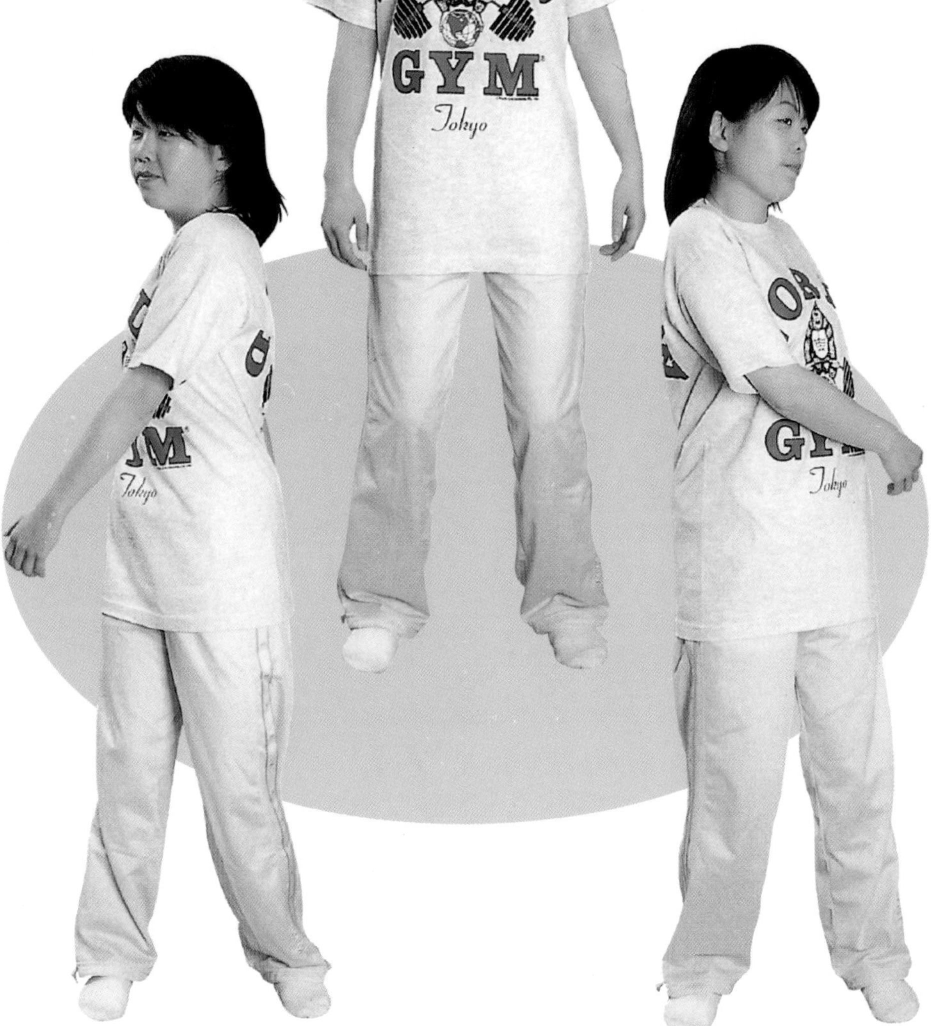

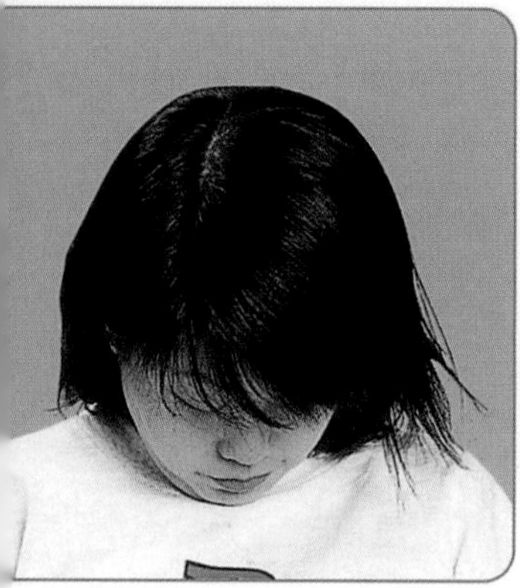

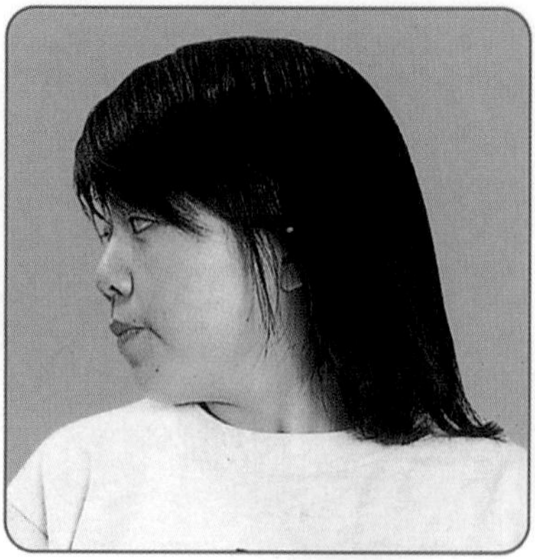

失眠

●主要肌肉是頭夾肌、斜方肌、胸鎖乳突肌

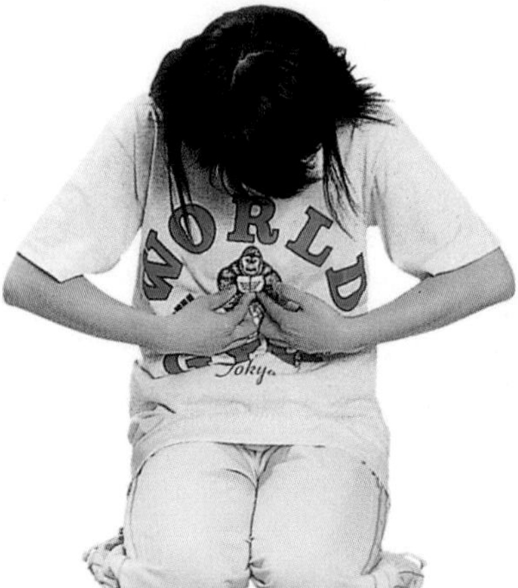

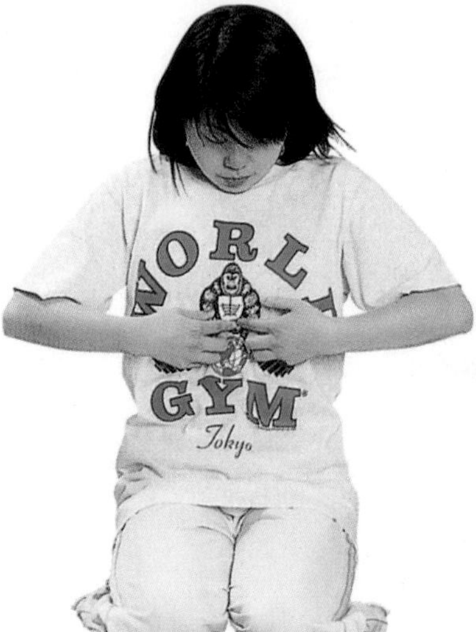

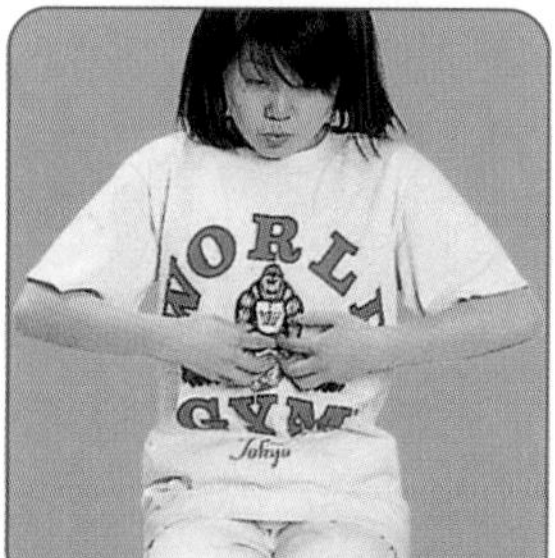

❷ 手擺在心窩處，用手指將心窩朝背側按壓，吐氣。氣息吐盡後，一邊吸氣一邊挺起上身，反覆做這個動作，直到打呵欠為止。重點在於要慢慢的進行。

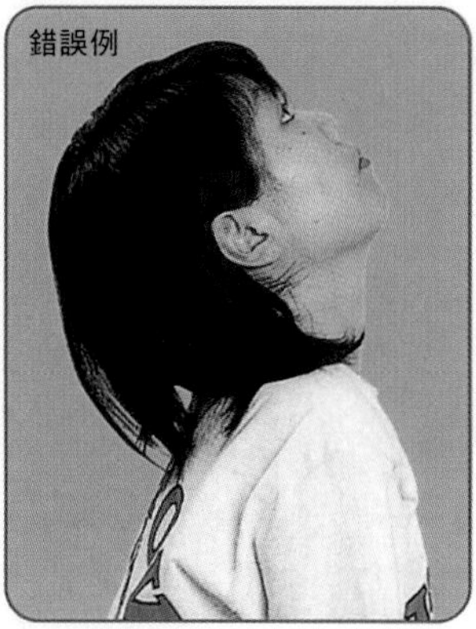
錯誤例

①坐在椅子上，由右朝右斜下方、左斜下方、左側，依序慢慢的活動頸部，最後再繞脖子。慢慢的反覆往右和往左繞。可能會壓迫通過頸椎的神經，所以頸部不可往後仰。可以請別人在後面扶住頸部。

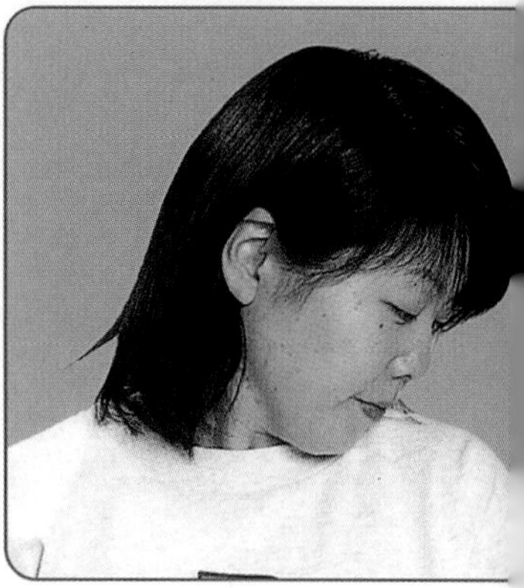

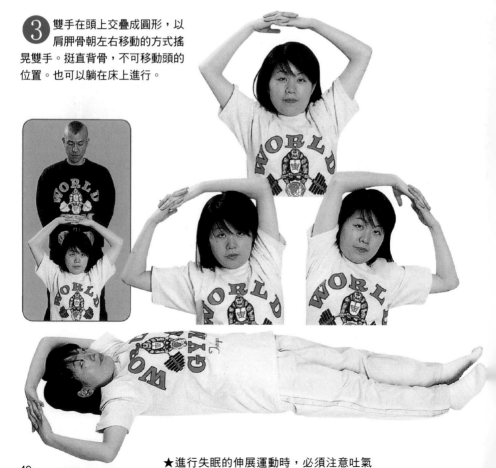

③雙手在頭上交疊成圓形，以肩胛骨朝左右移動的方式搖晃雙手。挺直背骨，不可移動頭的位置。也可以躺在床上進行。

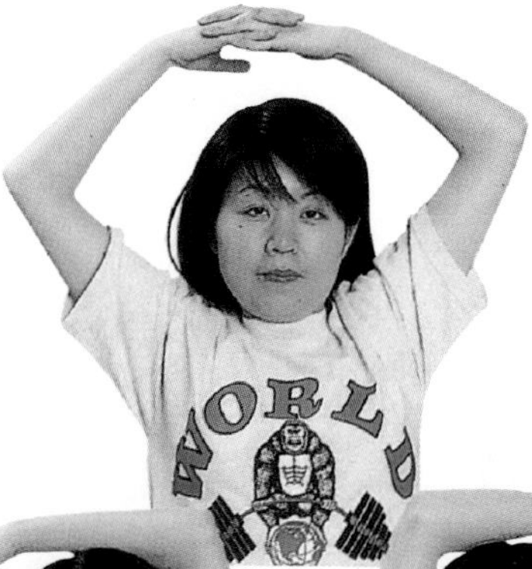

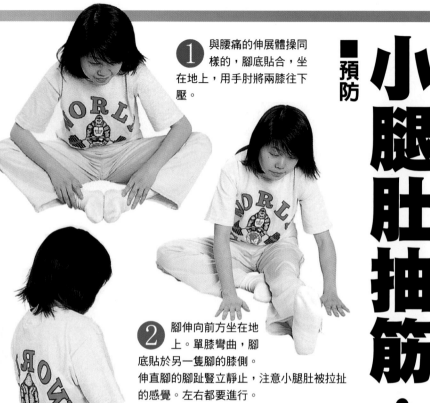

■預防 小腿肚抽筋

●主要肌肉是腓腸肌、比目魚肌、脛骨前肌

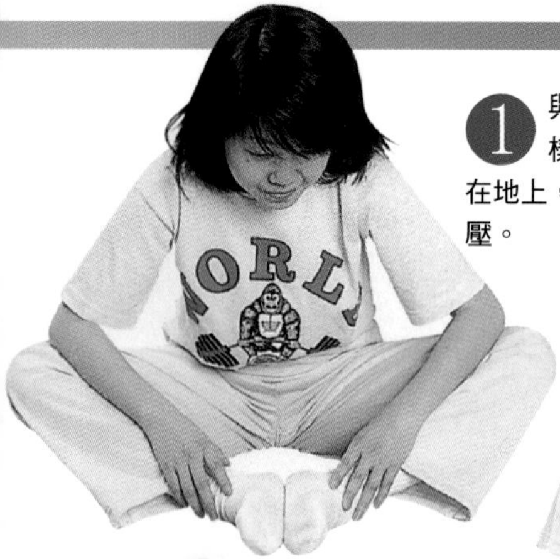

❶ 與腰痛的伸展體操同樣的，腳底貼合，坐在地上，用手肘將兩膝往下壓。

❷ 腳伸向前方坐在地上。單膝彎曲，腳底貼於另一隻腳的膝側。
伸直腳的腳趾豎立靜止，注意小腿肚被拉扯的感覺。左右都要進行。

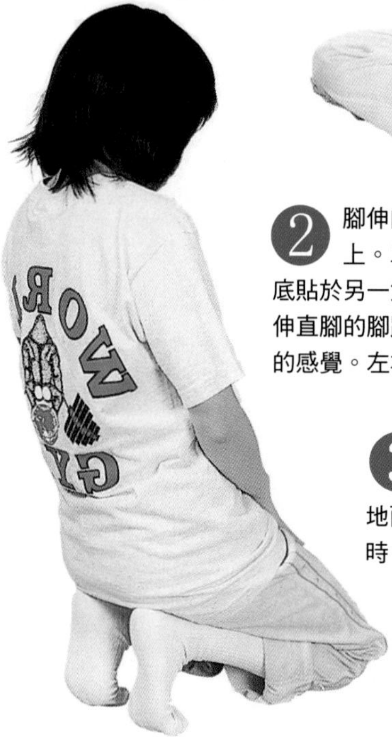

❸ 趾尖朝前，用腳趾站立正坐，臀部置於腳跟上，好像將腳趾壓向地面似的，慢慢的把體重擺在腳上。這時，要注意腳底的伸展。

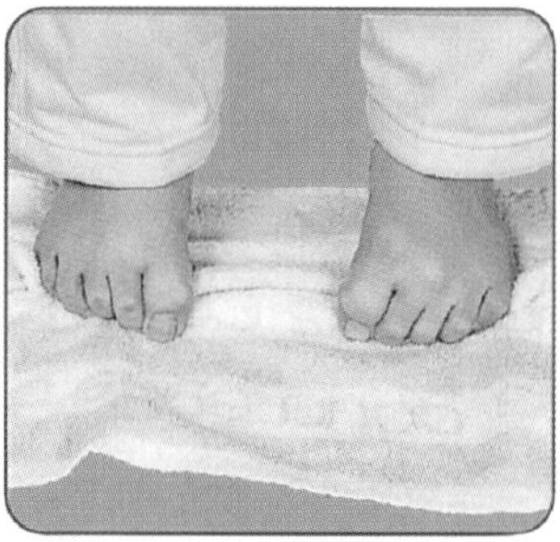

❹ 赤腳，雙腳併攏，站在攤開的毛巾上。腳跟固定，好像用腳趾抓毛巾似的，一邊做這個動作一邊將毛巾往前拉。注意力要放在腳底。

⑤ 雙腳併攏站立，一隻腳保持膝伸直的狀態，往前伸出。以腳跟為支撐點，腳踝朝內外繞。左右都要進行。

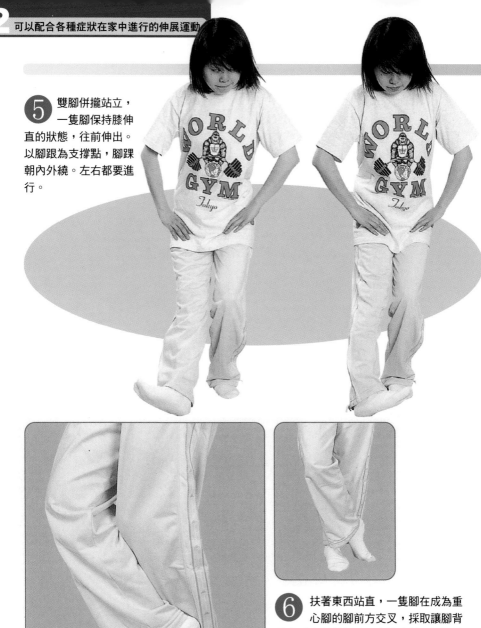

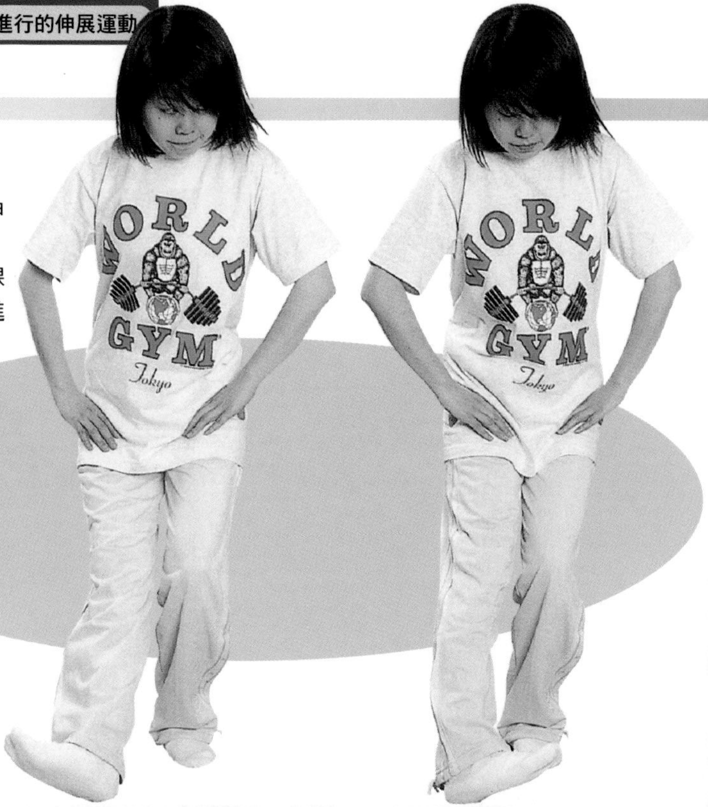

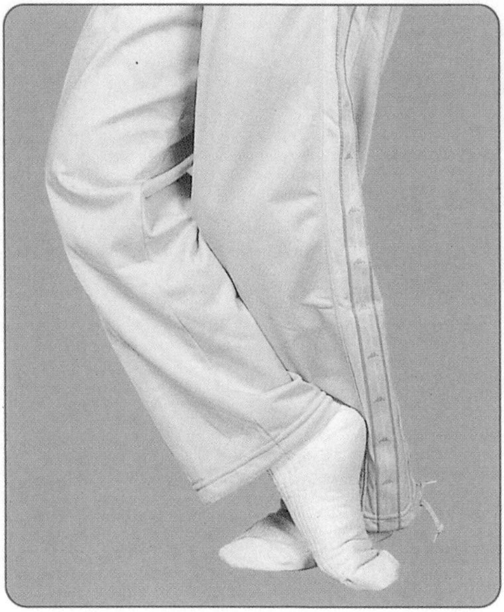

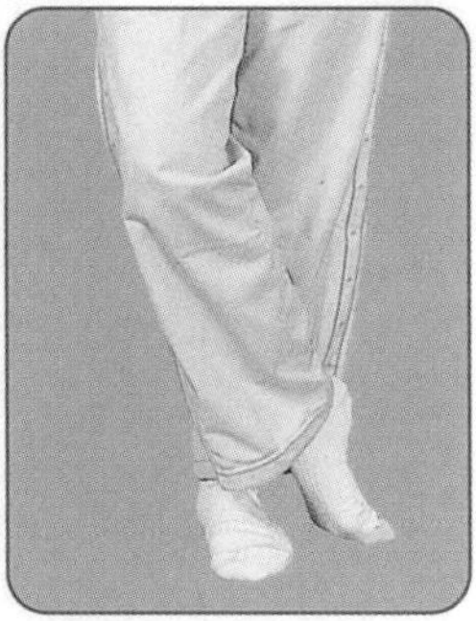

⑥ 扶著東西站直，一隻腳在成為重心腳的腳前方交叉，採取讓腳背貼在重心腳外側地面上的姿勢，慢慢將體重置於交叉的腳上，伸展足背和足脛前側。如果可以，則彎曲重心腳的膝，往下落，增加負荷。左右都要進行。

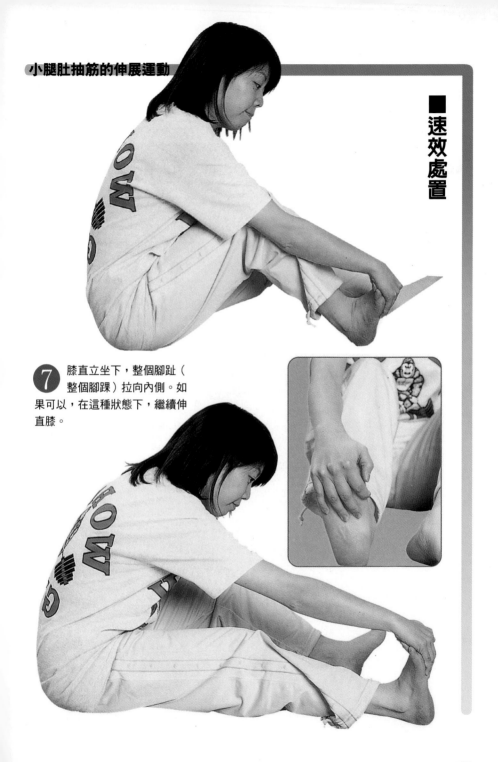

■速效處置

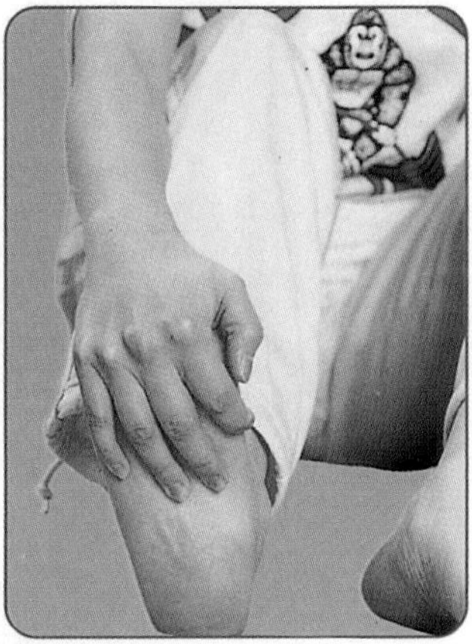

7 膝直立坐下，整個腳趾（整個腳踝）拉向內側。如果可以，在這種狀態下，繼續伸直膝。

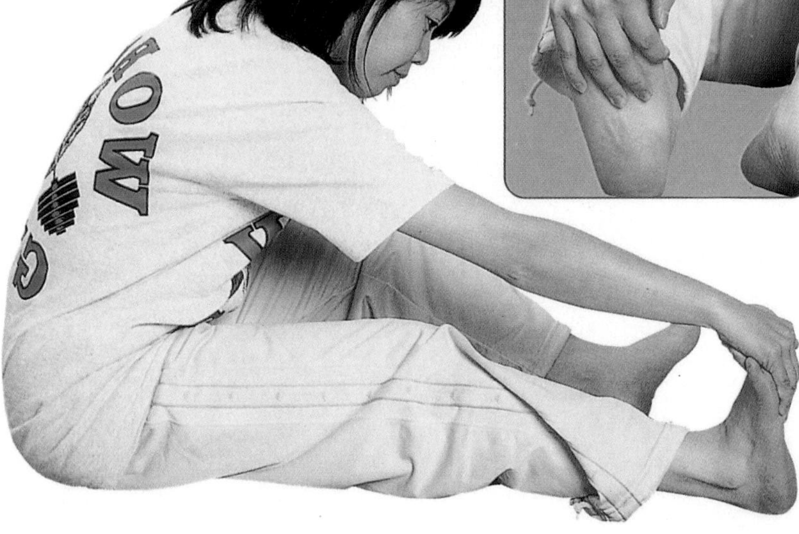

便秘

給予腹部周圍刺激，使腸功能活絡

●主要肌肉是豎脊肌、腹直肌、髂腰肌

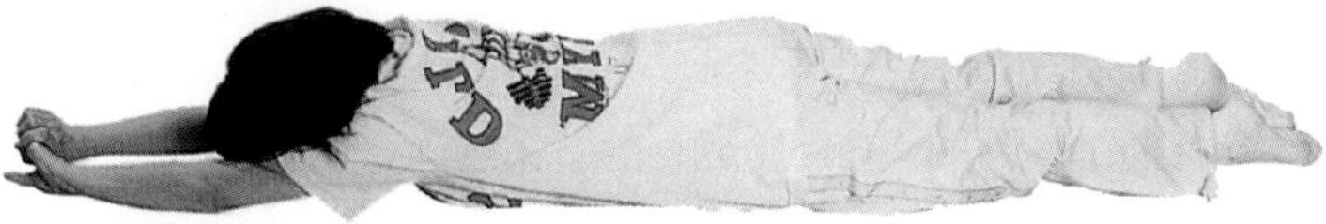

① 俯臥，手置於頭上，伸展全身，注意力放在腹部。

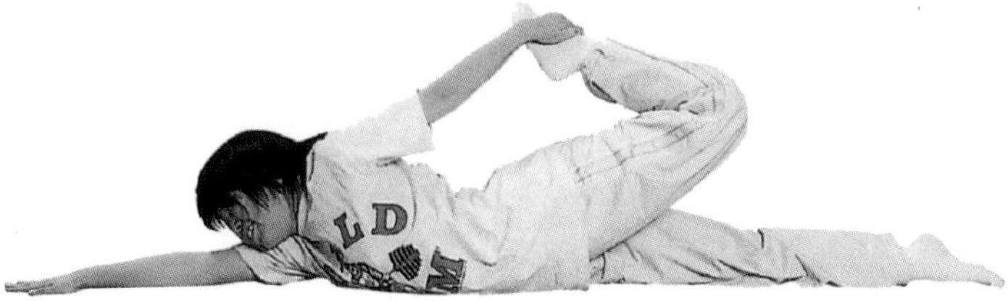

② 維持俯臥的姿勢，用手抓住同側的腳踝往上拉。這時，感覺到股關節內側的伸展。

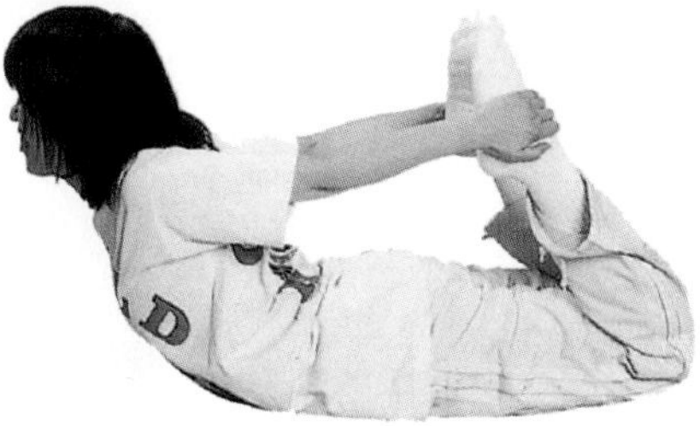

③ 維持俯臥的姿勢，同時抓住雙腳的腳踝往上拉，伸展腹部前方，絕對不要勉強。

④ 仰躺，將單膝抱向胸前。左右都要進行。

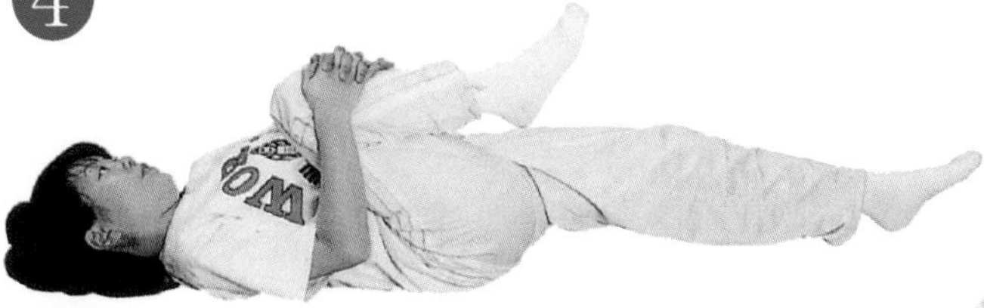

⑤ 同樣仰躺，手置於腰後側，雙腳併攏，彎曲身體，讓腳踝盡量到達頭的上方。大口吸氣，下腹部用力，保持靜止。這時，注意避免對頸部造成過度的負擔。

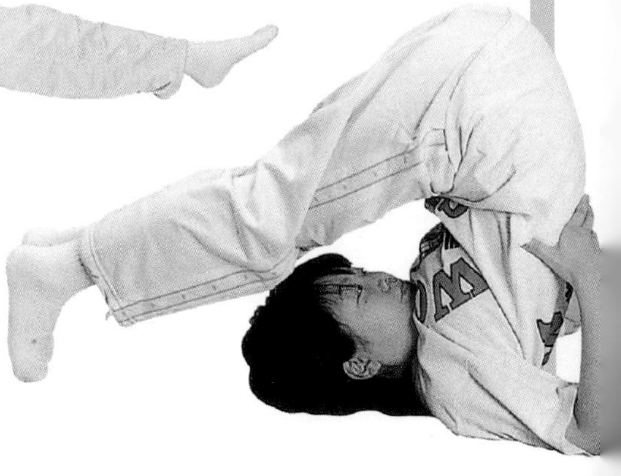

3

肌肉不活動就會收縮，所以運動不足的身體容易變得僵硬。持續相同或錯誤的姿勢，會對身體造成負擔，精神壓力也會導致肌肉緊張收縮。在辦公室奮鬥的身體，好像在毫無防備的狀態下持續受到打擊或受傷似的。

再這樣下去，身體就會嚴重受損。

因此，必須藉著伸展運動取得休息時間，提高防禦力。

例如長時間坐在電腦桌前時，最好經常起身，雙手舉起，稍微伸展一下，或是泡個茶，打開窗戶。日常生活中的瑣事，可以用來轉換心情。不過，同樣是「休息」，還有更有效而能夠更新身體的方法，亦即接下來所要介紹的伸展運動。不拘泥於時間或場所，是相當簡單的伸展運動。只要遵守以下三個注意事項即可。在此，也列舉部分對症狀有效的「穴道」，不妨嘗試一下。

肩膀酸痛的伸展運動

在辦公室肩膀酸痛，主要是冷氣導致身體冰冷、眼睛疲勞、壓力等，使得斜方肌緊張收縮而引起的。因此，要以斜方肌為主，放鬆緊張感。

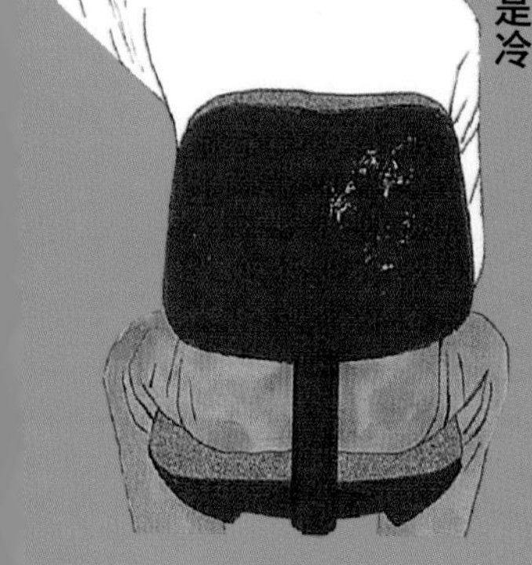

1 面向前方坐在椅子上，單手置於頭上，一邊吐氣一邊將頭壓向側面，感覺頸部側面的伸展。左右都要進行。

主編／赤星祐司　插圖／三好　銀

伸展運動的重點

- 任何一種伸展運動的姿勢都要靜止10~20秒。
- 在不會疼痛而感覺舒服的範圍內進行。
- 不可停止呼吸，要保持自然呼吸的狀態。

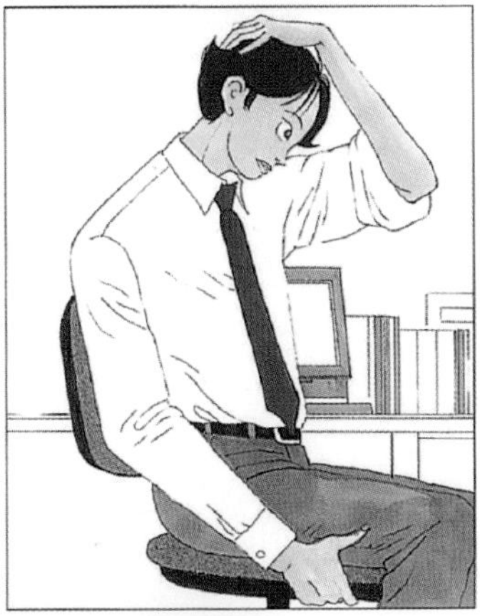

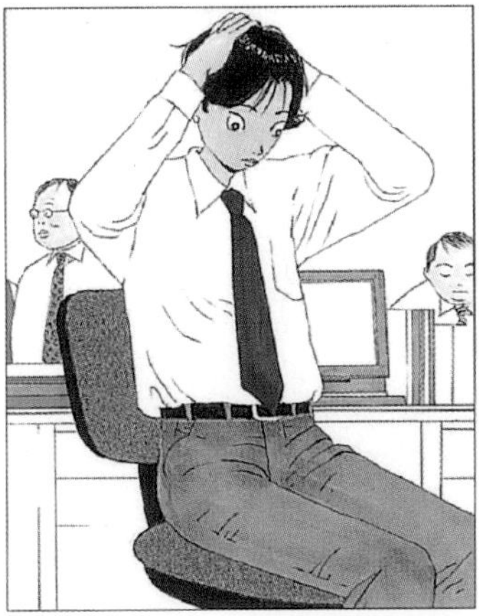

❸一隻手置於頭上，慢慢增加重量，將頭壓向斜前方，抓住相反側肩胛骨的內側（背骨側），意識到伸展的感覺。左右都要進行。

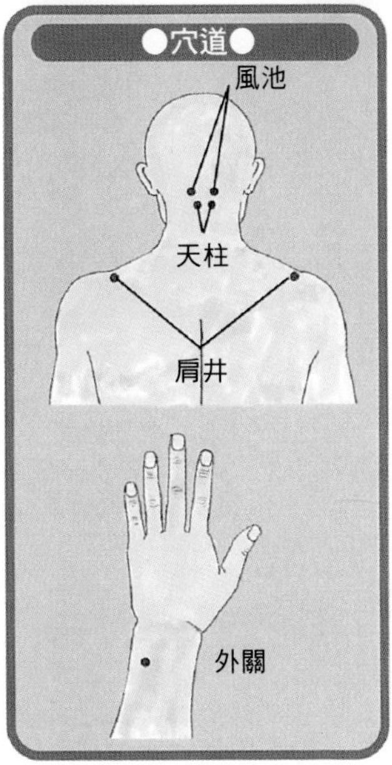

❷同樣坐在椅子上，雙手在頭後交疊，收下顎，頸部往前彎。這時，挺直背肌，腰稍微往前突出，更容易有伸展的感覺。

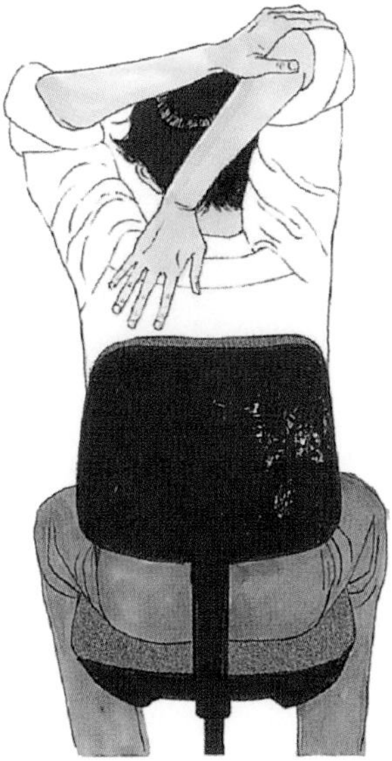

❹單手的手臂繞到頭後，另一隻手將其手肘往下壓，伸直肱部。

腰痛的伸展運動

長時間以相同的姿勢坐在椅子上，對腰部造成極大的負擔。腰本身幾乎不活動，當然會感覺疼痛。腳交疊時，會使腰或背骨歪斜。因此，必須活動腰周圍的肌肉，給予刺激，才能恢復正確的平衡。

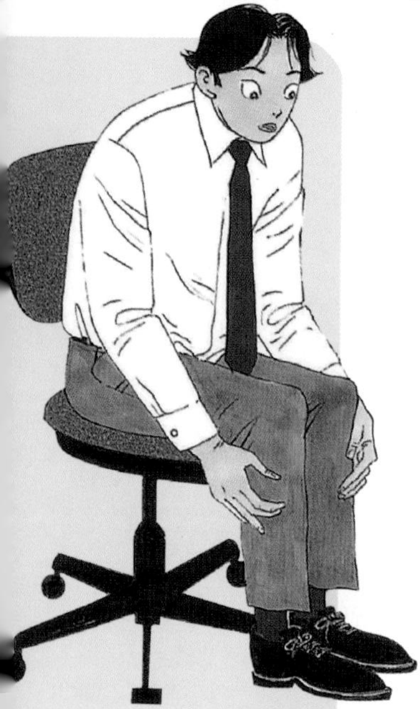

② 坐在椅子上，身體慢慢往前彎，拱起背部，好像連頸椎都一起伸展似的，手盡量貼於地面。以連接左右骨盆的「雅各比線」上的第4~5腰椎（最容易形成突出症的部位）為主，盡量伸展。

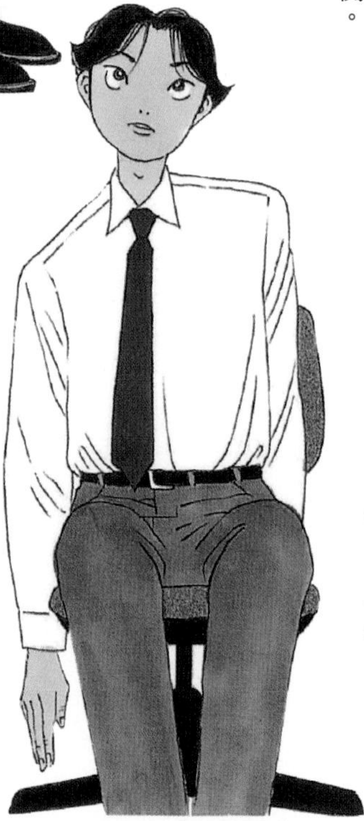

① 面向前方坐在椅子上，不要移動腰部。讓單側的手臂往下落，相反側的體側好像被拉扯似的，傾斜身體。左右都要進行。

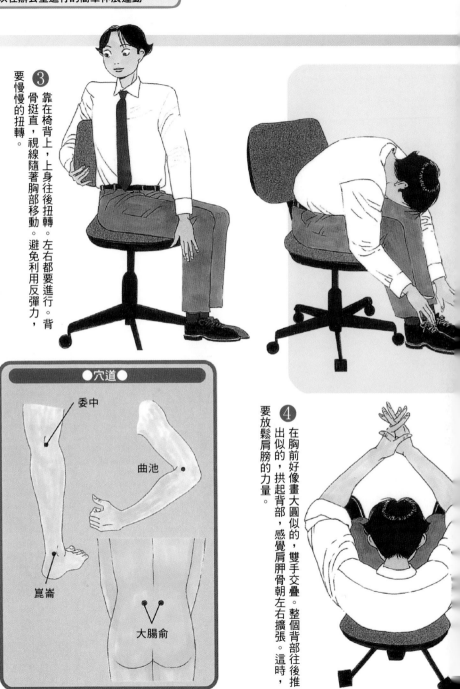

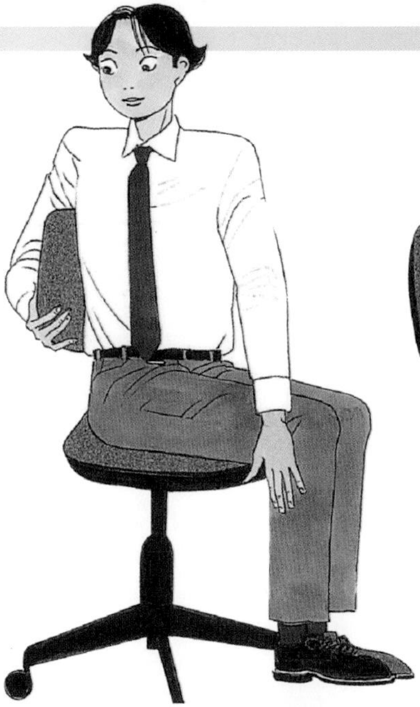

❸靠在椅背上，上身往後扭轉。左右都要進行。背骨挺直，視線隨著胸部移動。避免利用反彈力，要慢慢的扭轉。

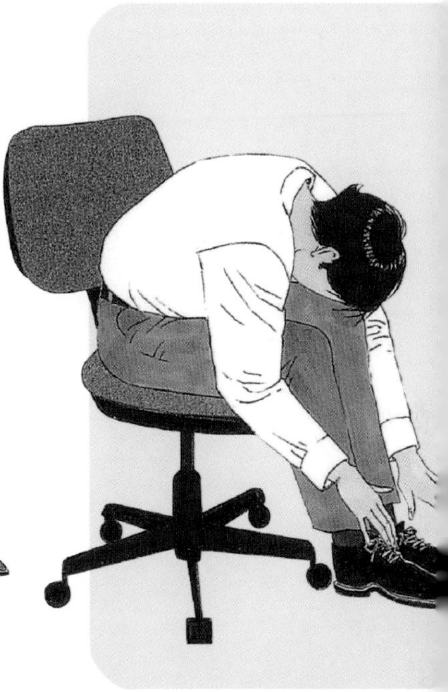

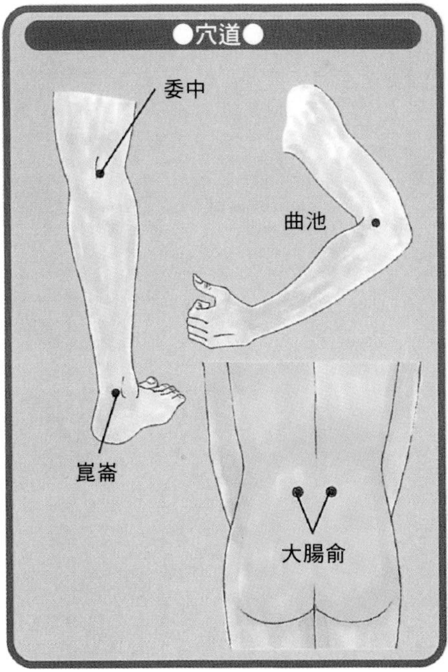

❹在胸前好像畫大圓似的，雙手交疊。整個背部往後推出似的，拱起背部，感覺肩胛骨朝左右擴張。這時，要放鬆肩膀的力量。

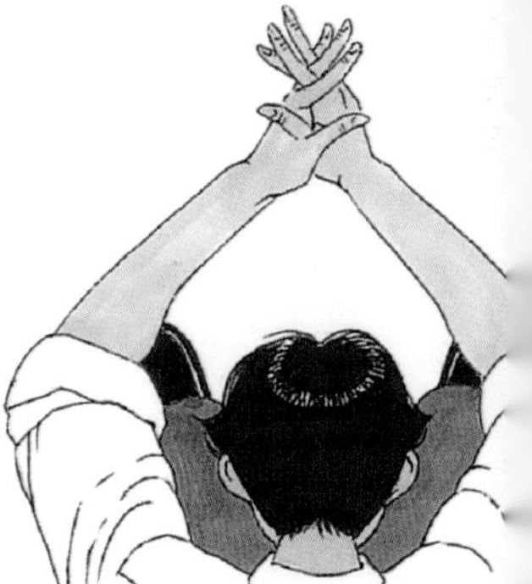

腳倦怠時的伸展運動

「倦怠」或「浮腫」是血液循環不順暢造成的。為了消除這種現象，要刺激腳部，促進血液循環。首先，要從按摩開始，讓不斷往下流的血液，由末端回到心臟。

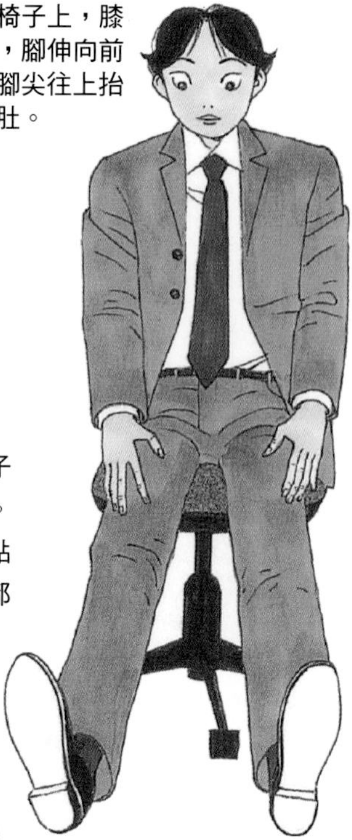

❶ 坐在椅子上，膝伸直，腳伸向前方，左右腳尖往上抬伸展小腿肚。

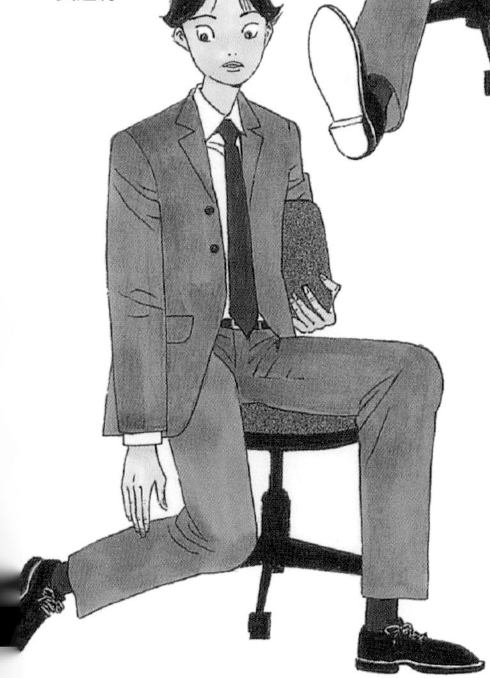

❷ 左右任何一側坐在椅子上，單膝以下往後拉。從腳趾開始，慢慢將腳背貼於地面，伸直足脛。左右都要進行。

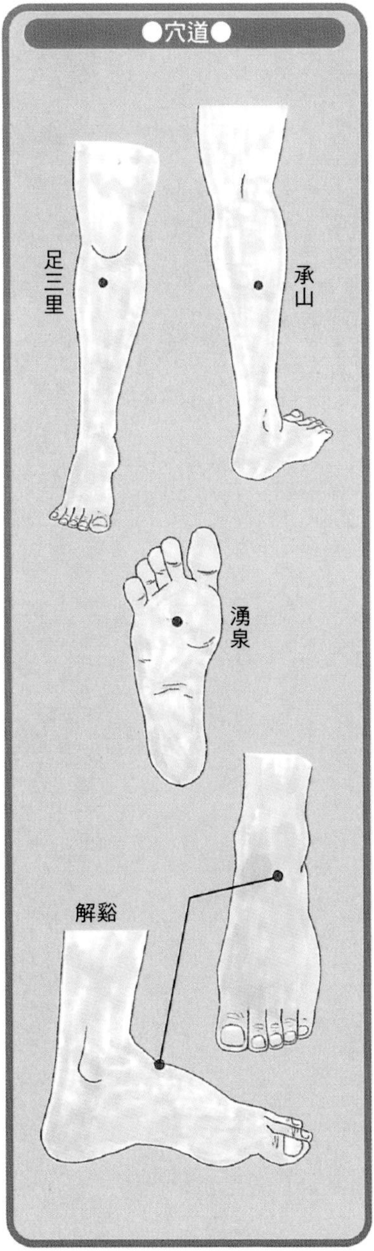

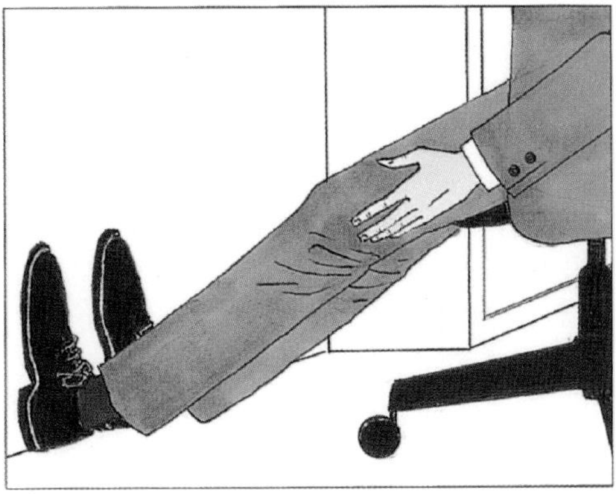

③坐在椅子上，面對牆壁。兩膝伸直，腳底貼於壁面，上身慢慢往前彎曲，伸展小腿肚到腿內側整隻腳的內側。

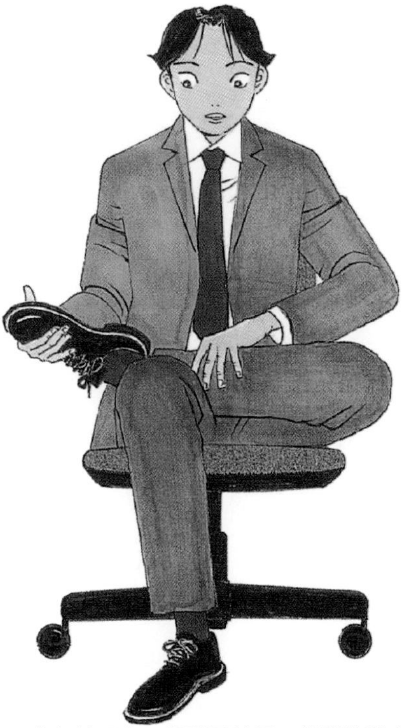

④坐在椅子上，單腳置於另一隻腳的膝上，用手抓住腳踝旋轉。左右都要進行。

手臂倦怠的伸展運動

手臂與腳相反，長時間敲打電腦鍵盤所產生的疲勞，造成手臂倦怠。

總之，都是血液循環問題，所以要從按摩開始，讓手指的血液流回心臟。

❶ 指尖朝向面前，雙手手掌貼於桌面站立。慢慢的將體重置於手上，伸展手肘內側。接著，手背貼於桌面站立，慢慢的將體重置於手上，伸展前臂。要緩慢的進行，不可突然將體重加諸在手上。

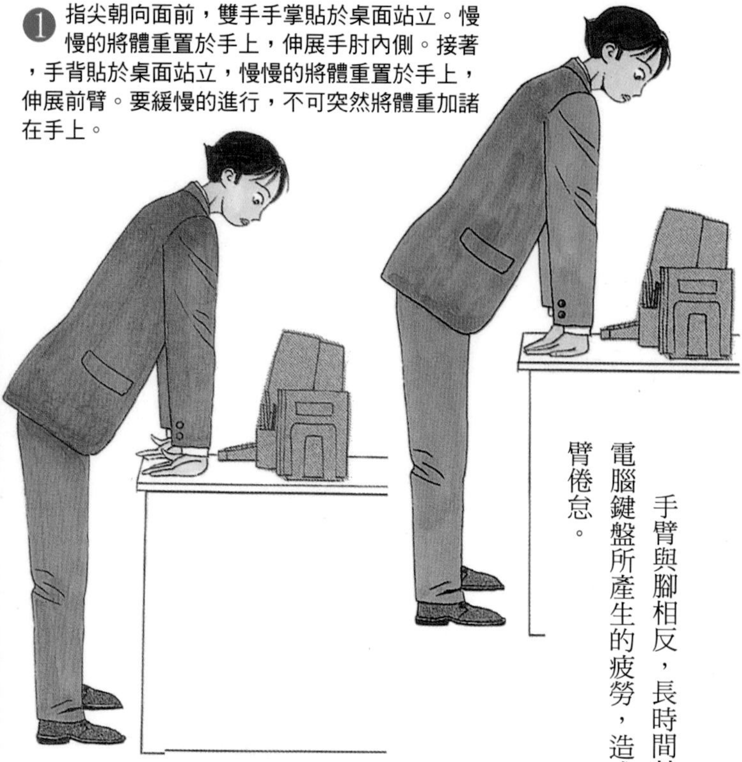

❷ 坐在椅子上，雙手往前伸出，與地面平行。以肩膀為支撐點，朝內外扭轉到不能扭轉的地步為止。

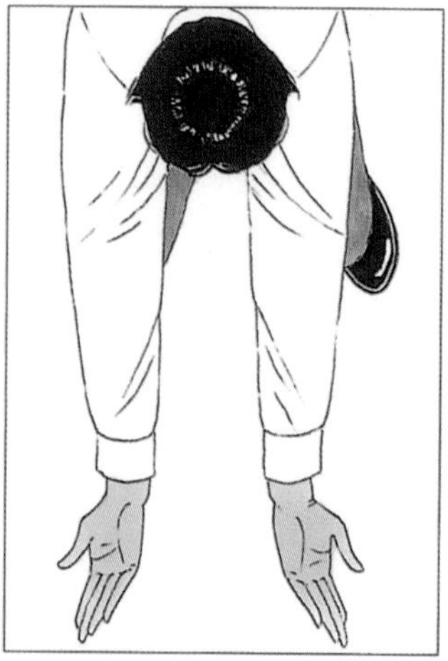

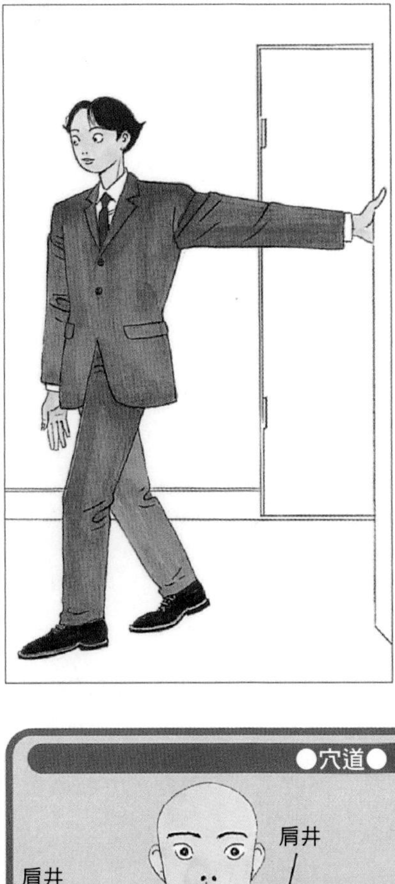

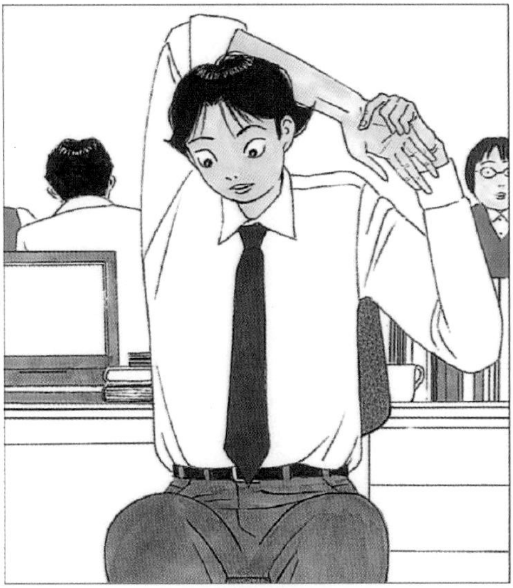

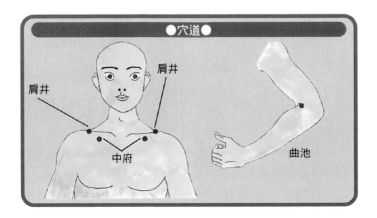

❸坐在椅子上，單臂繞到頭後，用另一隻手將手臂往下拉似的，伸展肱部內側。

❹單臂上抬到與肩膀等高，朝側面打開，伸直手肘，手固定在衣櫃或書架上，身體朝與固定手臂相反的方向稍微扭轉，伸展手臂和胸部。

●穴道●

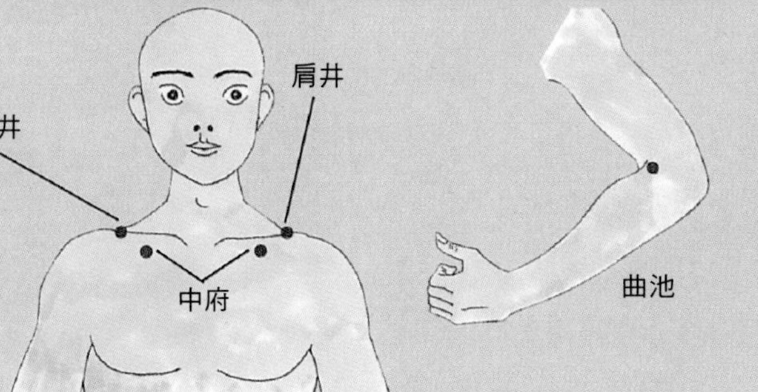

消除睡意的伸展運動

想睡是副交感神經佔優勢而造成的，所以，要喚醒能夠對全身大肌肉下達號令的交感神經。

首先，就從消除往前彎曲的姿勢、挺直上身開始吧！

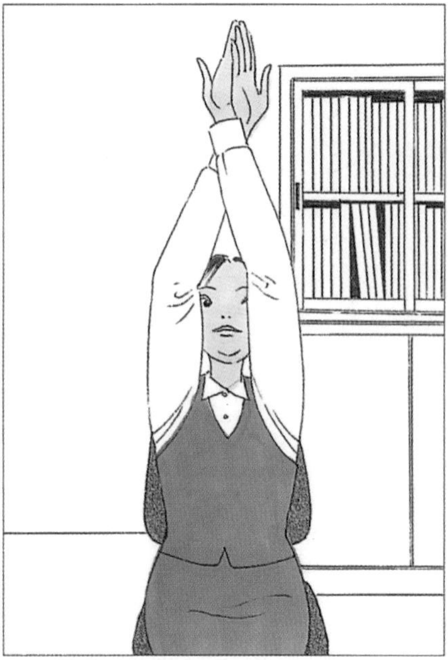

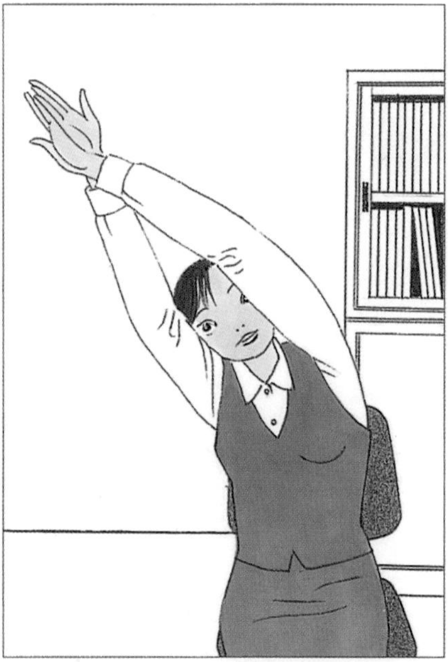

❶坐在椅子上，好像高呼萬歲似的將雙手高舉到頭上。手背貼合交叉，往上伸展。吐氣，靜止10秒。再從這個狀態，慢慢的將身體倒向左右，伸展手臂到身體的側面。

❷ 彎曲手肘，手上抬到與腋下等高，並朝側面打開，手肘固定在衣櫃或書架上。上身稍微朝與固定手臂相反的方向扭轉，肩膀到胸部好像朝前推出似的伸展。

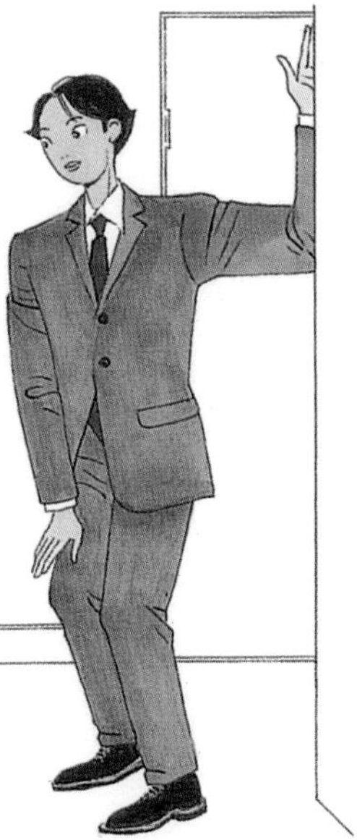

❸ 站在牆壁前，雙手貼於牆上固定腰彎曲成90度。保持這個狀態，胸部盡量靠近地面，上身後仰，伸展胸部與肩膀。

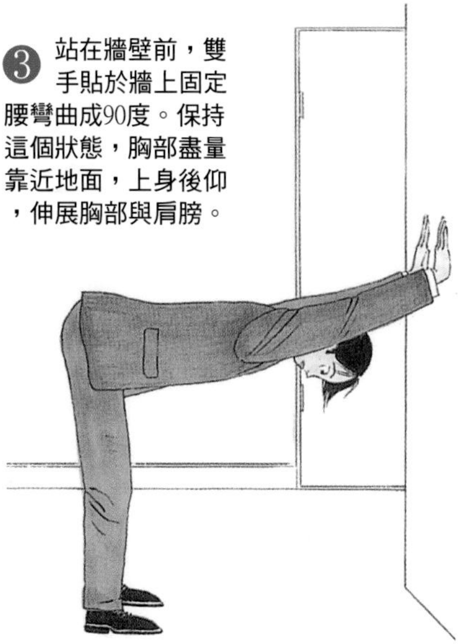

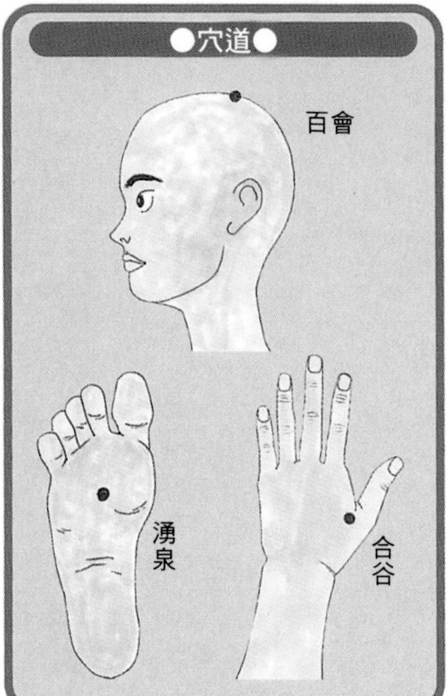

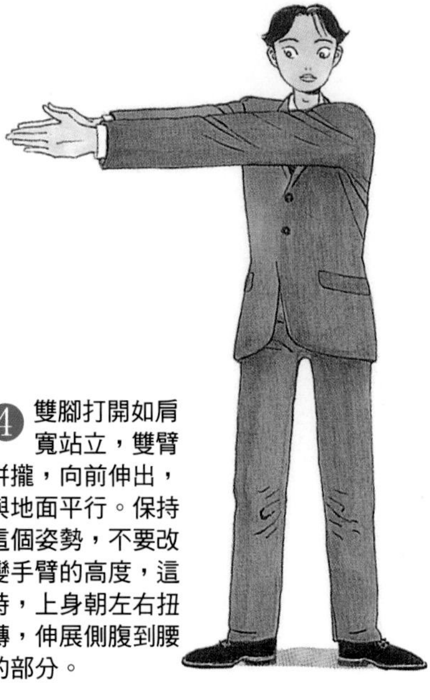

❹ 雙腳打開如肩寬站立，雙臂併攏，向前伸出，與地面平行。保持這個姿勢，不要改變手臂的高度，這時，上身朝左右扭轉，伸展側腹到腰的部分。

有助於消除眼睛疲勞的伸展運動

長時間和ＯＡ機器或極小的文字為伍，眼睛周圍容易疲勞，血液循環不良，所以要經常處於「休戰狀態」，促進血液循環，放鬆全身。藉著頸部周圍的伸展運動，促使神經的傳遞順暢。

❶ 挺直背肌，坐在椅子上，雙手將下顎由下往上推，讓頸部朝正後方倒。這時，兩手肘固定在腋下。

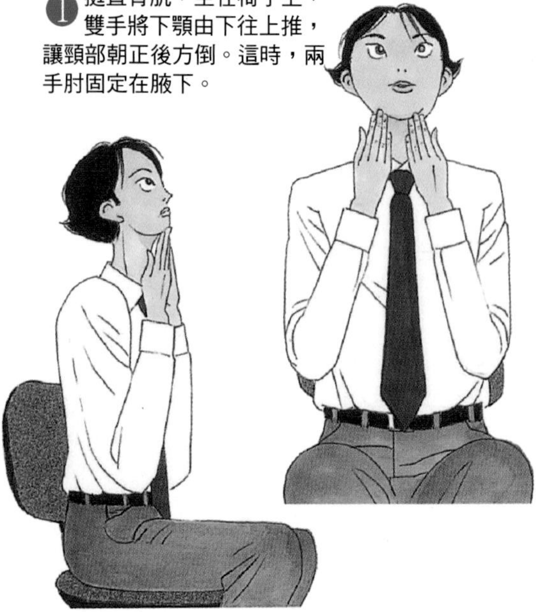

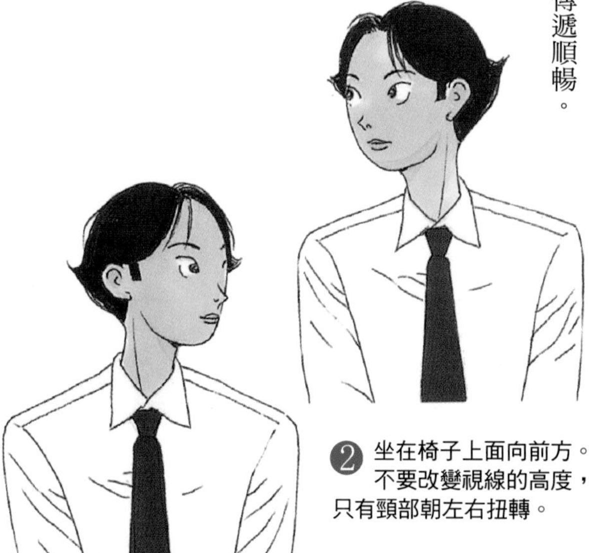

❷ 坐在椅子上面向前方。不要改變視線的高度，只有頸部朝左右扭轉。

❸ 單手置於頭上，慢慢增加重量，將頸部朝斜前方壓，以感覺到相反側肩胛骨內側的伸展。左右都要進行。

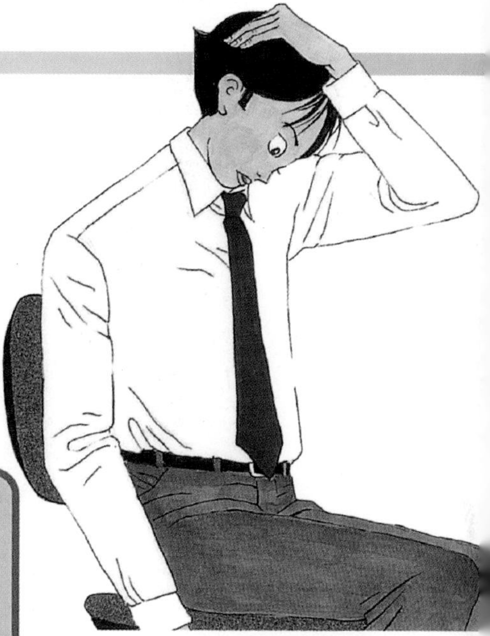

●穴道●

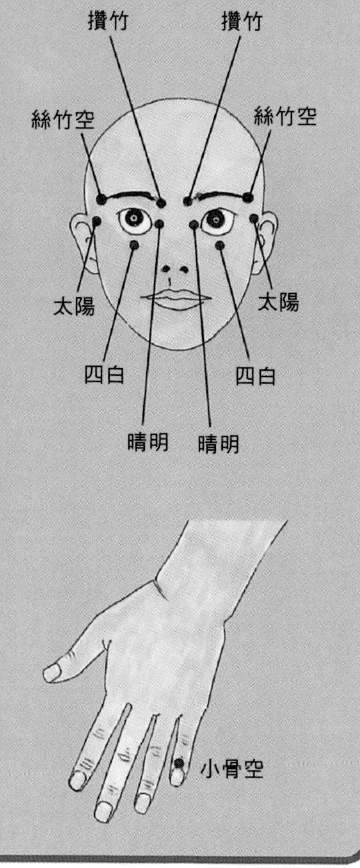

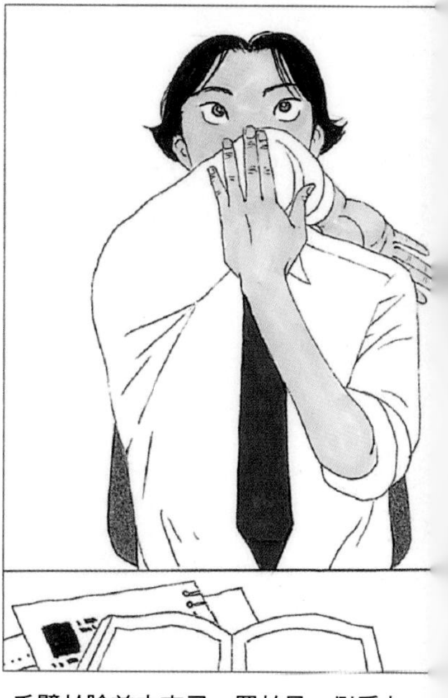

❹ 手臂於臉前方交叉，置於另一側肩上。另一隻手將手肘拉近肩膀，伸展肱部與肩膀外側。交叉手臂的肩胛骨好像被拉向外側似的。左右都要進行。

減輕冷氣病的伸展運動

原因相當明顯，就是寒冷導致肌肉收縮、血液循環停滯所造成的。伸展運動可以刺激肌肉，促進末端的血液循環，是解決問題的最好方法。

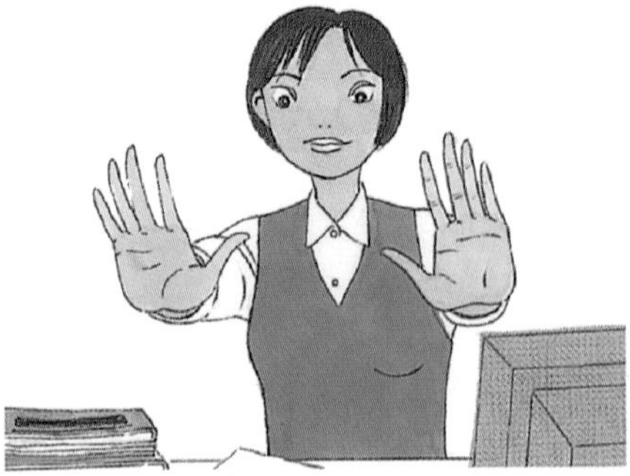

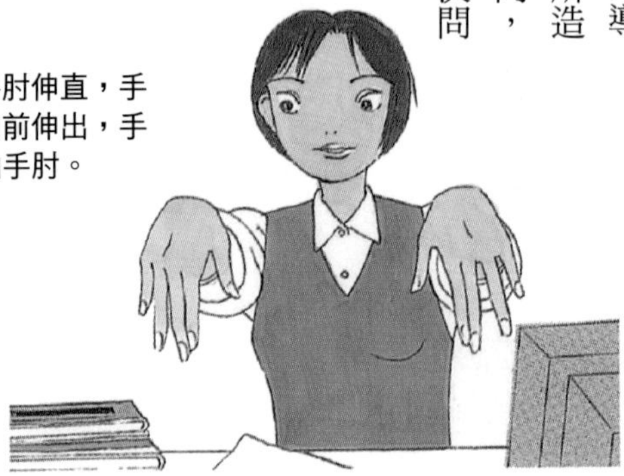

❶ 坐在椅子上，手肘伸直，手掌朝下，雙手向前伸出，手指朝上、朝下，彎曲手肘。

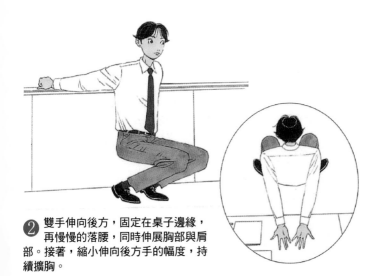

❷ 雙手伸向後方，固定在桌子邊緣，再慢慢的落腰，同時伸展胸部與肩部。接著，縮小伸向後方手的幅度，持續擴胸。

④雙腳朝前後岔開站立，前腳的膝避免彎曲，腳跟貼於地面。後腳的膝則稍微彎曲，伸展背肌。雙手置於前腳的膝上，好像將臀部往後拉似的，慢慢的上下移動前腳的腳踝。左右都要進行。

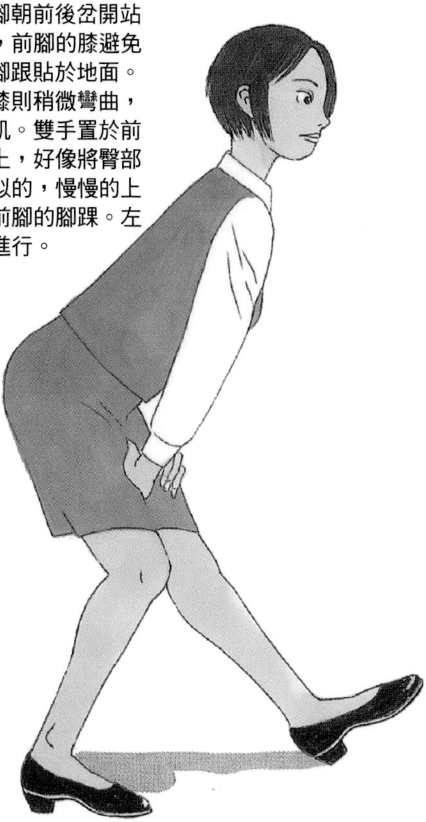

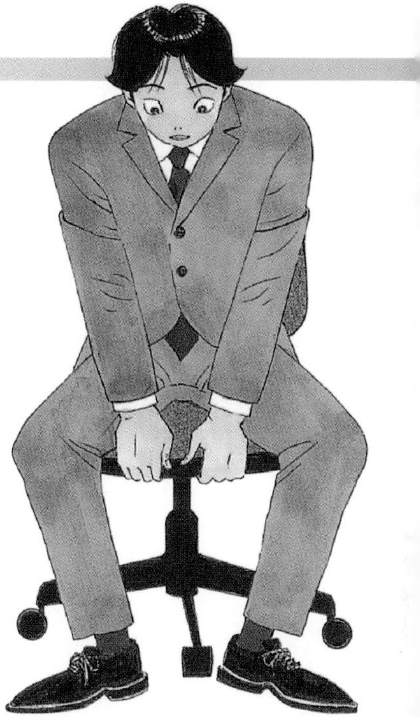

③雙腿打開，坐在椅子上。雙手抓住雙腳之間的坐墊，好像要將坐墊往上拉似的，以肩胛骨為中心，伸展肩周圍和背部。

●穴道●

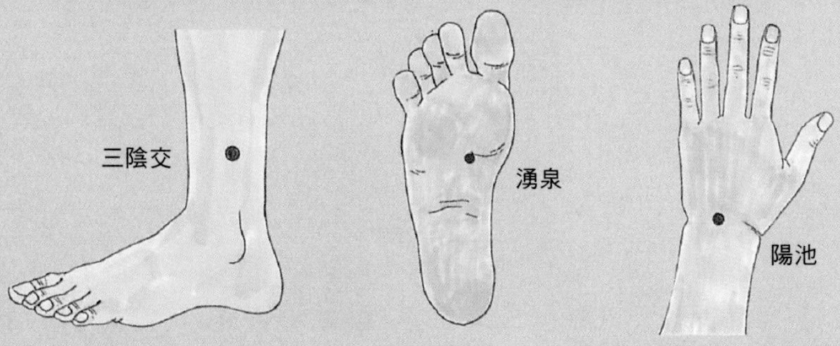

消除壓力的伸展運動

交感神經緊張，自律神經機能紊亂，肌肉收縮。有的人的收縮現象會集中在特定部位。藉著伸展運動，放鬆全身的肌肉，就能消除緊張。

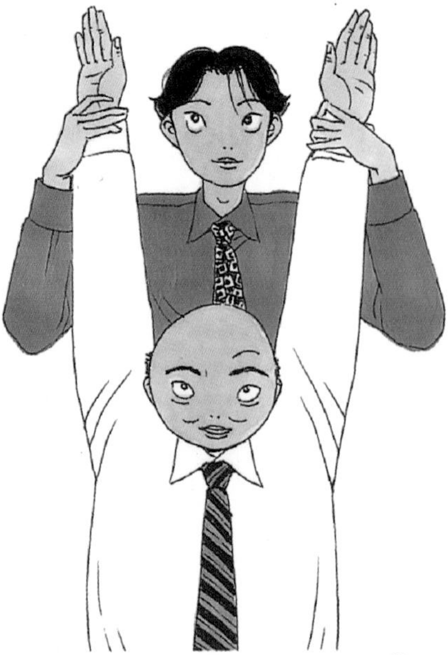

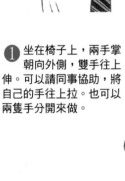

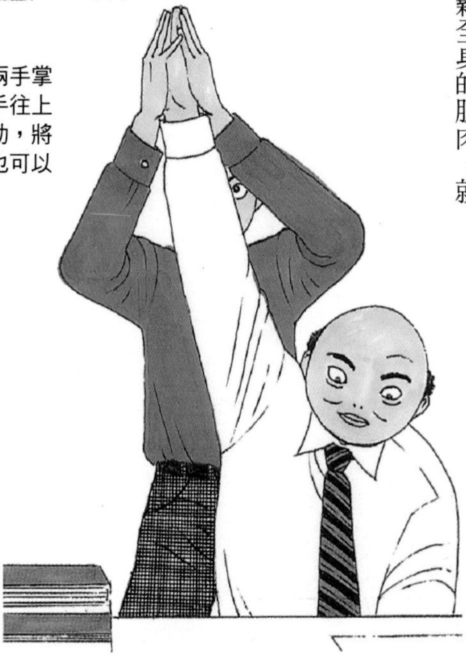

❶坐在椅子上，兩手掌朝向外側，雙手往上伸。可以請同事協助，將自己的手往上拉。也可以兩隻手分開來做。

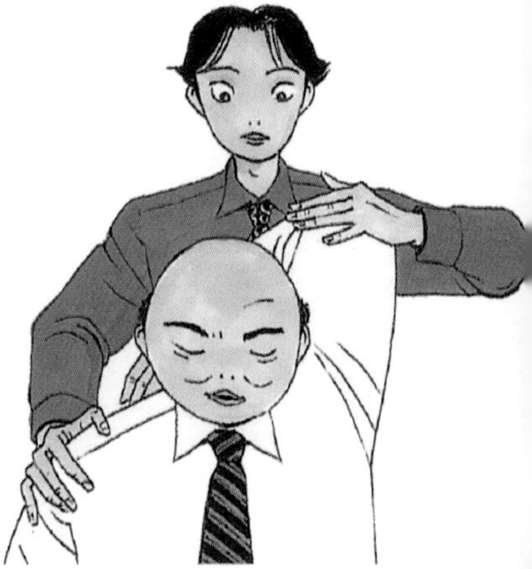

② 坐在椅子上，彎曲一隻手的手肘，繞到頭後，用另一隻手將其手肘推向相反側的肩膀，伸展肩膀和肱部。可以請同事協助，壓住相反側的肩支撐一下。

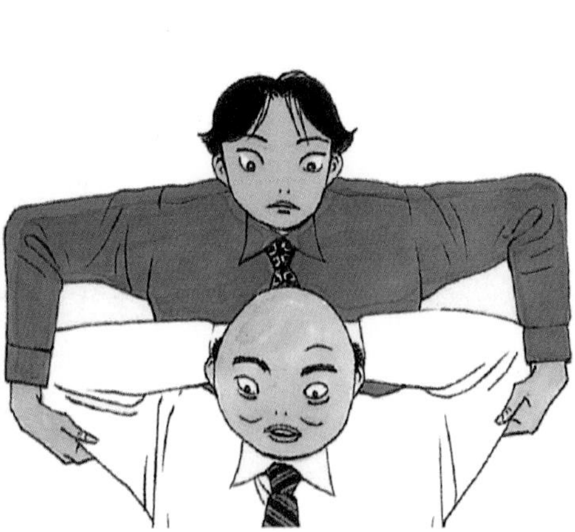

③ 雙手在頭後交疊，肩胛骨好像朝背部中央靠攏似的，兩肘拉向後方，伸展肱部與肩膀。可以請同事協助，用腹部固定背肌，將兩手肘慢慢的往上拉。

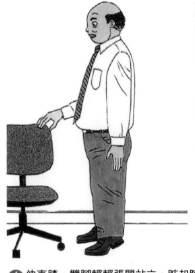

④ 伸直膝，雙腳輕輕張開站立。踮起腳尖，腳跟抬起、放下。這時，只要上身放鬆力量，就能夠獲得放鬆。

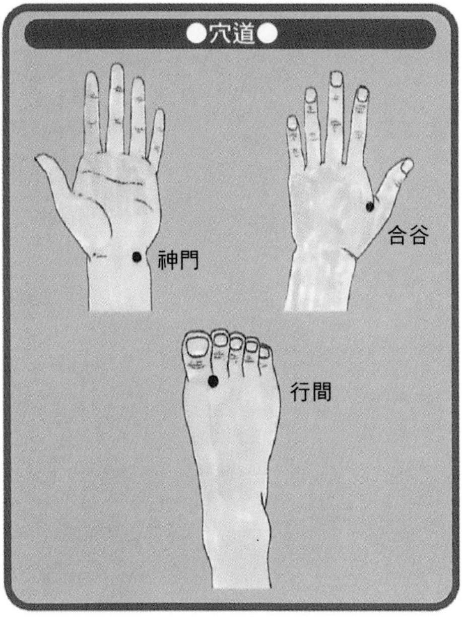

4 保持最佳狀態及避免受傷
各種運動的伸展運動

無論是專業或業餘運動員，為防止受傷，發揮運動潛力，擁有柔軟的身體相當的重要。所謂「具有柔軟性」，簡言之，就是「關節的可動範圍較大」。肌肉僵硬收縮時，關節無法大幅度活動。在這種狀態下，當然不可能有完美的表現。若過度勉強則容易受傷，也就無法享受運動的樂趣。

對於運動員而言，伸展運動是創造「最佳狀態」不可或缺的運動。

以下介紹各運動負擔較大的部位，同時解說這些部位的伸展姿勢。

任何運動並非只使用特定的部位，雖然有強弱的差距，但無論是支撐或輔助，通常都要活動全身的肌肉或關節。在任何比賽或訓練之前，一定要先對全身各部位做伸展運動。伸展運動的重點則擺在以下所列舉的事項上。

肌肉藉著收縮才會產生力量，即使利用「暖身運動」使肌肉獲得伸展，但是，在運動之後也會形成僵硬萎縮的狀態。為了儘早消除疲勞，最好慢慢的多花點時間做伸展運動，將其當成是一種「整理運動」，才能夠放鬆身體，請各位切記這一點。

主編／赤星祐司　　插圖／福山由果

1 RUNNING 跑步

臀部與大腿部要仔細進行伸展運動

堪稱所有運動基礎的「跑步」，包括慢跑、馬拉松、短跑等，依目的不同，要求爆發力或持久力等的能力也有所不同。經常使用的肌肉集中在「腳部」。例如以踢地為主的小腿肚（腿的內側）、與滑行有關的股四頭肌（腿的前部）等腿部表裡的肌肉，以及湧現力量的臀肌、加以支撐的腰背部等，都是伸展運動的主要部位。尤其是小腿肚、足脛等下肢，更是要積極的進行伸展運動。

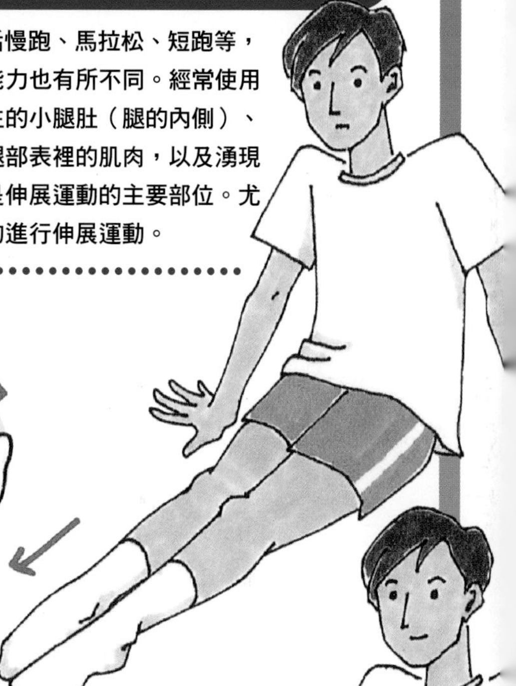

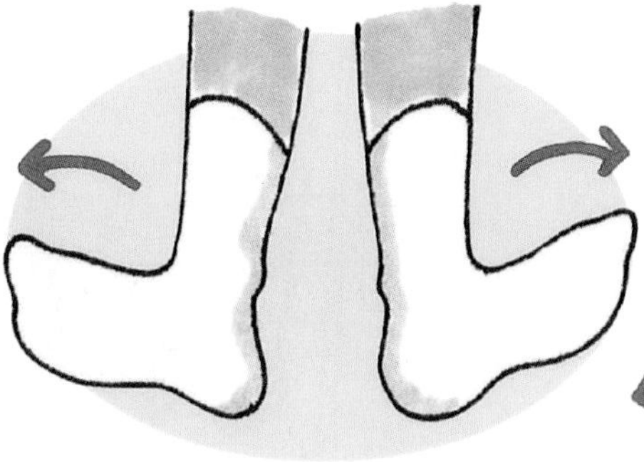

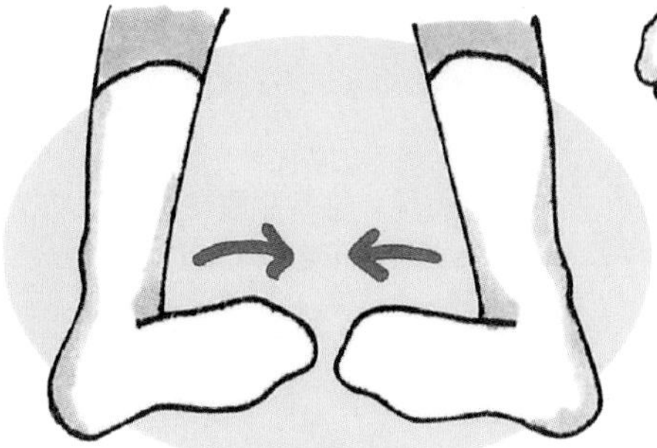

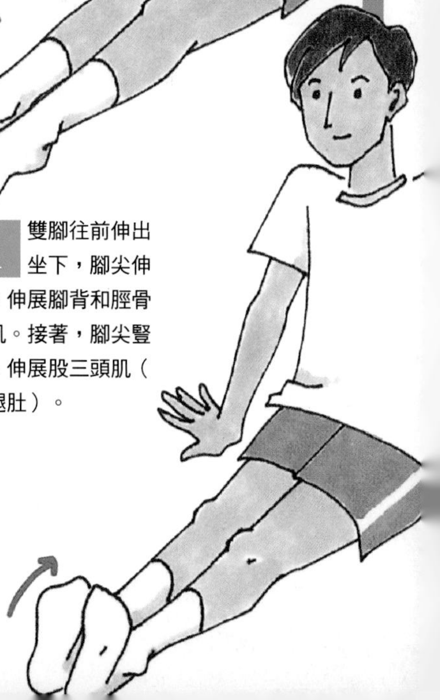

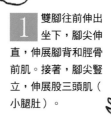

1 雙腳往前伸出坐下，腳尖伸直，伸展腳背和脛骨前肌。接著，腳尖豎立，伸展股三頭肌（小腿肚）。

2 伸直膝，以腳跟為支撐點，腳跟豎立，腳踝朝內外繞，伸展腳關節周圍。

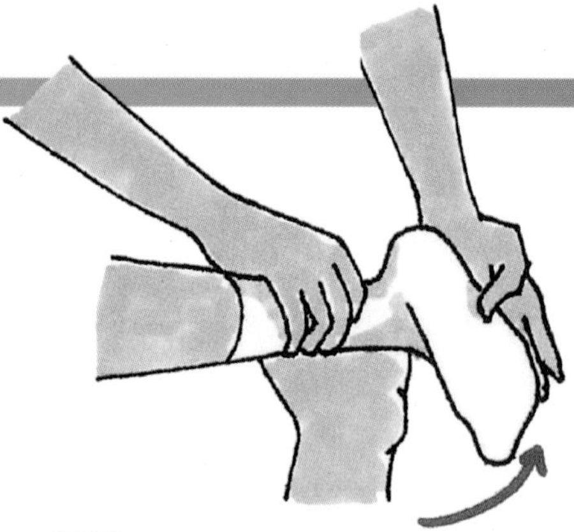

3 單腳置於另一側的膝上，用相反側的手將腳踝往下壓，伸展腳踝內側。接著，將腳踝往上抬，伸展腳踝外側。最後，旋轉整個腳踝。左右都要進行。

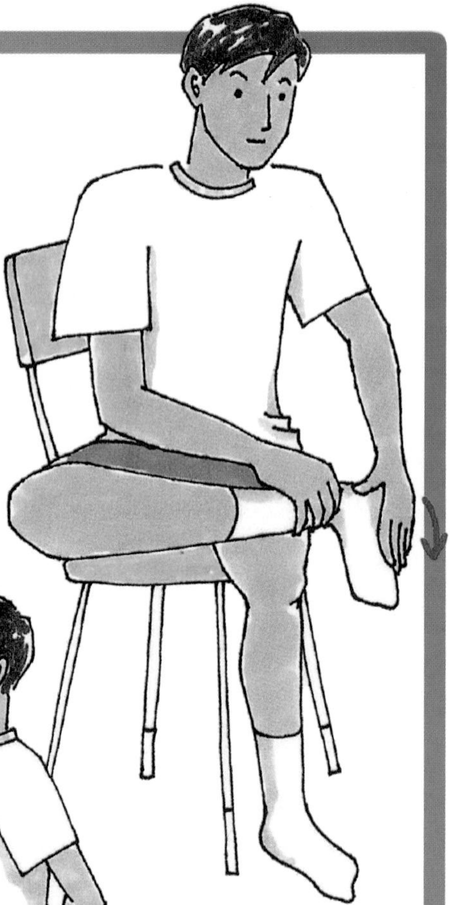

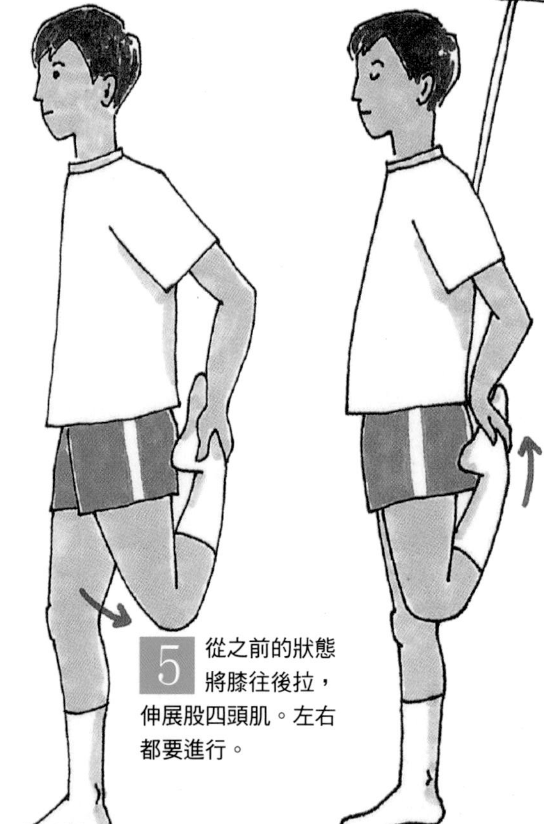

4 單腳腳踝（腳趾）上抬到身體後方，從腳跟到腳底的部分朝臀部按壓。彎曲的膝不要朝向後方，固定在站立腳的膝側。伸展腳踝，腹部好像往前推出似的，伸展髂腰肌（下腹部的前方）。左右都要進行。

5 從之前的狀態將膝往後拉，伸展股四頭肌。左右都要進行。

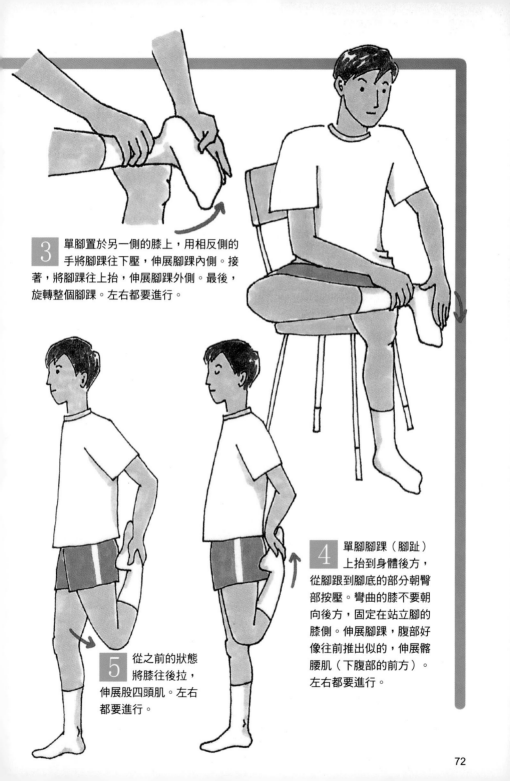

7 兩腳往前伸出坐下，單腳屈膝，腳跟置於臀部，上身往後倒，伸展股四頭肌。左右都要進行。

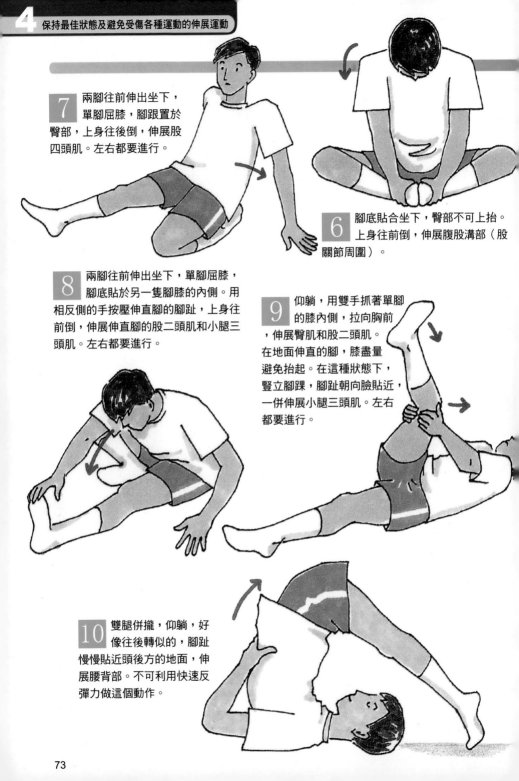

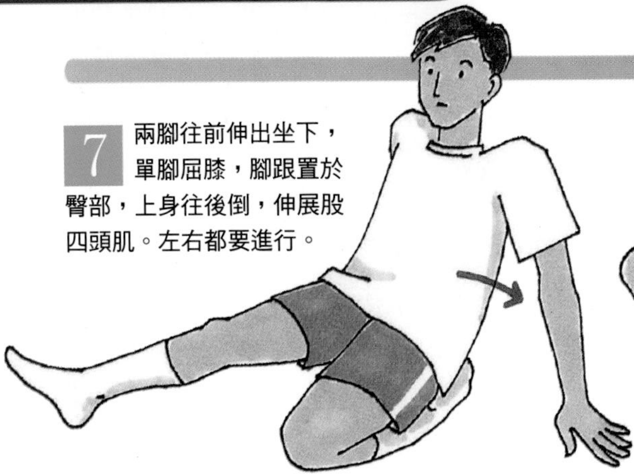

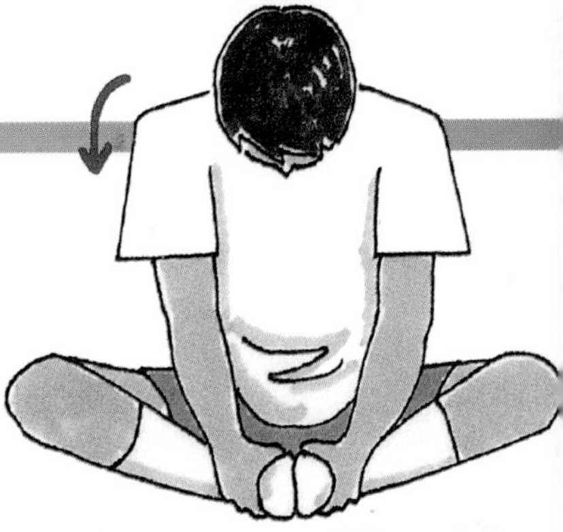

6 腳底貼合坐下，臀部不可上抬。上身往前倒，伸展腹股溝部（股關節周圍）。

8 兩腳往前伸出坐下，單腳屈膝，腳底貼於另一隻腳膝的內側。用相反側的手按壓伸直腳的腳趾，上身往前倒，伸展伸直腳的股二頭肌和小腿三頭肌。左右都要進行。

9 仰躺，用雙手抓著單腳的膝內側，拉向胸前，伸展臀肌和股二頭肌。在地面伸直的腳，膝盡量避免抬起。在這種狀態下，豎立腳踝，腳趾朝向臉貼近，一併伸展小腿三頭肌。左右都要進行。

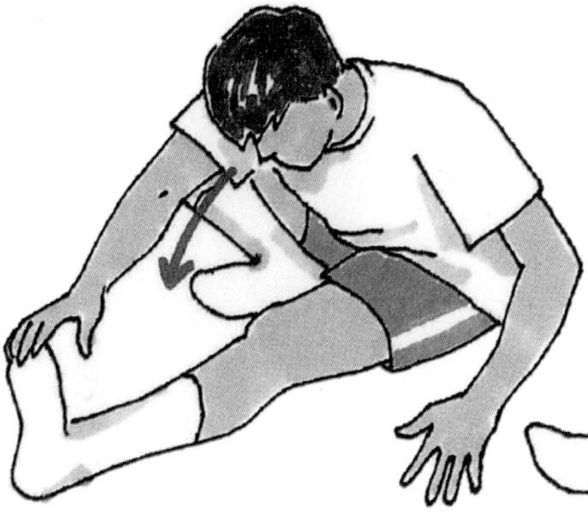

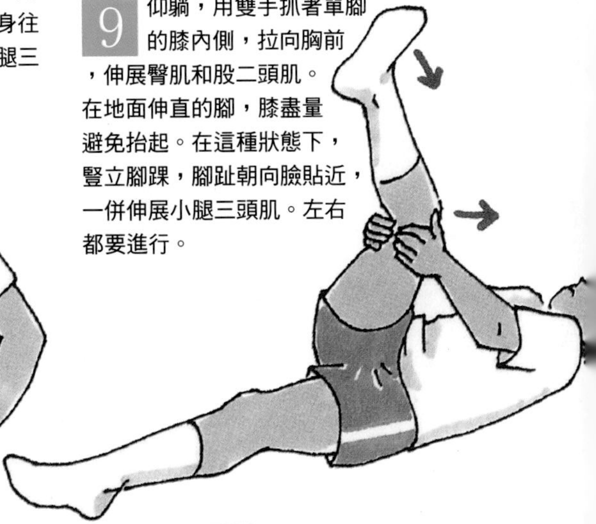

10 雙腿併攏，仰躺，好像往後轉似的，腳趾慢慢貼近頭後方的地面，伸展腰背部。不可利用快速反彈力做這個動作。

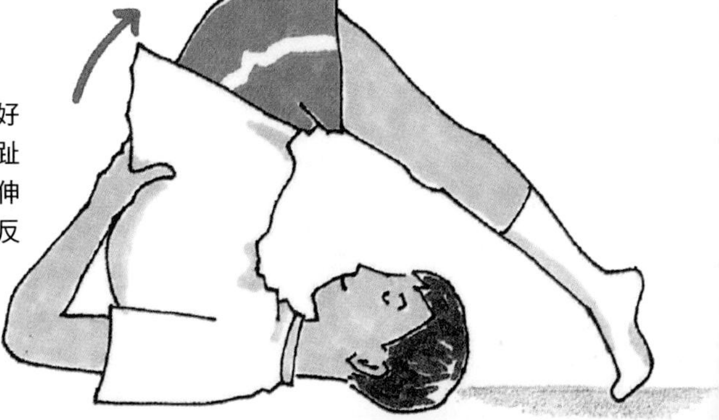

2 SWIMMING 游泳

鞏固肩膀周圍和腳踝

無論是採取自由式、蛙式、蝶式或仰式這 4 大游泳方式的哪一種，只要肩膀保持平衡、腳踝活動順暢，就能夠產生極大的推進力。游泳是特別要求以肩膀為主的上身柔軟性的項目。經常游泳的人，很少會有「肩膀酸痛」的毛病。游泳之前，要仔細的伸展與肩膀相連的三角肌、斜方肌、肱部的各肌肉、背闊肌及前臂的肌肉。與腳踝相連的小腿三頭肌也很重要。如果是採取蛙式，則因為側踢，所以要多花點時間進行對於膝和股關節的伸展運動。

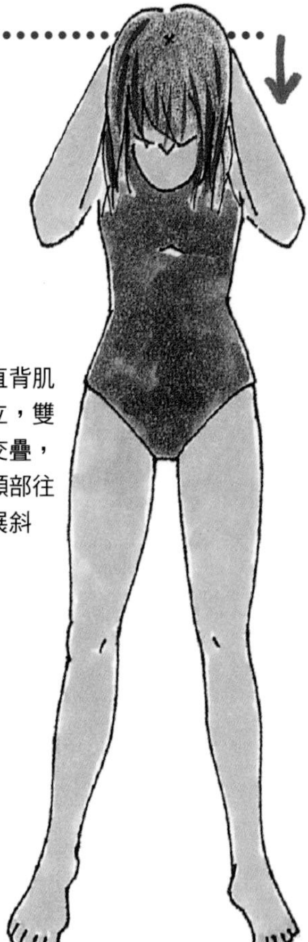

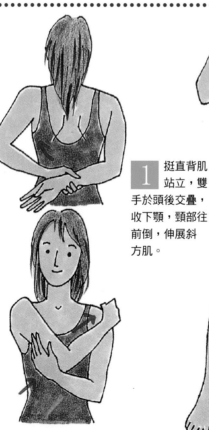

1 挺直背肌站立，雙手於頭後交疊，收下顎，頸部往前倒，伸展斜方肌。

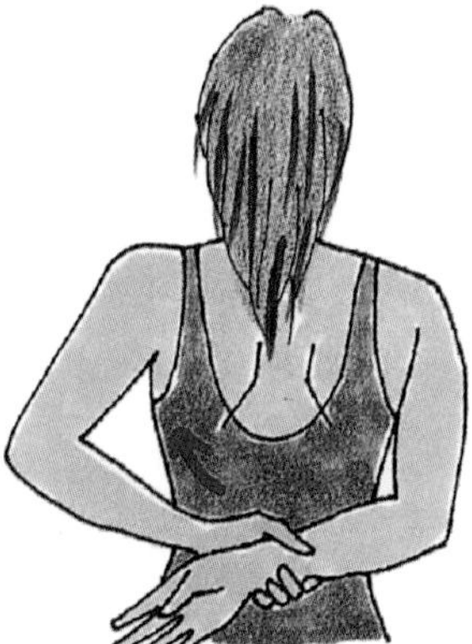

2 雙手繞到後方，一隻手抓住另一隻手的手腕，拉向相反側肩的方向，就能夠伸展被往上拉的手臂側的肩膀至頸部的斜方肌。

3 一隻手置於相反側的肩膀上，另一隻手抓住手肘，朝肩膀的方向拉，伸展三角肌。左右都要進行。

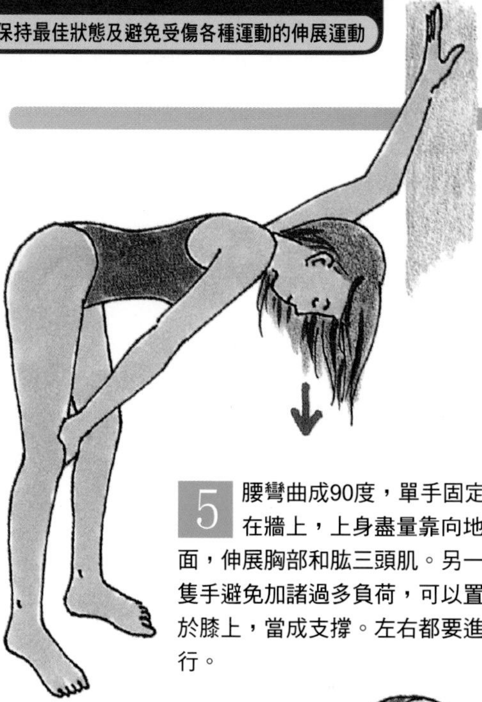

5 腰彎曲成90度，單手固定在牆上，上身盡量靠向地面，伸展胸部和肱三頭肌。另一隻手避免加諸過多負荷，可以置於膝上，當成支撐。左右都要進行。

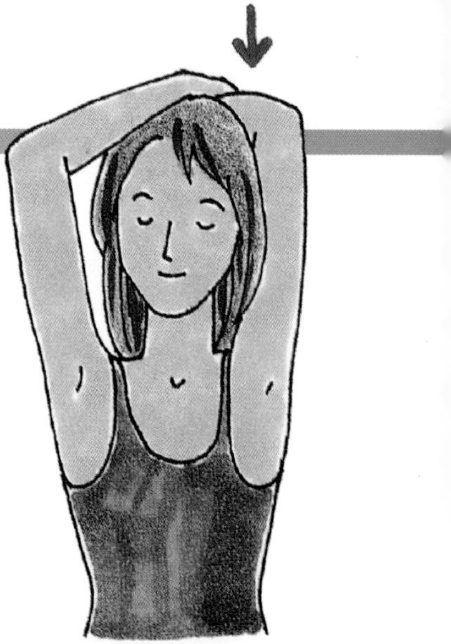

4 單臂手肘彎曲，繞到頭後。用另一隻手將其手肘往下壓，伸展肱三頭肌。左右都要進行。

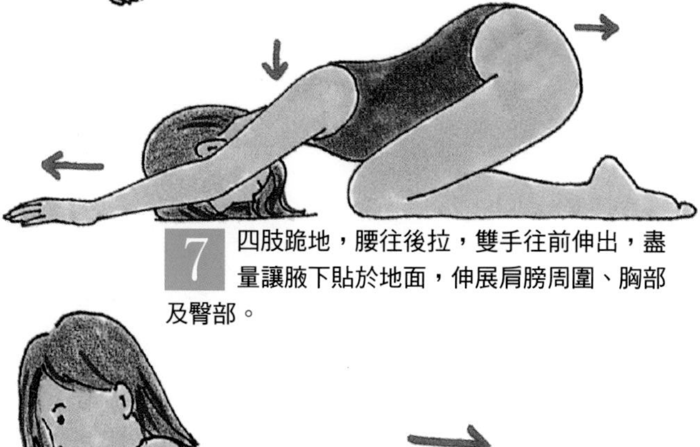

7 四肢跪地，腰往後拉，雙手往前伸出，盡量讓腋下貼於地面，伸展肩膀周圍、胸部及臀部。

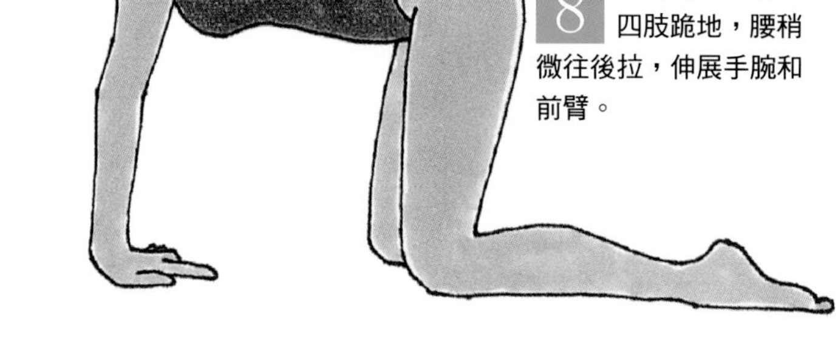

8 手指朝向內側，四肢跪地，腰稍微往後拉，伸展手腕和前臂。

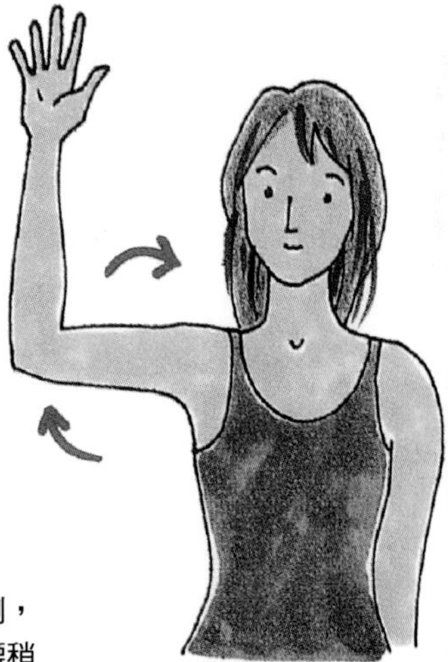

6 單手上抬到與腋下等高，手臂彎曲成90度，手指朝上。手肘朝斜後上方拉，伸展胸部。

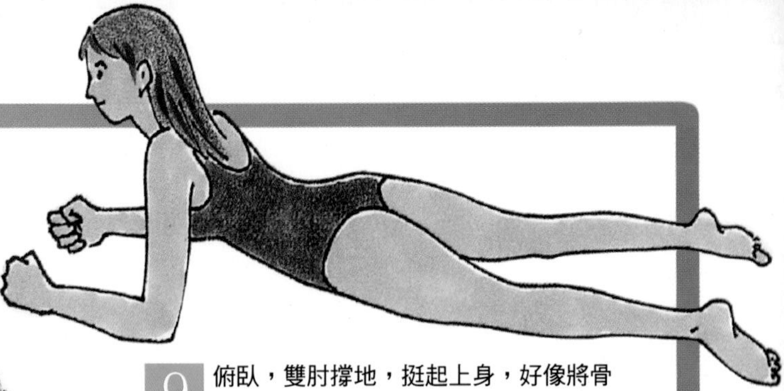

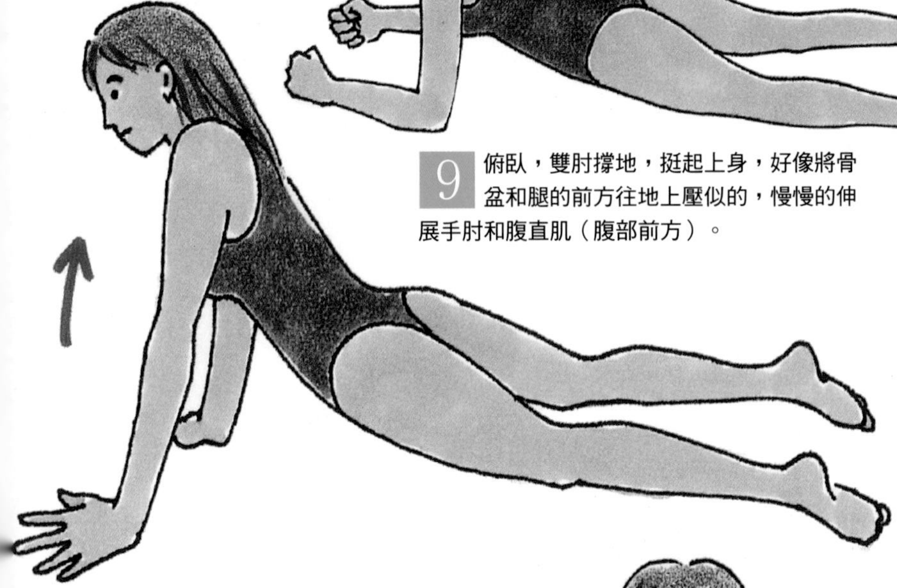

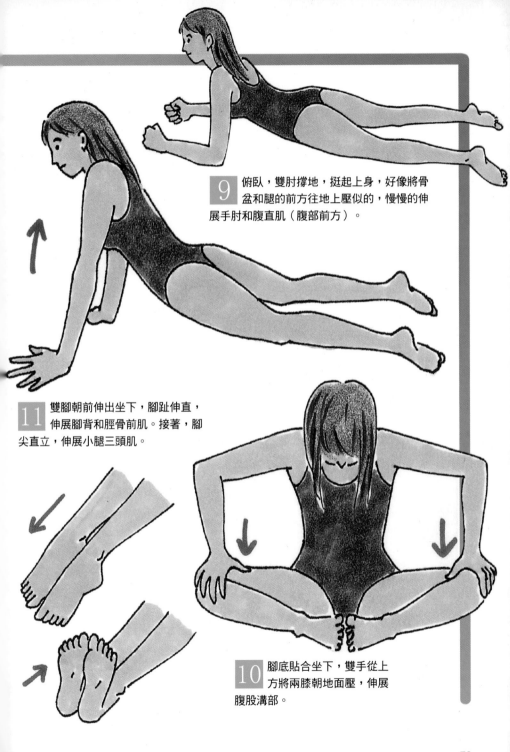

9 俯臥，雙肘撐地，挺起上身，好像將骨盆和腿的前方往地上壓似的，慢慢的伸展手肘和腹直肌（腹部前方）。

11 雙腳朝前伸出坐下，腳趾伸直，伸展腳背和脛骨前肌。接著，腳尖直立，伸展小腿三頭肌。

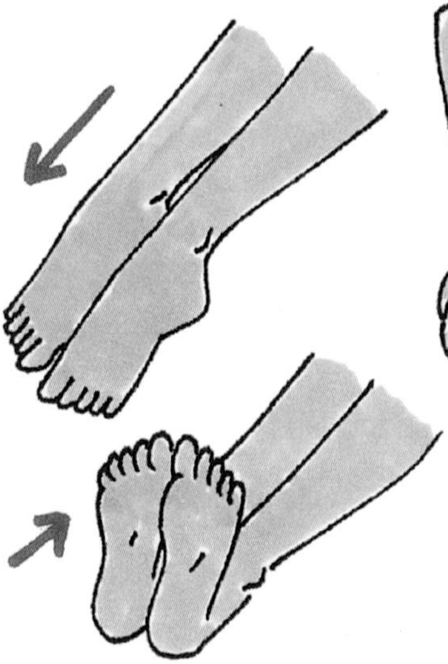

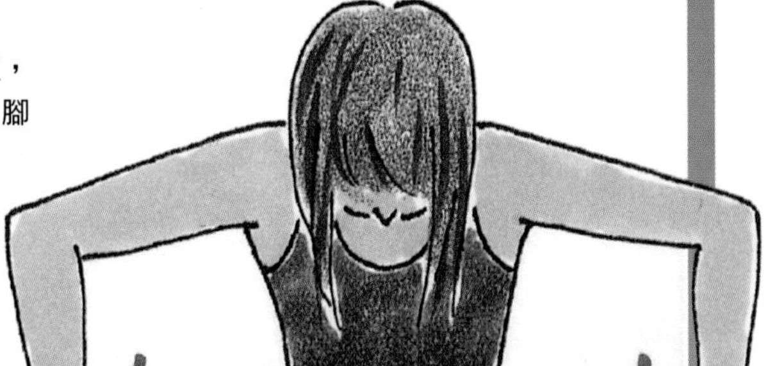

10 腳底貼合坐下，雙手從上方將兩膝朝地面壓，伸展腹股溝部。

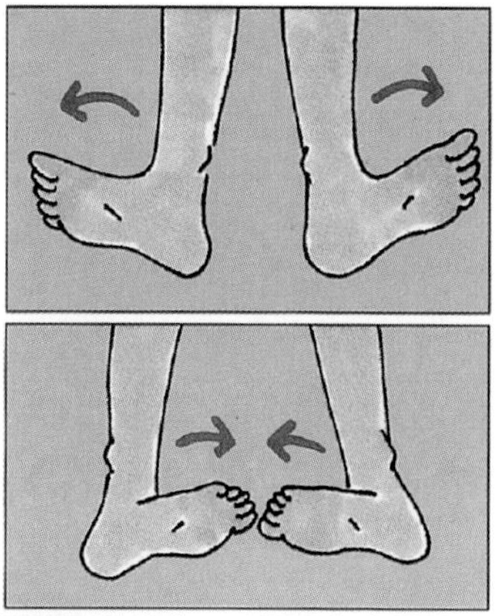

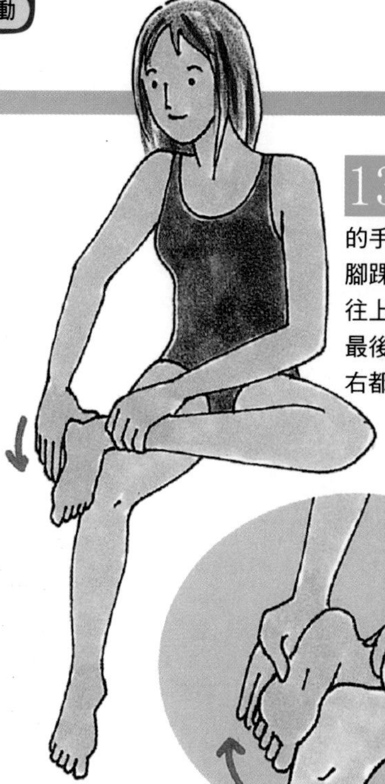

13 一隻腳置於另一隻腳膝上，用相反側的手將腳踝往下壓，伸展腳踝內側。接著，將腳踝往上抬，伸展腳踝外側。最後，旋轉整個腳踝。左右都要進行。

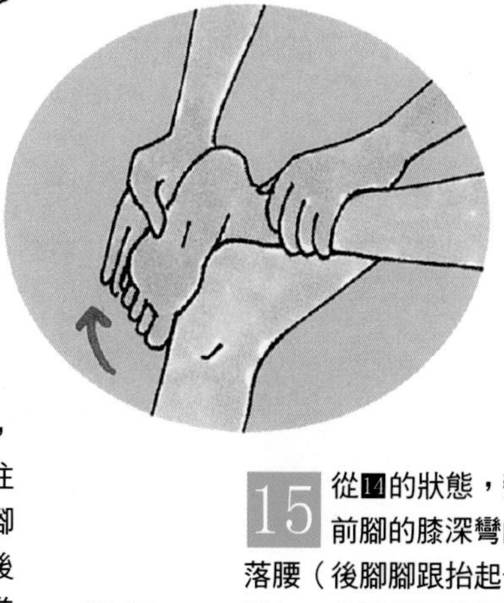

12 膝伸直，以腳跟為支撐點，腳尖豎立，腳踝朝內外繞，伸展腳關節周圍。

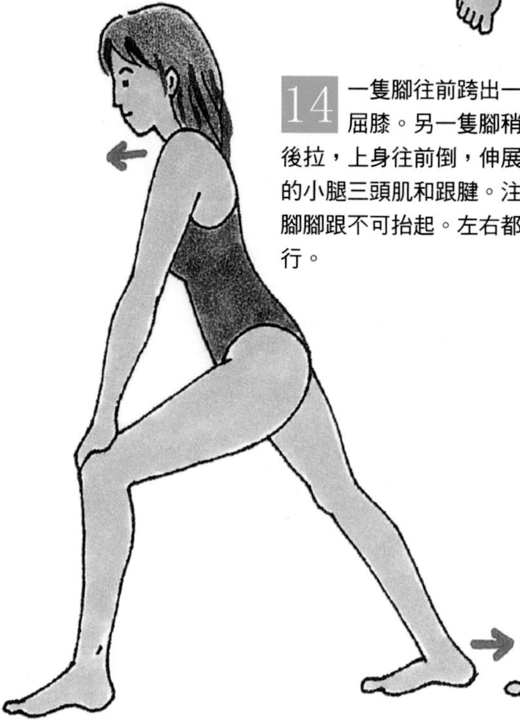

14 一隻腳往前跨出一步，屈膝。另一隻腳稍微往後拉，上身往前倒，伸展後腳的小腿三頭肌和跟腱。注意後腳腳跟不可抬起。左右都要進行。

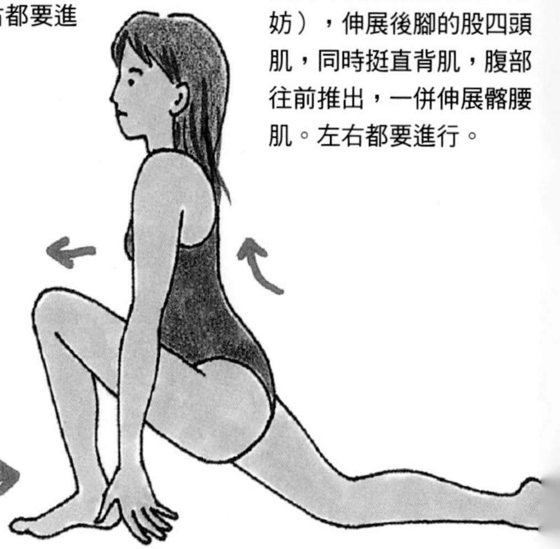

15 從14的狀態，變成前腳的膝深彎曲而落腰（後腳腳跟抬起也無妨），伸展後腳的股四頭肌，同時挺直背肌，腹部往前推出，一併伸展髂腰肌。左右都要進行。

3 SOCCER 足球

以大腿部為主，腰部周圍也不可忽略

持續奔跑90分鐘以上，採取踢這種以下半身為主的動作，而且還要求頂球等上身的動作。是使用全身的劇烈運動，同時需要「爆發力」和「持久力」，再加上截球等他動的負荷，若是缺乏柔軟性，一定會受傷。此外，為了踢球，必須以支撐大腿部和小腿三頭肌、全身的腰周圍為主，仔細的伸展腳踝、膝、股關節等關節周圍。

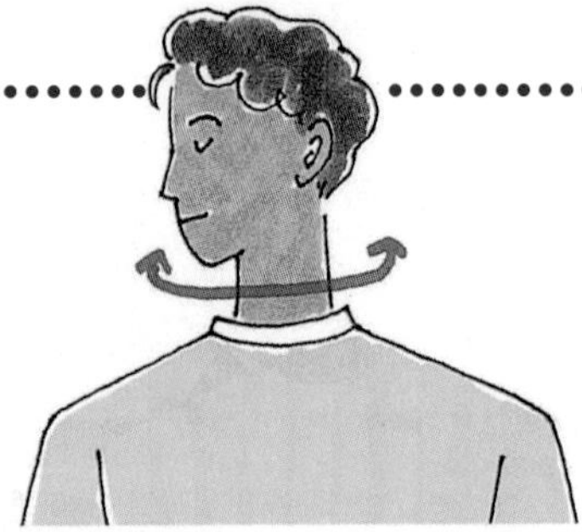

1 挺直背肌，視線的高度不變，頸部朝左右扭轉，伸展胸鎖乳突肌（頸部兩側）等頸部。

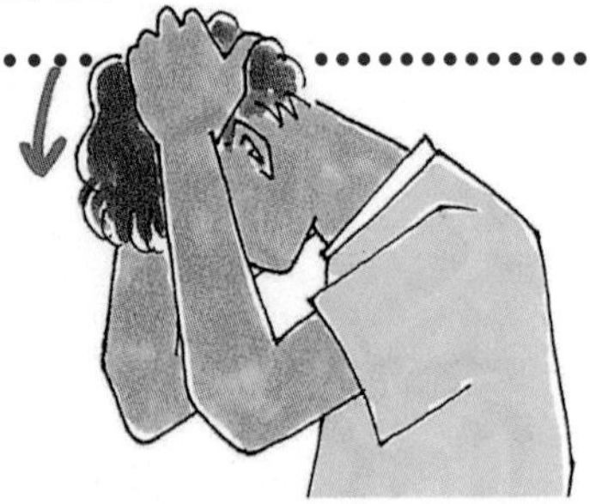

2 雙手在頭後交疊，慢慢的增加重量，頸部筆直往前倒，伸展斜方肌。

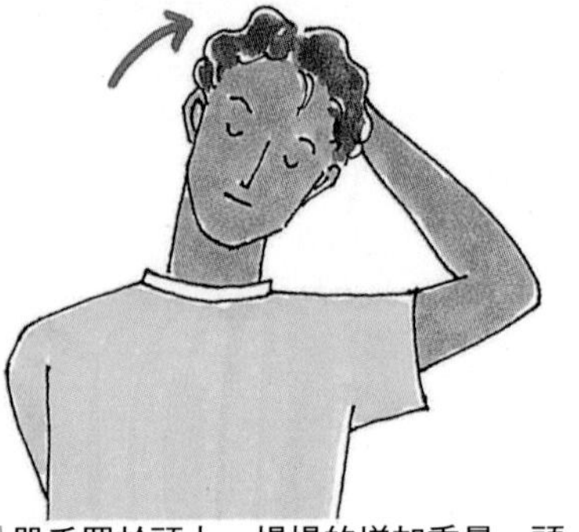

3 單手置於頭上，慢慢的增加重量，頭朝側面倒，伸展頸部側面。這時，伸直的手臂繞到後方，讓肩頭和頭互相拉扯。左右都要進行。

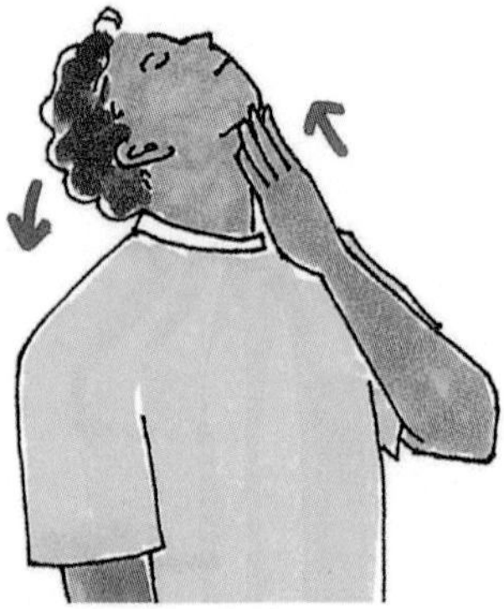

4 兩肘固定於腋下，下顎由下往上推，頸部往後倒。

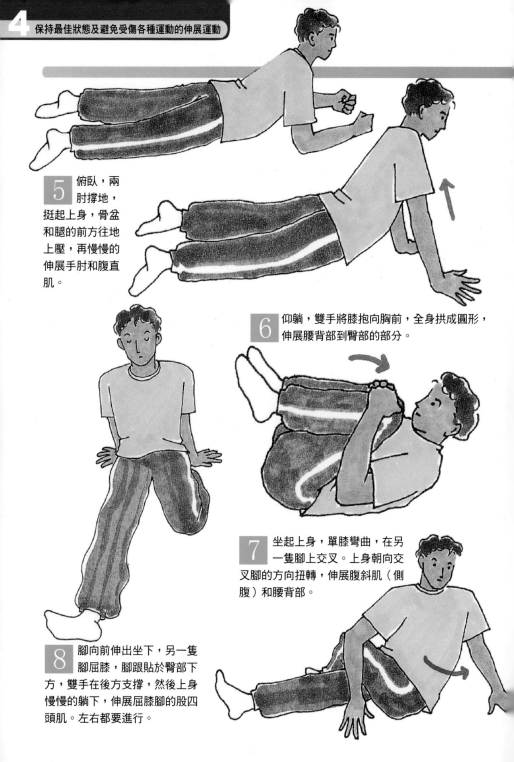

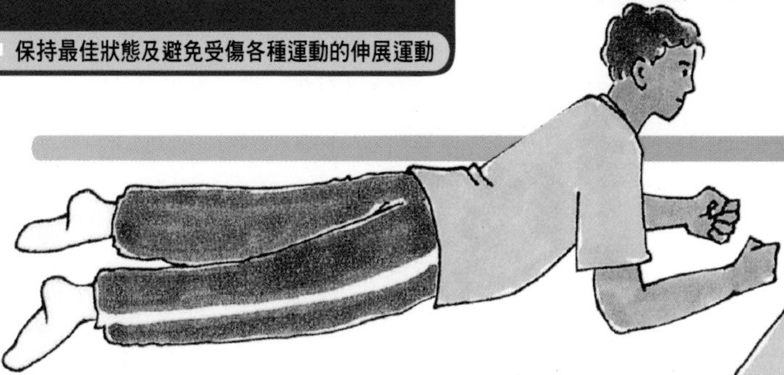

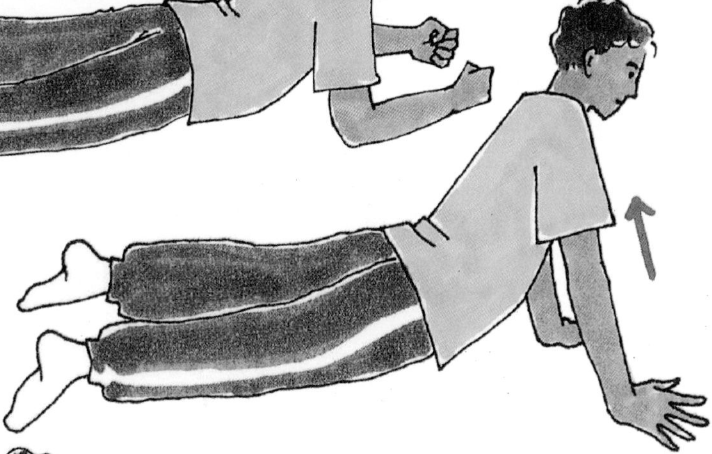

5 俯臥，兩肘撐地，挺起上身，骨盆和腿的前方往地上壓，再慢慢的伸展手肘和腹直肌。

6 仰躺，雙手將膝抱向胸前，全身拱成圓形，伸展腰背部到臀部的部分。

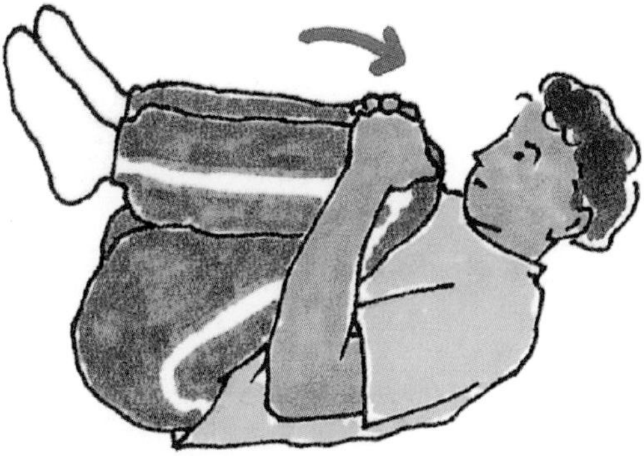

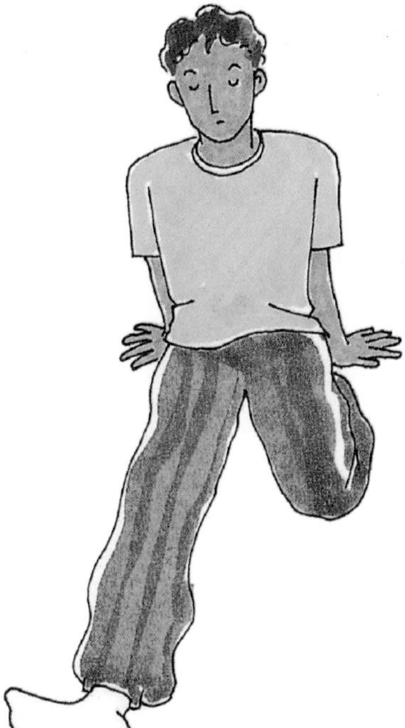

7 坐起上身，單膝彎曲，在另一隻腳上交叉。上身朝向交叉腳的方向扭轉，伸展腹斜肌（側腹）和腰背部。

8 腳向前伸出坐下，另一隻腳屈膝，腳跟貼於臀部下方，雙手在後方支撐，然後上身慢慢的躺下，伸展屈膝腳的股四頭肌。左右都要進行。

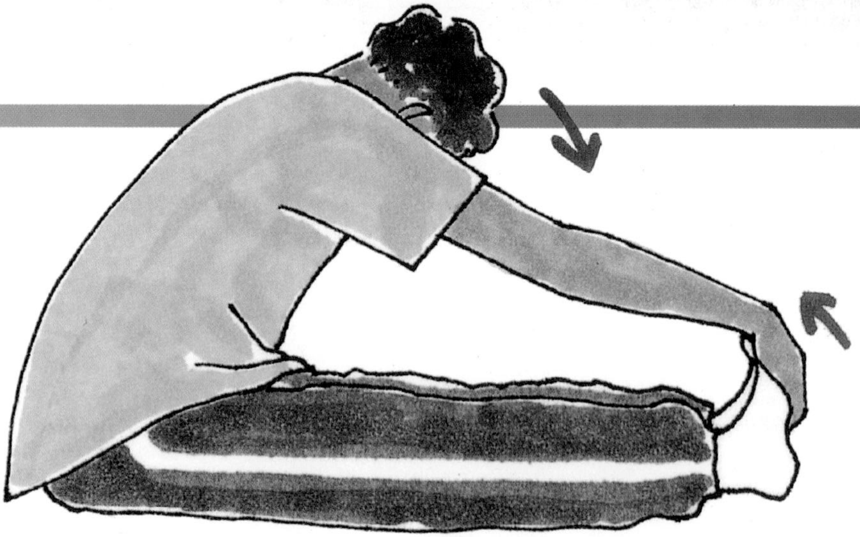

9 伸直膝，雙腳併攏坐下，上身往前倒，伸展股二頭肌。接著，腳尖豎立，雙手將腳趾拉向面前似的，上身往前倒，伸展小腿三頭肌。兩膝盡量避免上抬。

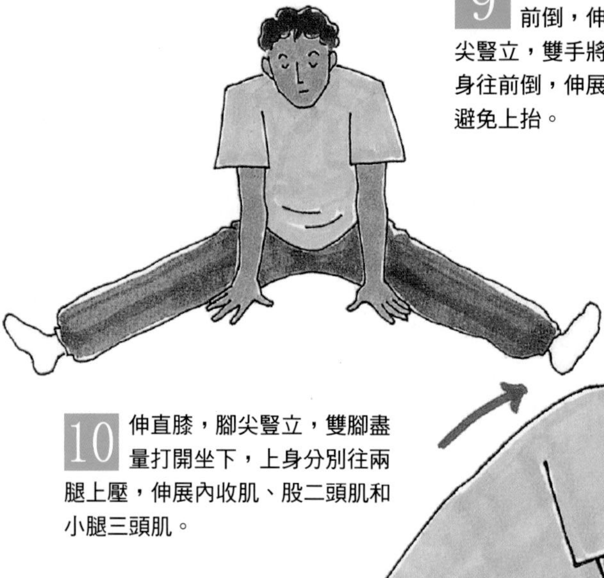

10 伸直膝，腳尖豎立，雙腳盡量打開坐下，上身分別往兩腿上壓，伸展內收肌、股二頭肌和小腿三頭肌。

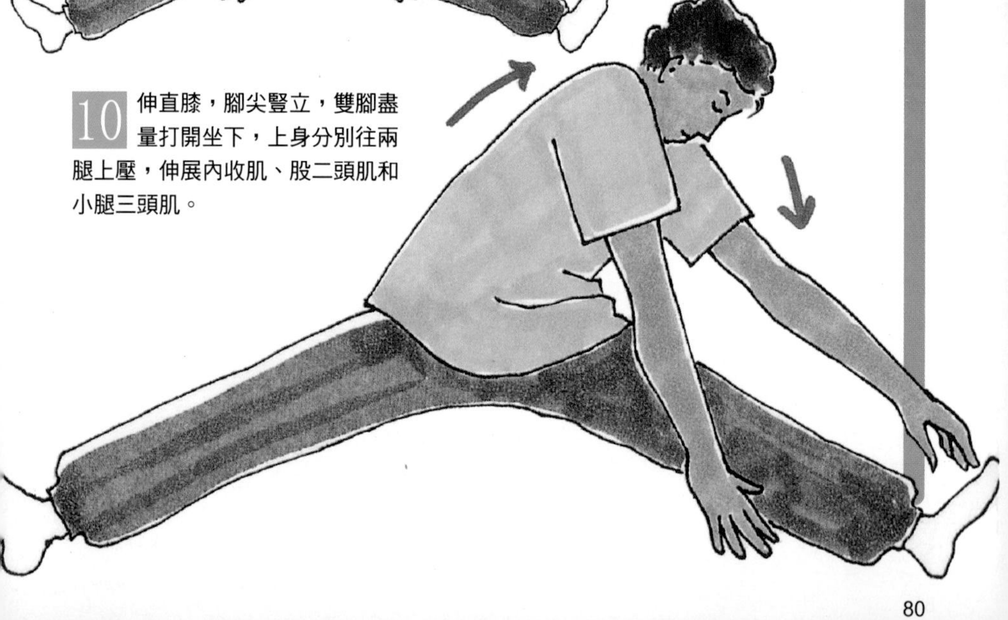

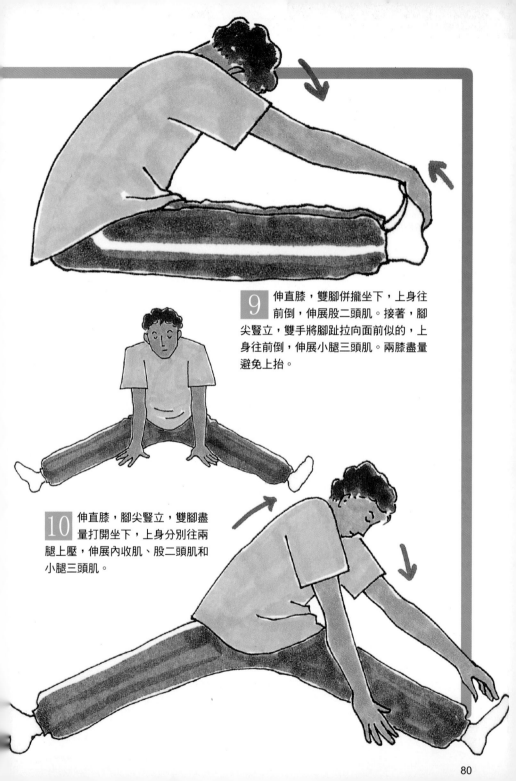

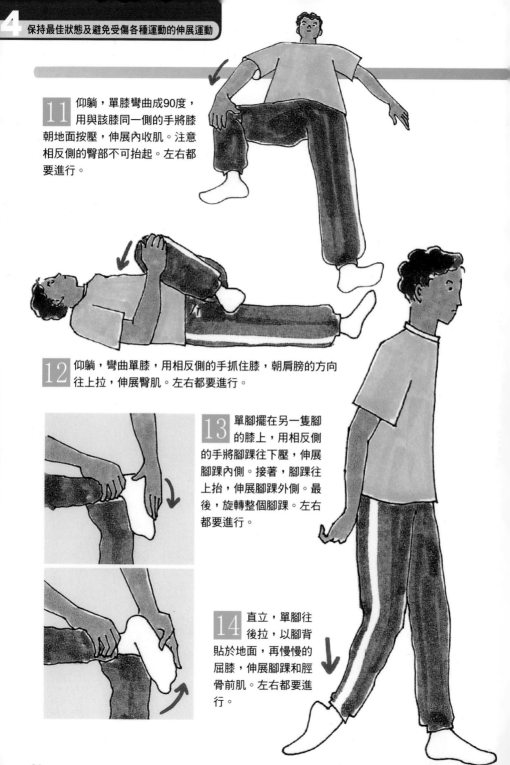

11 仰躺，單膝彎曲成90度，用與該膝同一側的手將膝朝地面按壓，伸展內收肌。注意相反側的臀部不可抬起。左右都要進行。

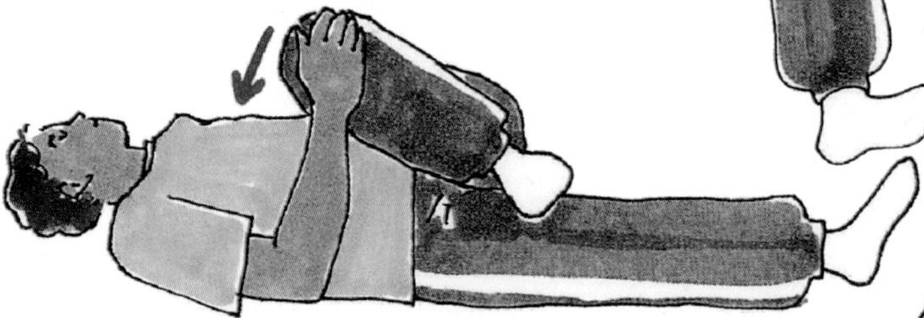

12 仰躺，彎曲單膝，用相反側的手抓住膝，朝肩膀的方向往上拉，伸展臀肌。左右都要進行。

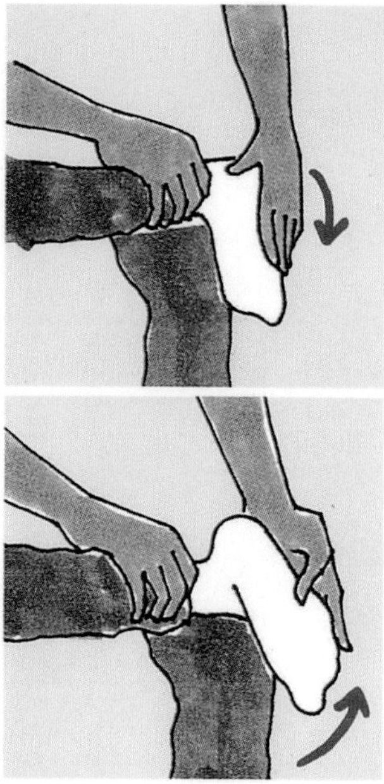

13 單腳擺在另一隻腳的膝上，用相反側的手將腳踝往下壓，伸展腳踝內側。接著，腳踝往上抬，伸展腳踝外側。最後，旋轉整個腳踝。左右都要進行。

14 直立，單腳往後拉，以腳背貼於地面，再慢慢的屈膝，伸展腳踝和脛骨前肌。左右都要進行。

4 BASEBALL 棒球

尤其肩膀和手肘要多花點時間進行伸展運動

大家應該聽過「具備跑、攻、守等條件的好選手」的說法。換言之，棒球著重「跑」、「扭轉」、「投球」等瞬間的動作，要求全身做出標準動作。不過，無論是守備哪個位置，「投球」都是棒球的基本，所以經常要酷使肩膀和手肘。此外，對捕手和打擊手而言，腰部周圍的動作相當重要，必須多花點時間進行這個部位的伸展運動。

1 手掌朝下，單手伸向前方，用另一隻手將手指往上拉似的拉向面前，伸展手腕和前臂的屈肌。左右都要進行。

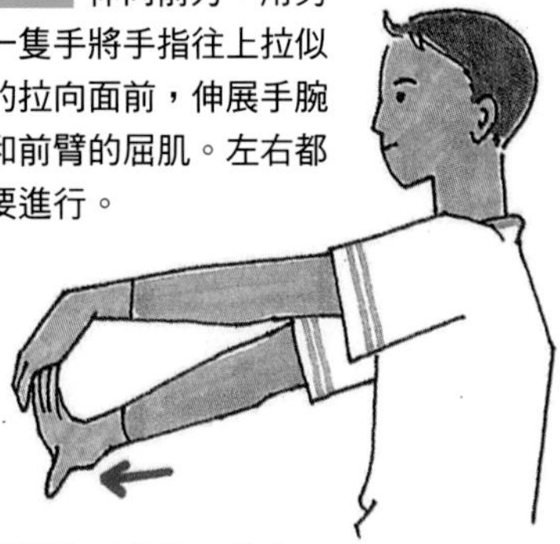

2 手背朝下伸出，用另一隻手將手指往上拉似的，拉向面前，伸展手腕和前臂的伸肌。左右都要進行。

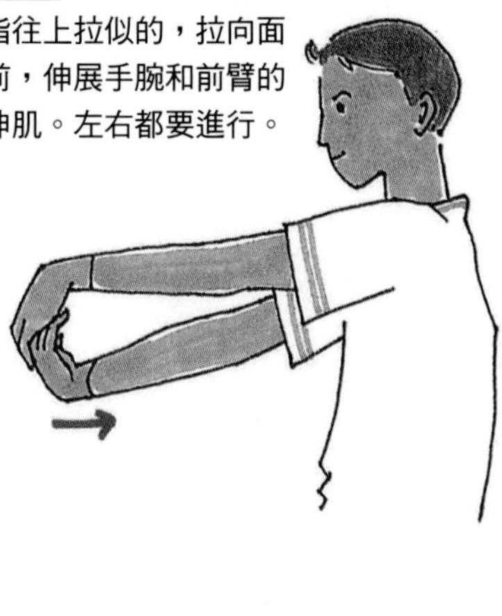

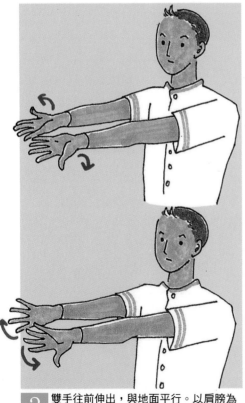

3 雙手往前伸出，與地面平行。以肩膀為支撐點，朝內、外扭轉。

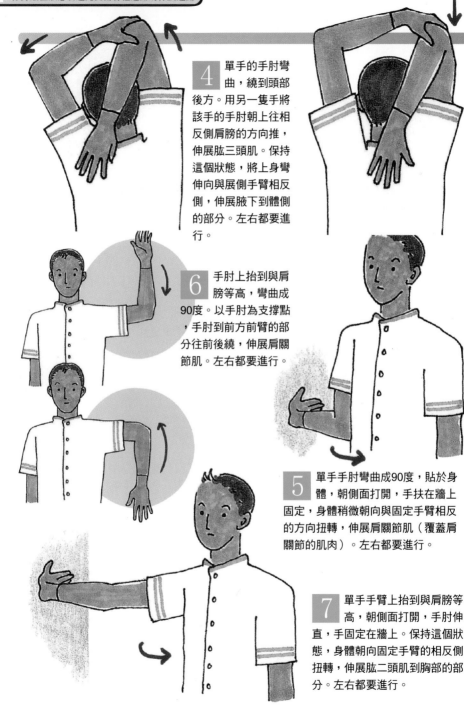

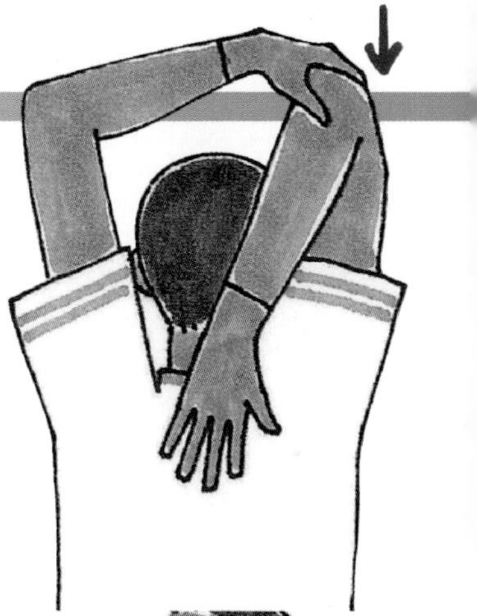

4 單手的手肘彎曲，繞到頭部後方。用另一隻手將該手的手肘朝上往相反側肩膀的方向推，伸展肱三頭肌。保持這個狀態，將上身彎伸向與展側手臂相反側，伸展腋下到體側的部分。左右都要進行。

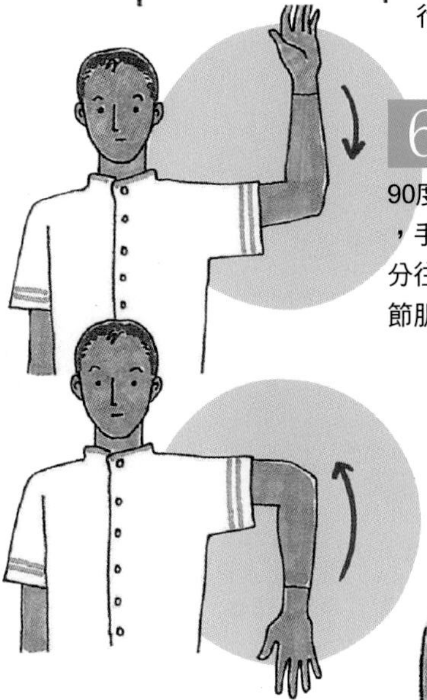

6 手肘上抬到與肩膀等高，彎曲成90度。以手肘為支撐點，手肘到前方前臂的部分往前後繞，伸展肩關節肌。左右都要進行。

5 單手手肘彎曲成90度，貼於身體，朝側面打開，手扶在牆上固定，身體稍微朝向與固定手臂相反的方向扭轉，伸展肩關節肌（覆蓋肩關節的肌肉）。左右都要進行。

7 單手手臂上抬到與肩膀等高，朝側面打開，手肘伸直，手固定在牆上。保持這個狀態，身體朝向固定手臂的相反側扭轉，伸展肱二頭肌到胸部的部分。左右都要進行。

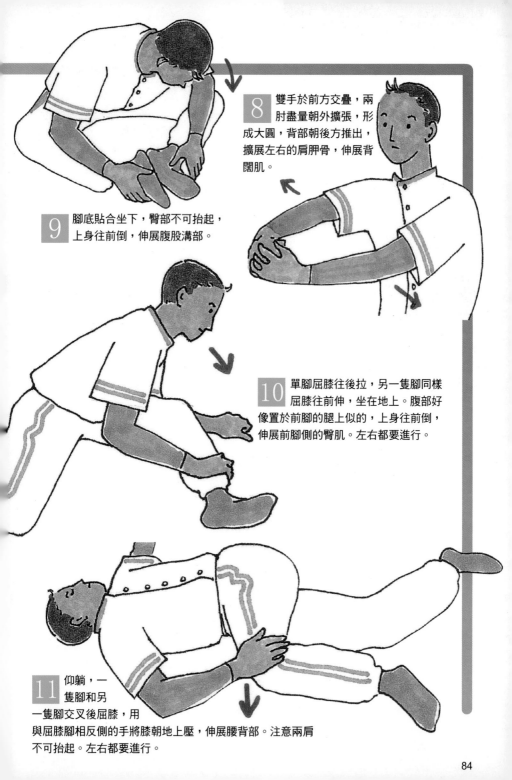

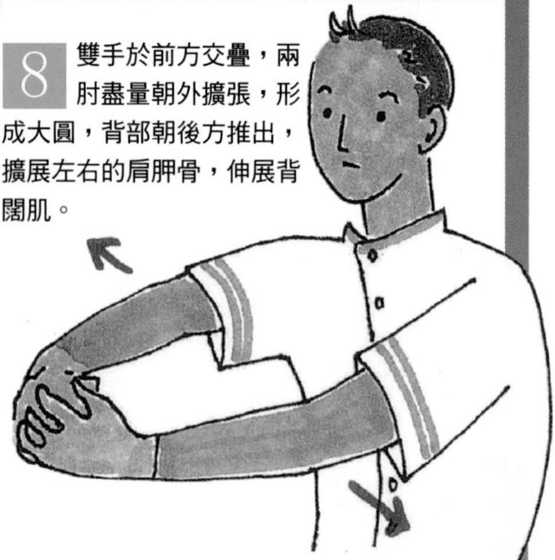

8 雙手於前方交疊，兩肘盡量朝外擴張，形成大圓，背部朝後方推出，擴展左右的肩胛骨，伸展背闊肌。

9 腳底貼合坐下，臀部不可抬起，上身往前倒，伸展腹股溝部。

10 單腳屈膝往後拉，另一隻腳同樣屈膝往前伸，坐在地上。腹部好像置於前腳的腿上似的，上身往前倒，伸展前腳側的臀肌。左右都要進行。

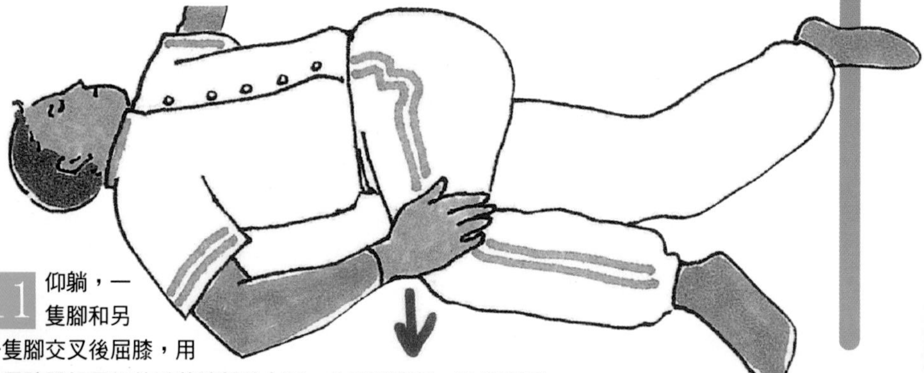

11 仰躺，一隻腳和另一隻腳交叉後屈膝，用與屈膝腳相反側的手將膝朝地上壓，伸展腰背部。注意兩肩不可抬起。左右都要進行。

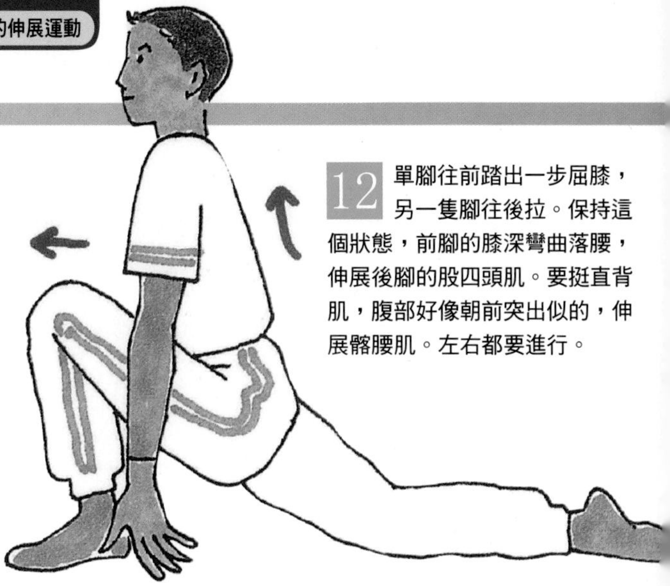

12 單腳往前踏出一步屈膝，另一隻腳往後拉。保持這個狀態，前腳的膝深彎曲落腰，伸展後腳的股四頭肌。要挺直背肌，腹部好像朝前突出似的，伸展髂腰肌。左右都要進行。

13 仰躺，雙手將兩膝抱向胸前，拱起身體，伸展腰背部到臀部的部分。

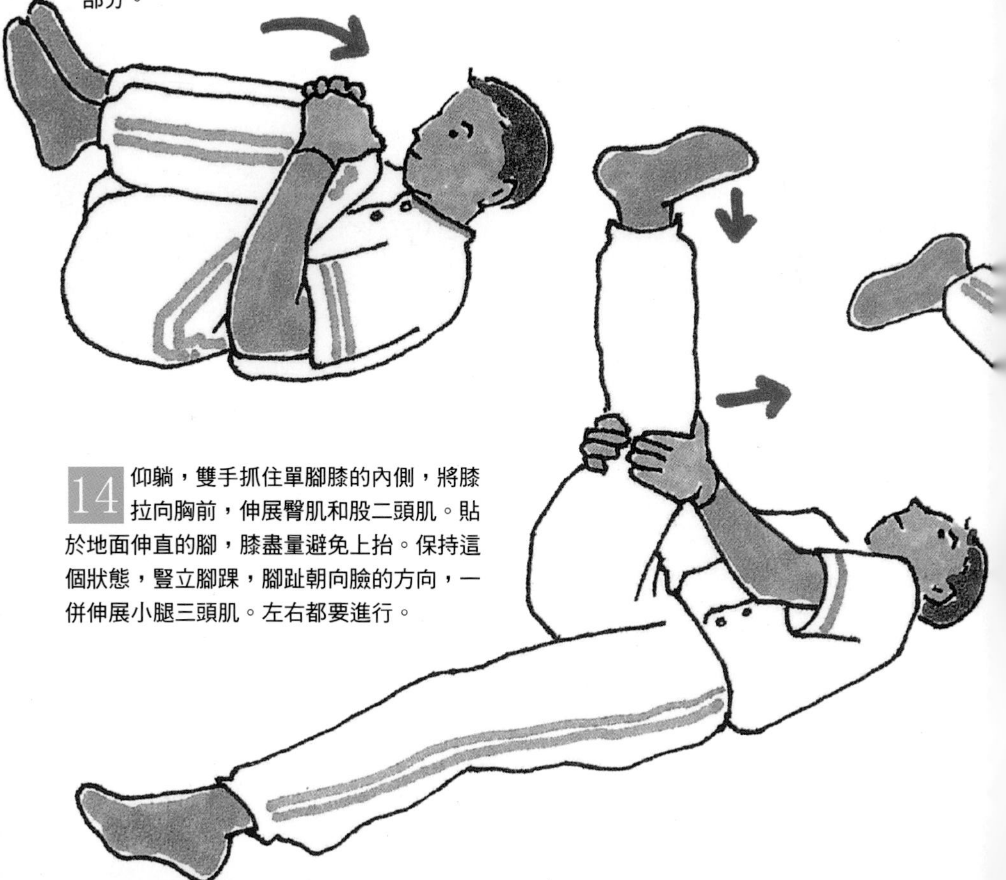

14 仰躺，雙手抓住單腳膝的內側，將膝拉向胸前，伸展臀肌和股二頭肌。貼於地面伸直的腳，膝盡量避免上抬。保持這個狀態，豎立腳踝，腳趾朝向臉的方向，一併伸展小腿三頭肌。左右都要進行。

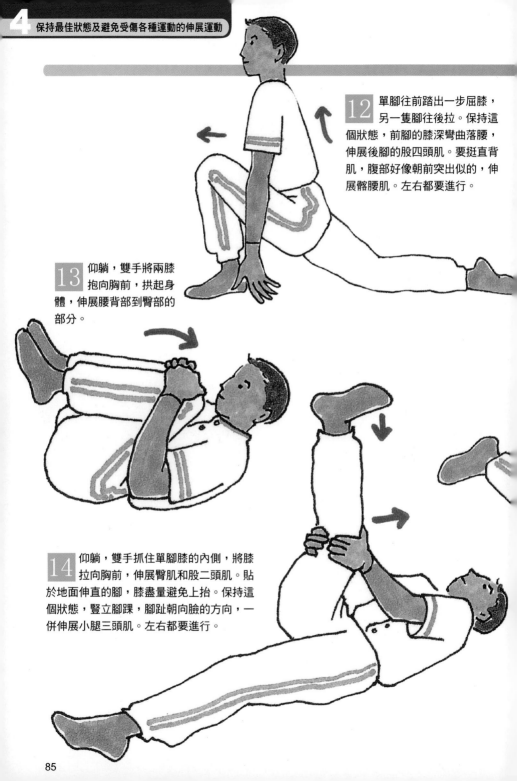

5

TENNIS 網球

仔細伸展肱部以保護手肘

握球拍打球時的衝擊，對手肘造成極大的負擔，容易形成「網球肘」，可說是打網球特有的傷害。手腕和手肘相關的肌肉也要好好的伸展。此外，在球場上前後左右移動，需要非常迅速敏捷的步伐，才能夠有完美的表現，所以要仔細的伸展股二頭肌、小腿三頭肌、腰部周圍等處。

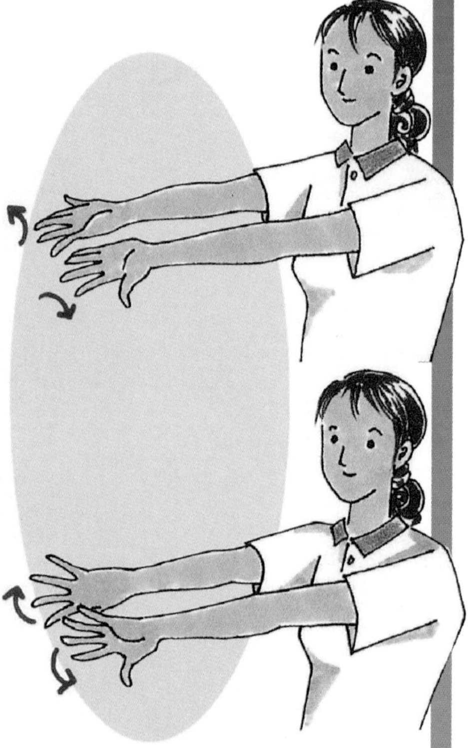

1 雙手往前伸出，與地面保持平行。以肩膀為支撐點，盡量朝內、外扭轉。

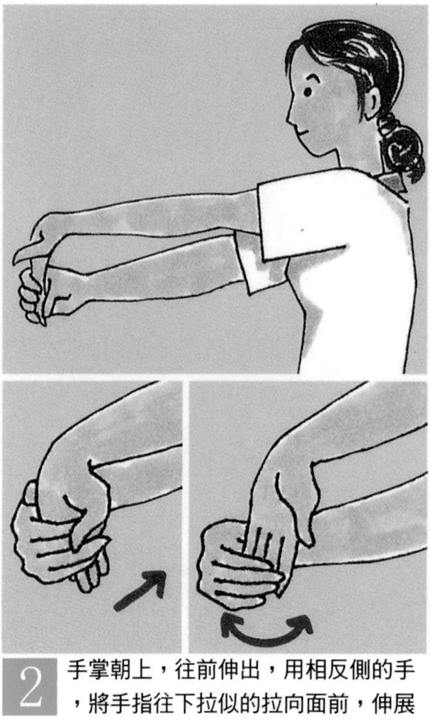

2 手掌朝上，往前伸出，用相反側的手，將手指往下拉似的拉向面前，伸展手腕和前臂的屈肌。再將朝下的手指角度往內、外改變，加上扭轉的動作，拉向面前，使得手肘深處也獲得伸展。左右都要進行。

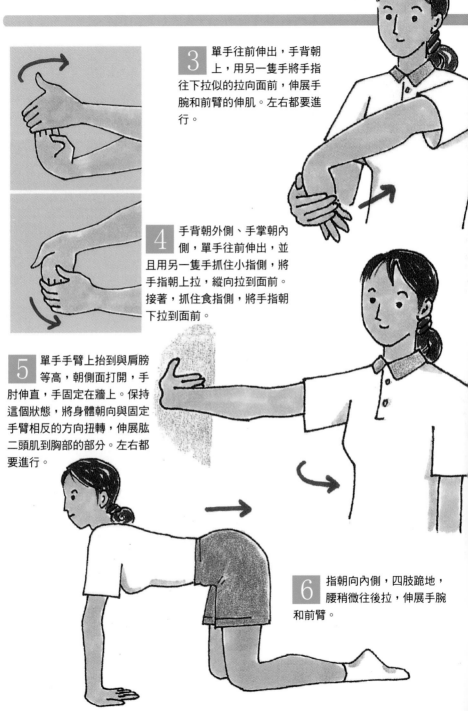

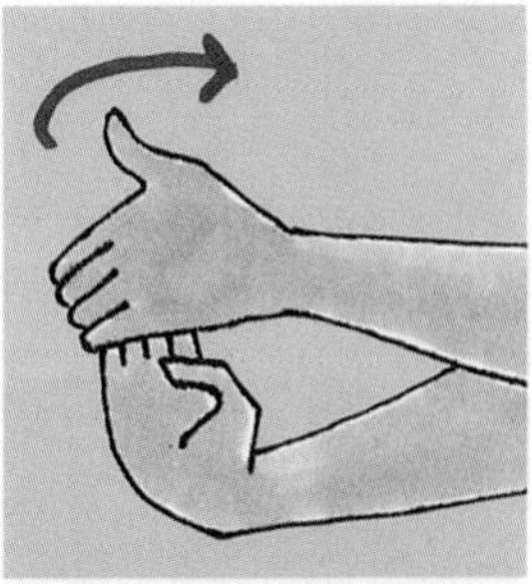

3 單手往前伸出，手背朝上，用另一隻手將手指往下拉似的拉向面前，伸展手腕和前臂的伸肌。左右都要進行。

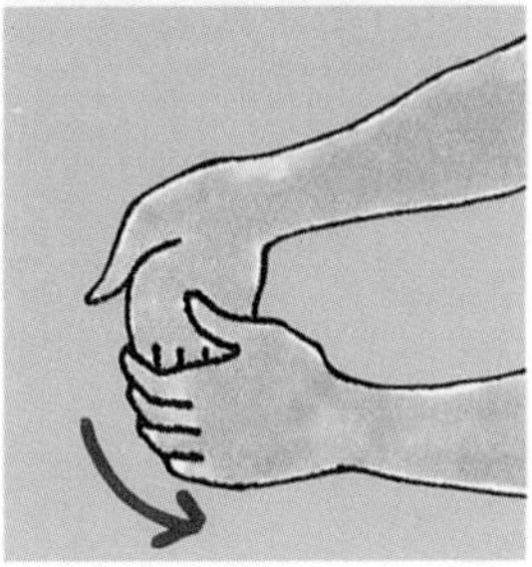

4 手背朝外側、手掌朝內側，單手往前伸出，並且用另一隻手抓住小指側，將手指朝上拉，縱向拉到面前。接著，抓住食指側，將手指朝下拉到面前。

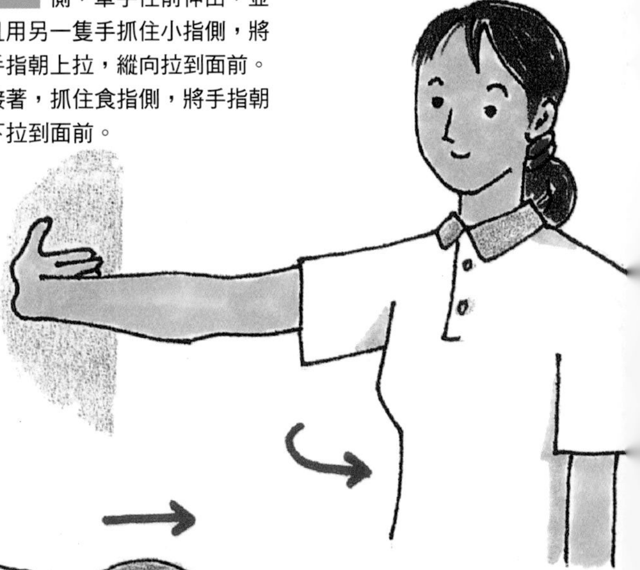

5 單手手臂上抬到與肩膀等高，朝側面打開，手肘伸直，手固定在牆上。保持這個狀態，將身體朝向與固定手臂相反的方向扭轉，伸展肱二頭肌到胸部的部分。左右都要進行。

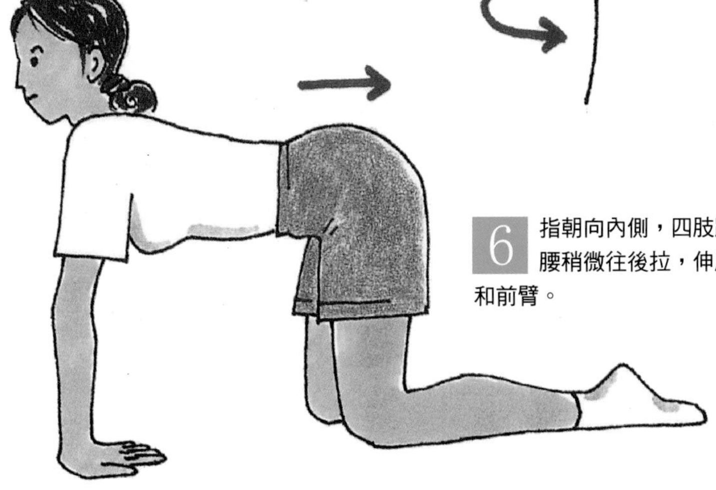

6 指朝向內側，四肢跪地，腰稍微往後拉，伸展手腕和前臂。

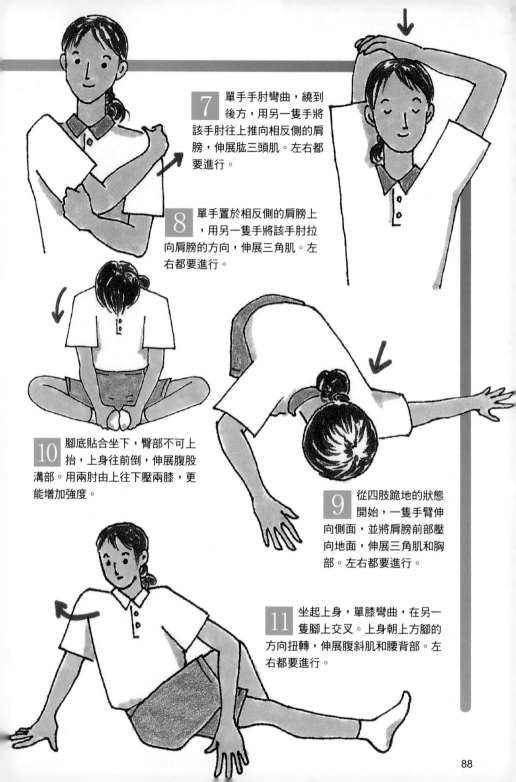

7 單手手肘彎曲，繞到後方，用另一隻手將該手肘往上推向相反側的肩膀，伸展肱三頭肌。左右都要進行。

8 單手置於相反側的肩膀上，用另一隻手將該手肘拉向肩膀的方向，伸展三角肌。左右都要進行。

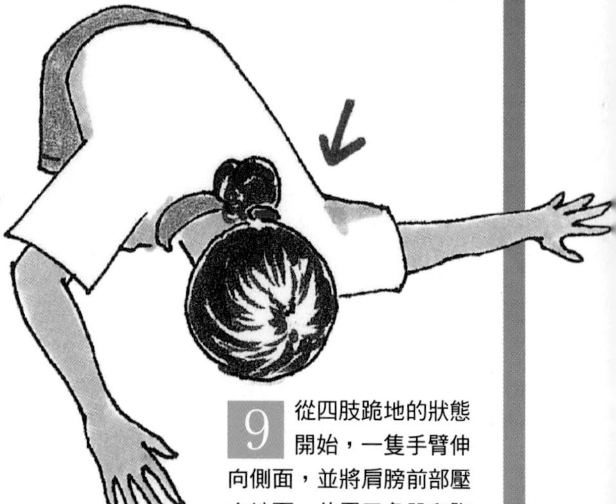

10 腳底貼合坐下，臀部不可上抬，上身往前倒，伸展腹股溝部。用兩肘由上往下壓兩膝，更能增加強度。

9 從四肢跪地的狀態開始，一隻手臂伸向側面，並將肩膀前部壓向地面，伸展三角肌和胸部。左右都要進行。

11 坐起上身，單膝彎曲，在另一隻腳上交叉。上身朝上方腳的方向扭轉，伸展腹斜肌和腰背部。左右都要進行。

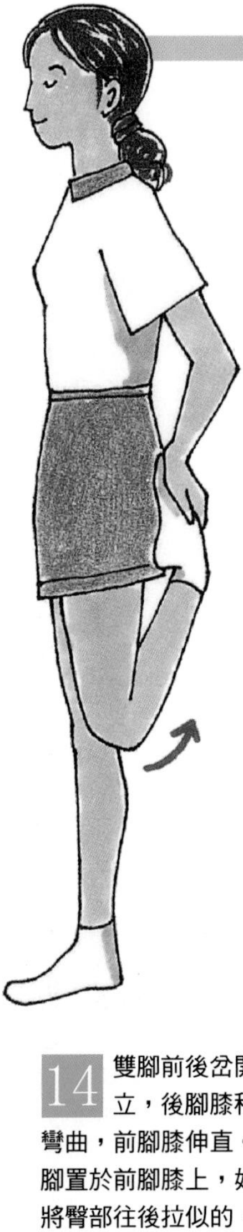

13 單腳腳踝上抬到後方，抓住腳踝，將腳跟到腳底壓向臀部，且膝往後拉，伸展股四頭肌。左右都要進行。

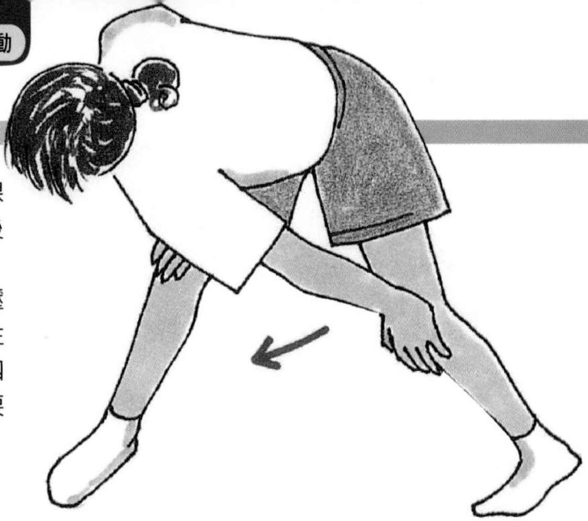

12 兩腳大幅張開站立，雙手置於略微彎曲的兩膝上，保持前傾的姿勢。單手手肘伸直，肩膀朝相反側的手指方向靠近，往前倒，伸展側背部和肩前部。左右都要進行。

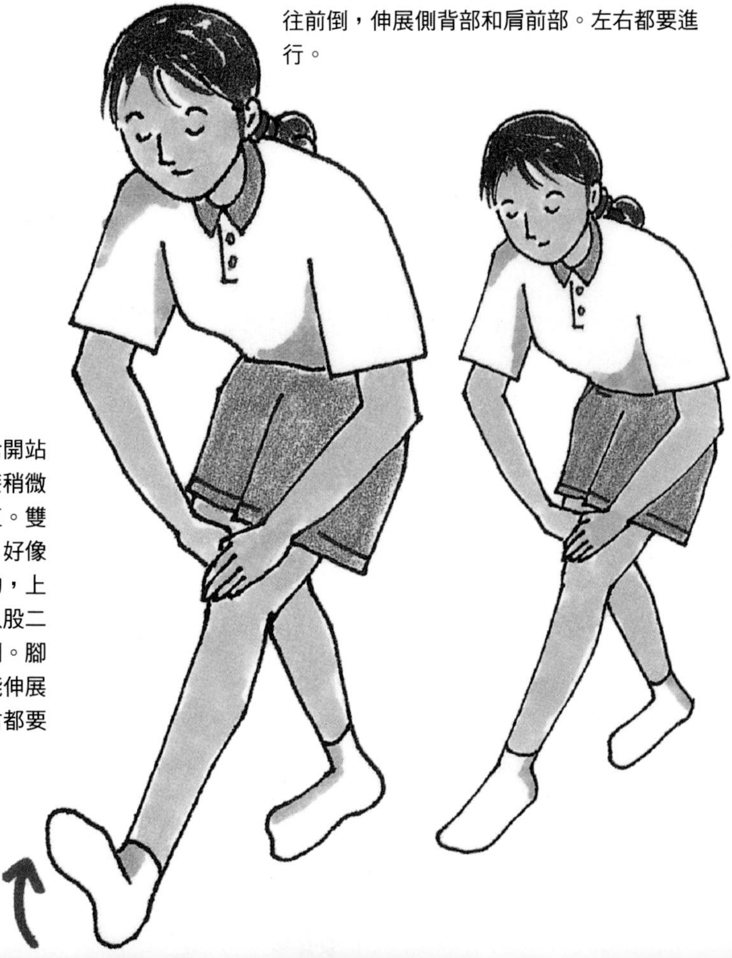

14 雙腳前後岔開站立，後腳膝稍微彎曲，前腳膝伸直。雙腳置於前腳膝上，好像將臀部往後拉似的，上身往前倒，伸展以股二頭肌為主的腳底側。腳踝朝上豎立，則能伸展小腿三頭肌。左右都要進行。

6 高爾夫球

伸展重點在於揮桿時不可或缺的腰背部和體側

揮桿力量和速度的重點，在於上半身與下半身扭轉力的大小。因為是瞬間的動作，所以，對體側和腰部的負擔相當大。為了能夠穩定的揮桿，必須鍛鍊股四頭肌、臀肌和腳踝的柔軟性。球桿和球碰觸時的衝擊，會影響到手腕和手肘，所以，這些部位也是伸展運動的重點。一般是在早上時打高爾夫球，要多花點時間仔細進行。

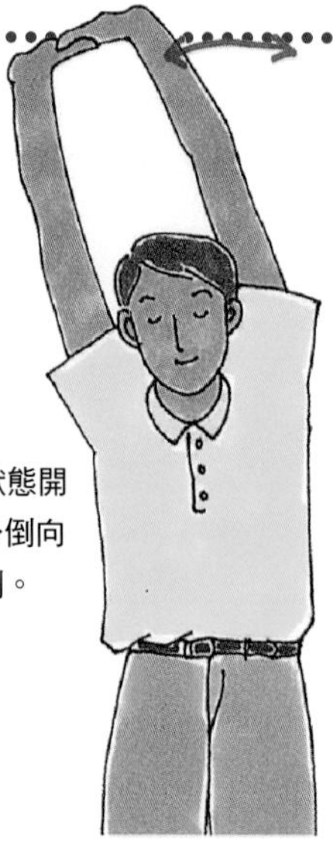

2 從1的狀態開始，上身倒向左右，伸展體側。

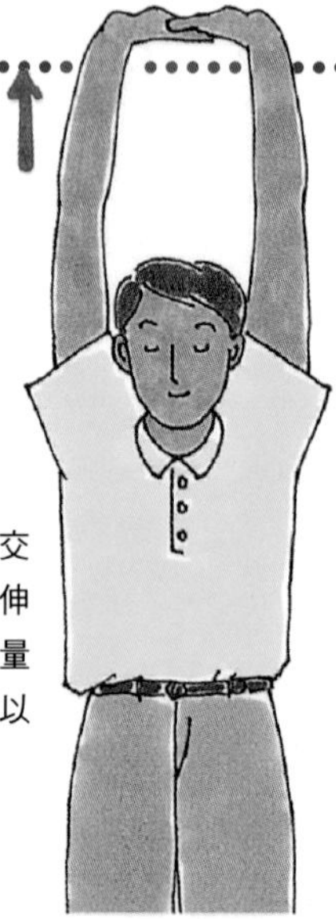

1 兩肘伸直交疊，雙手伸到頭上方，要盡量伸展背肌，不可以彎腰。

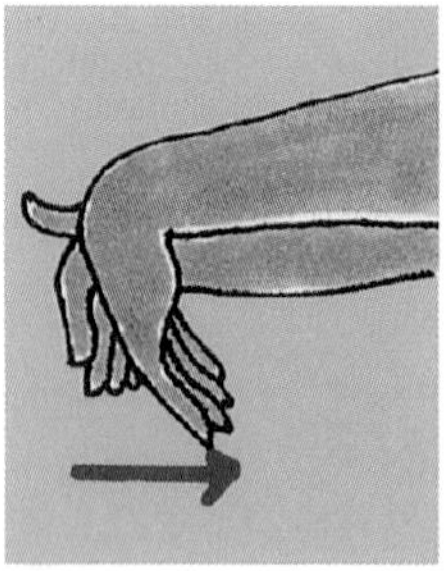

4 接著，手背朝上伸向前方，用另一隻手將手指往下拉似的拉向面前，伸展手腕和前臂的伸肌。左右都要進行。

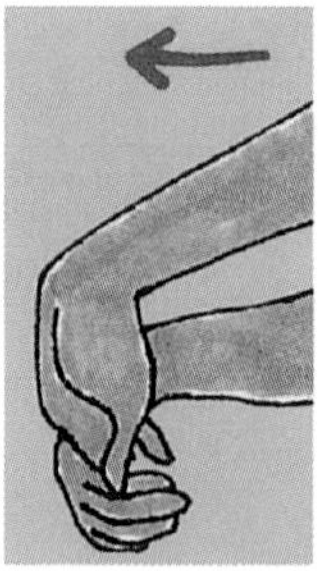

3 手掌朝上，單手往前伸出，用另一隻手將手指往下拉似的拉向面前，伸展手腕和前臂的屈肌。左右都要進行。

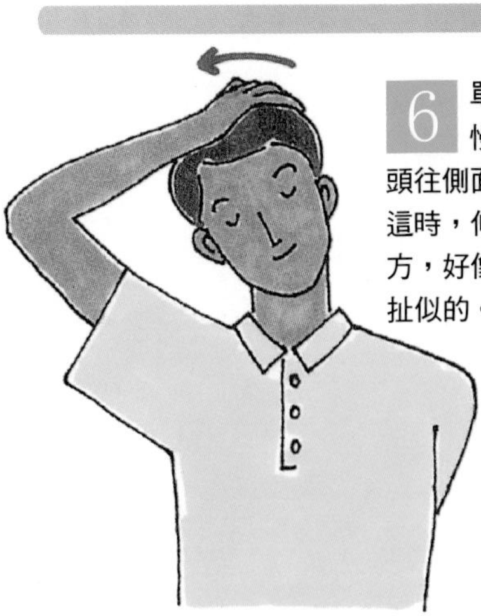

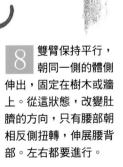

6 單手置於頭上，慢慢的增加重量，將頭往側面壓，伸展頸部。這時，伸直的手臂繞到後方，好像肩頭和頭互相拉扯似的。左右都要進行。

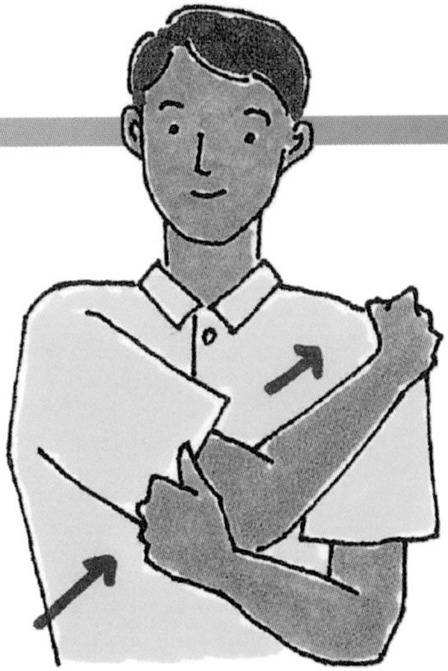

5 單手置於相反側的肩上，用另一隻手將手肘拉向肩膀側，以伸展三角肌。左右都要進行。

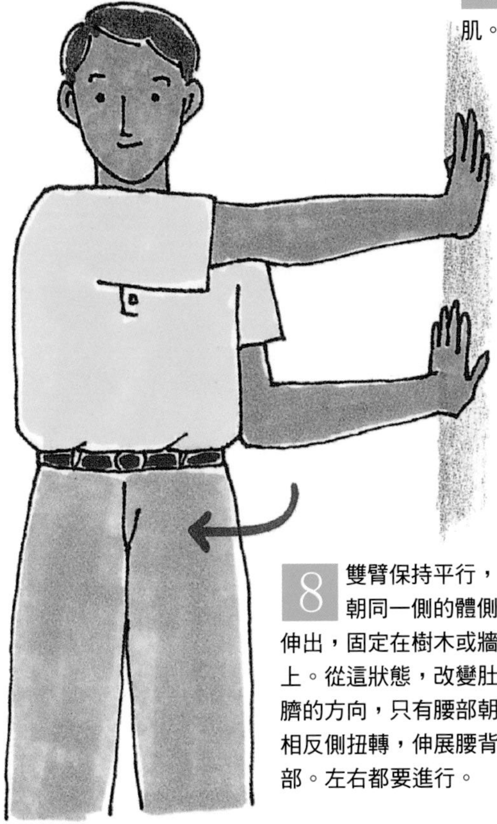

8 雙臂保持平行，朝同一側的體側伸出，固定在樹木或牆上。從這狀態，改變肚臍的方向，只有腰部朝相反側扭轉，伸展腰背部。左右都要進行。

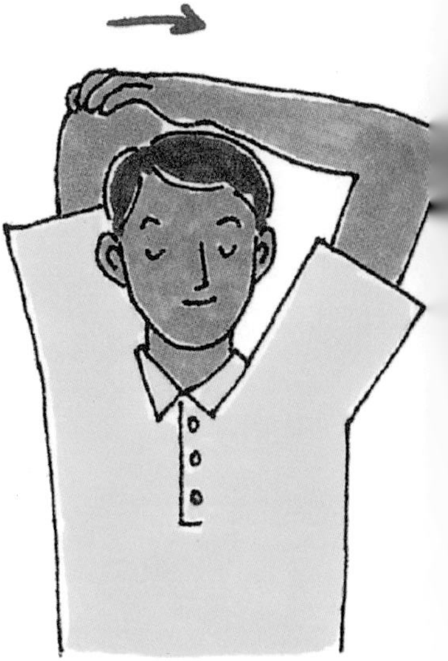

7 彎曲手肘，單手繞到頭後，用另一隻手將手肘由上方推向相反側的肩膀，伸展肱三頭肌。左右都要進行。

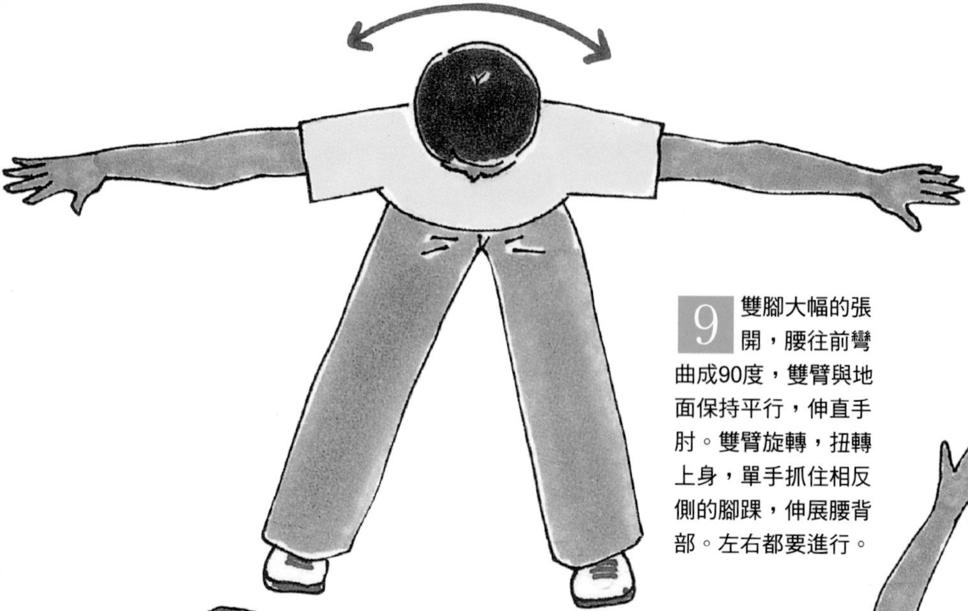

9 雙腳大幅的張開，腰往前彎曲成90度，雙臂與地面保持平行，伸直手肘。雙臂旋轉，扭轉上身，單手抓住相反側的腳踝，伸展腰背部。左右都要進行。

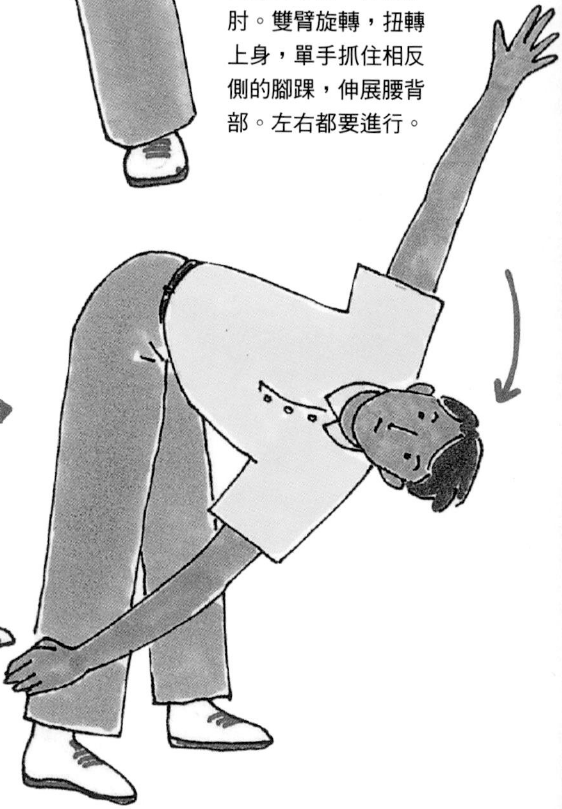

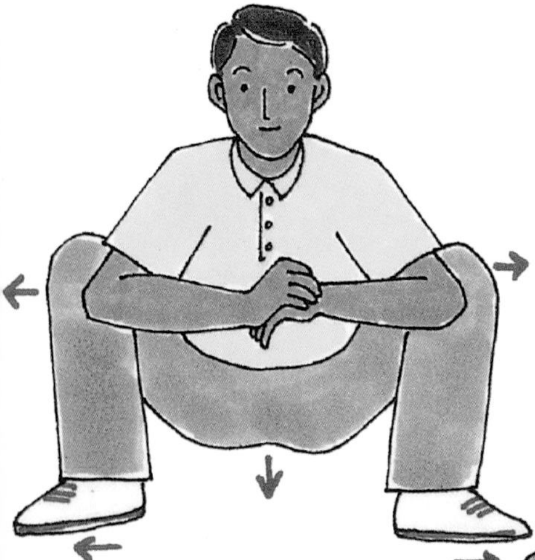

10 腳尖朝外，腳大幅的張開，屈膝落腰。利用兩肘好像從兩側將兩膝往外推似的，伸展內收肌。再落腰進行，更能增加強度。

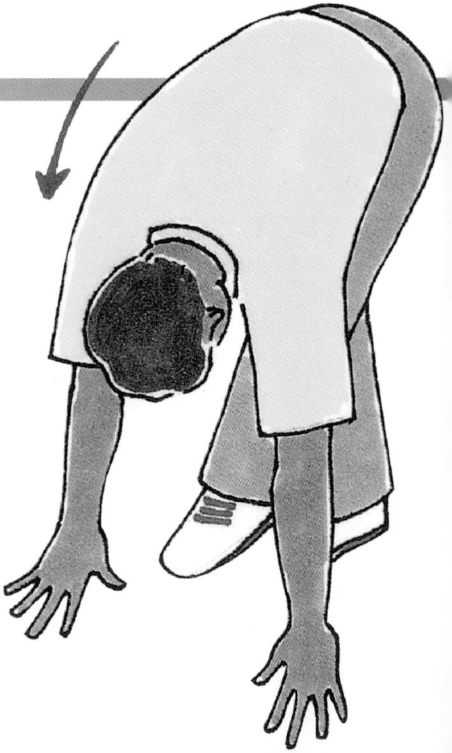

11 雙腳交叉站立，膝伸直，往前彎曲，伸展從後腳的股二頭肌到小腿三頭肌等整個腳的內側。左右都要進行。

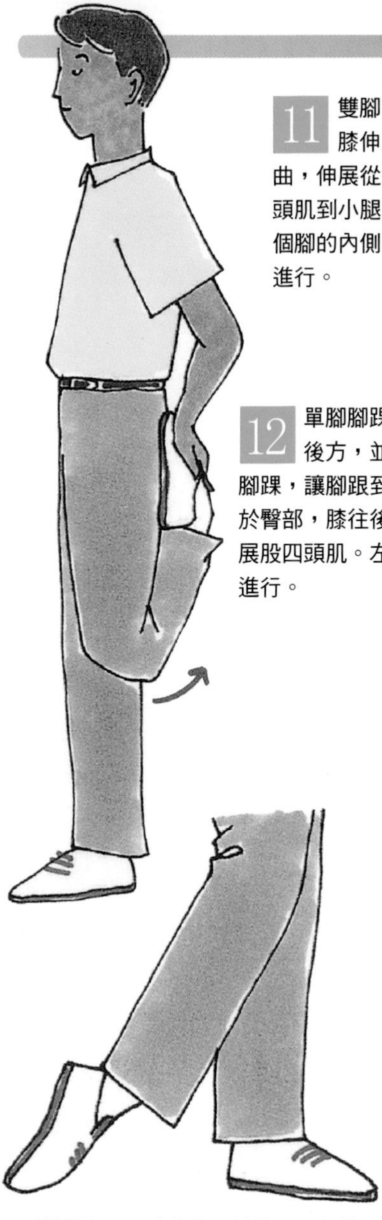

12 單腳腳踝上抬到後方，並且抓住腳踝，讓腳跟到腳底貼於臀部，膝往後拉，伸展股四頭肌。左右都要進行。

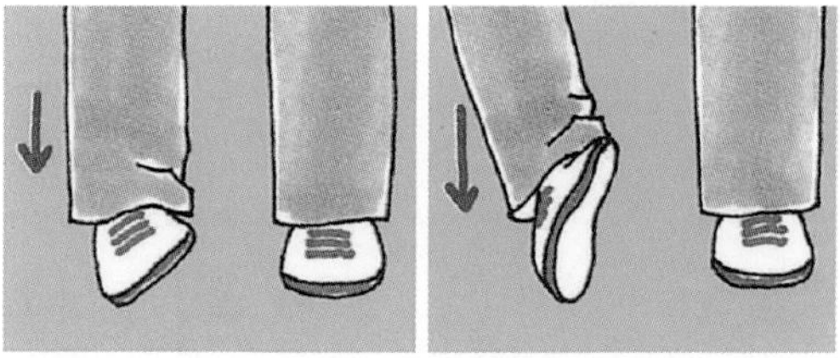

13 站在穩定的地面，一隻腳的小趾側貼於地上，從腳踝朝內側彎曲的狀態開始，慢慢的彎曲兩膝，伸展腳踝外側。

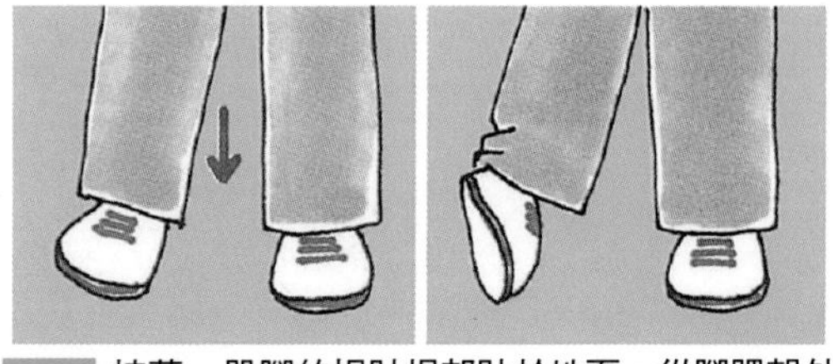

14 接著，單腳的拇趾根部貼於地面，從腳踝朝外側彎曲的狀態開始，慢慢的伸展腳踝內側。

15 單腳稍微往後拉站立，好像讓腳背貼於地面似的，再慢慢的屈膝，使身體下沈，伸展脛骨前肌。左右都要進行。

7 BASKETBALL 籃球

仔細伸展酷使的膝周圍

反覆停止、前衝或連續朝左右轉身等的動作，對於膝和腳踝造成的負擔相當大。此外，彈跳著地時的衝擊，使得籃球成為容易引起「跳躍膝」傷害的運動之一。酷使膝的情況非常嚴重，一定要仔細進行股四頭肌、股二頭肌、小腿肚和脛骨前肌等肌肉的伸展動作。另外，因為經常採取較低的姿勢運球，所以，也要伸展臀肌和肩膀周圍。

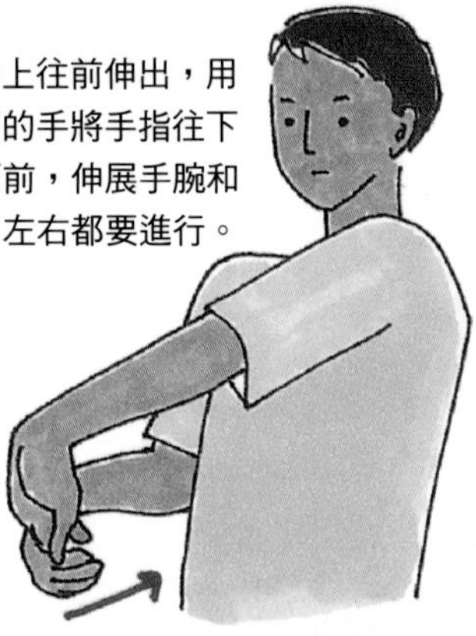

1 手掌朝上往前伸出，用相反側的手將手指往下拉似的拉向面前，伸展手腕和前臂的屈肌。左右都要進行。

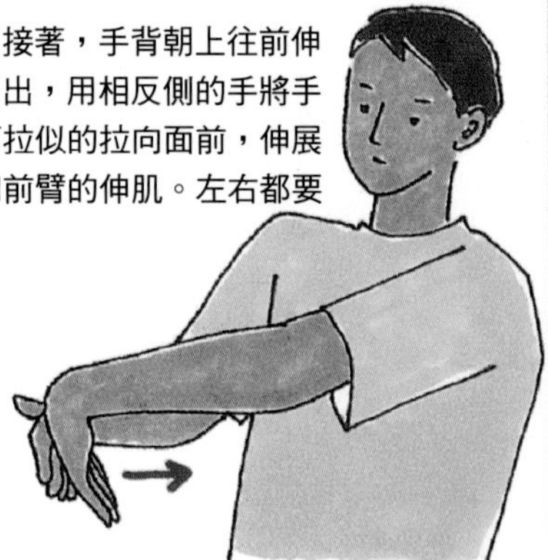

2 接著，手背朝上往前伸出，用相反側的手將手指往下拉似的拉向面前，伸展手腕和前臂的伸肌。左右都要進行。

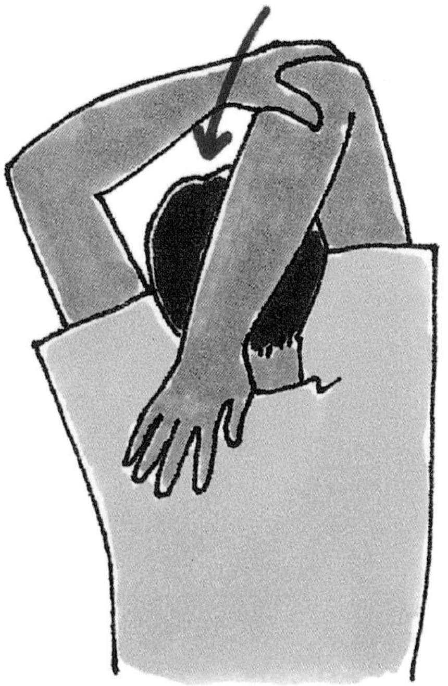

3 單手手肘彎曲，繞到頭後，用另一隻手將該手肘由上往相反側肩膀處壓，伸展肱三頭肌。左右都要進行。

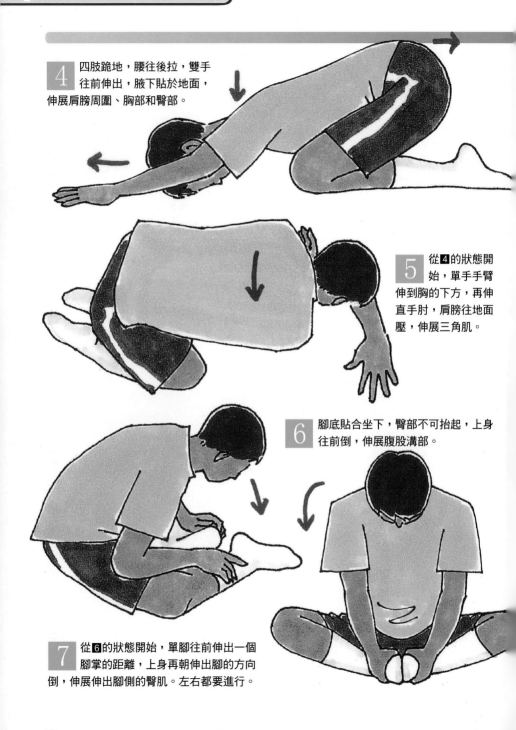

4 四肢跪地，腰往後拉，雙手往前伸出，腋下貼於地面，伸展肩膀周圍、胸部和臀部。

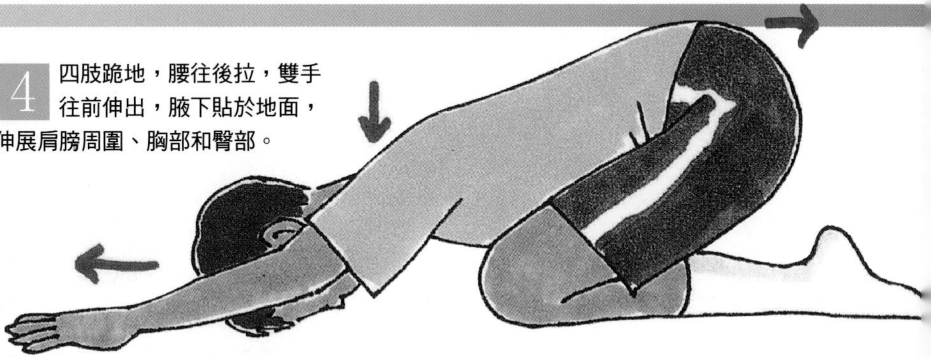

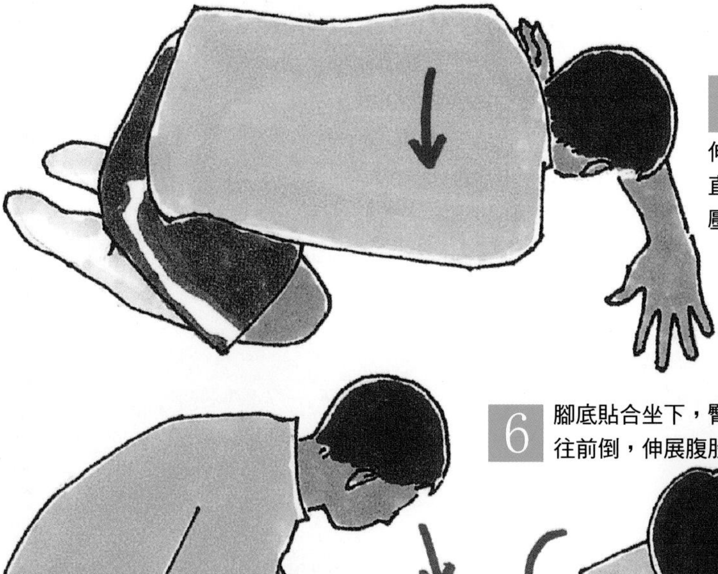

5 從**4**的狀態開始，單手手臂伸到胸的下方，再伸直手肘，肩膀往地面壓，伸展三角肌。

6 腳底貼合坐下，臀部不可抬起，上身往前倒，伸展腹股溝部。

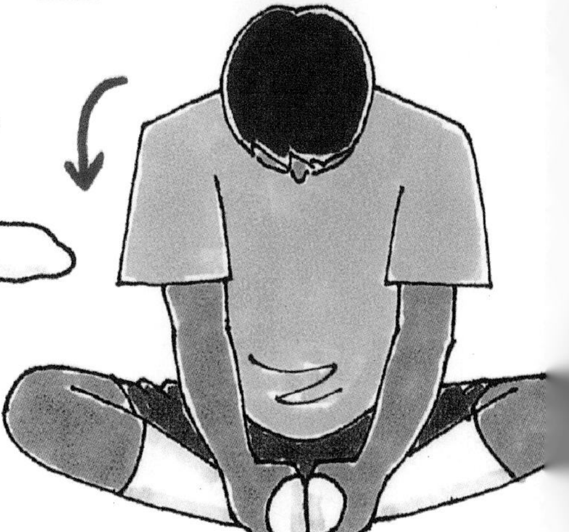

7 從**6**的狀態開始，單腳往前伸出一個腳掌的距離，上身再朝伸出腳的方向倒，伸展伸出腳側的臀肌。左右都要進行。

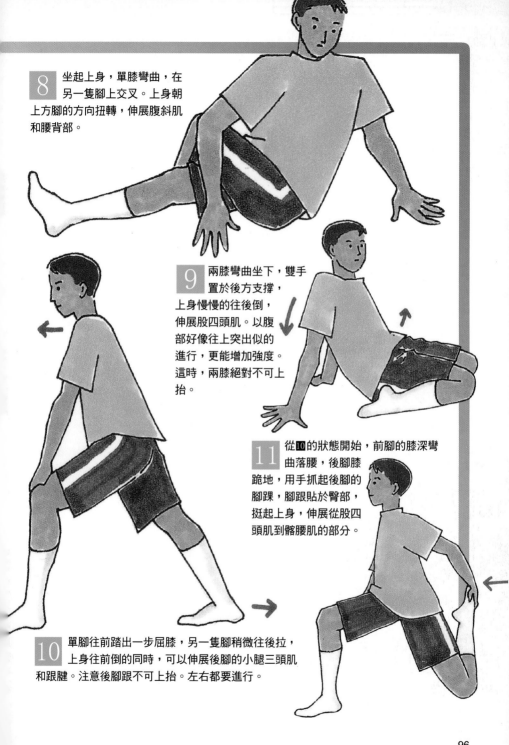

8 坐起上身，單膝彎曲，在另一隻腳上交叉。上身朝上方腳的方向扭轉，伸展腹斜肌和腰背部。

9 兩膝彎曲坐下，雙手置於後方支撐，上身慢慢的往後倒，伸展股四頭肌。以腹部好像往上突出似的進行，更能增加強度。這時，兩膝絕對不可上抬。

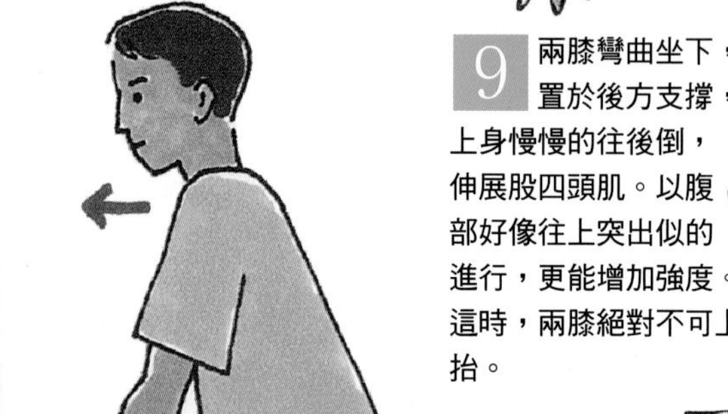

10 單腳往前踏出一步屈膝，另一隻腳稍微往後拉，上身往前倒的同時，可以伸展後腳的小腿三頭肌和跟腱。注意後腳跟不可上抬。左右都要進行。

11 從10的狀態開始，前腳的膝深彎曲落腰，後腳膝跪地，用手抓起後腳的腳踝，腳跟貼於臀部，挺起上身，伸展從股四頭肌到髂腰肌的部分。

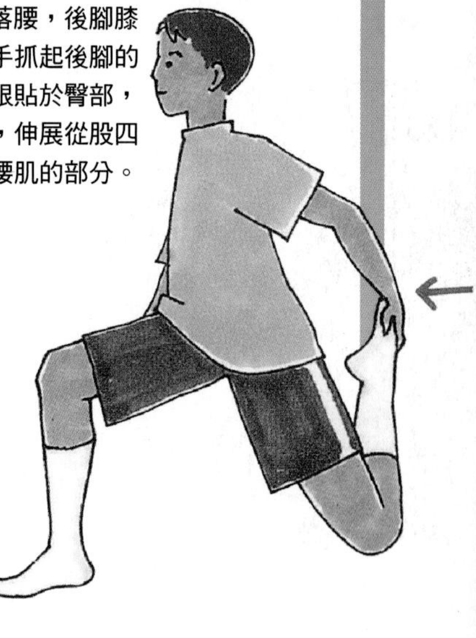

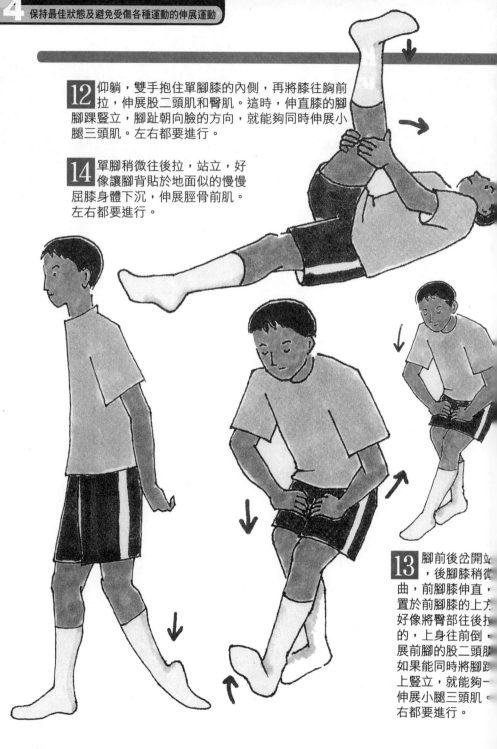

12 仰躺，雙手抱住單腳膝的內側，再將膝往胸前拉，伸展股二頭肌和臀肌。這時，伸直膝的腳腳踝豎立，腳趾朝向臉的方向，就能夠同時伸展小腿三頭肌。左右都要進行。

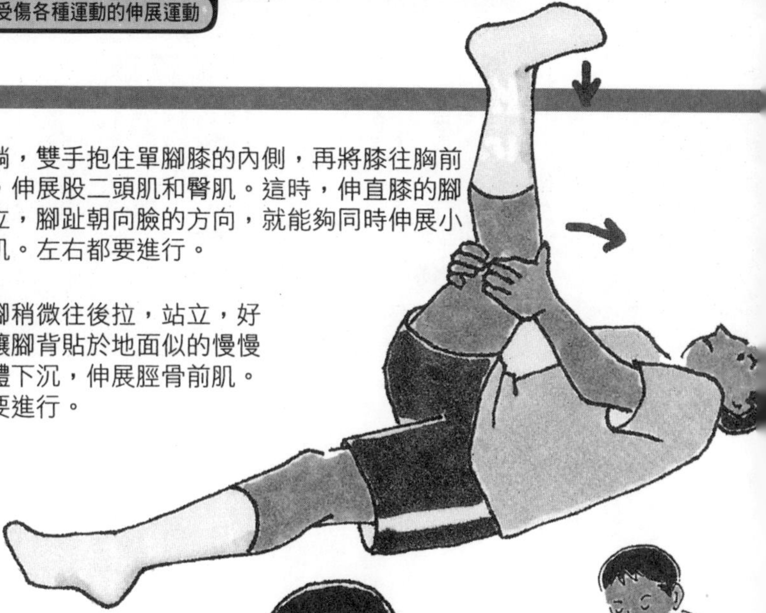

14 單腳稍微往後拉，站立，好像讓腳背貼於地面似的慢慢屈膝身體下沉，伸展脛骨前肌。左右都要進行。

13 腳前後岔開站
，後腳膝稍微
曲，前腳膝伸直，
置於前腳膝的上方
好像將臀部往後拉
的，上身往前倒，
展前腳的股二頭肌
如果能同時將腳趾
上豎立，就能夠一
伸展小腿三頭肌。
右都要進行。

5 在車内和機艙内的更新術

長時間坐在狹窄的座位上
雖然已經有所覺悟，但還是會積存壓力
這時，可以利用伸展運動轉換心情

即使科學再進步，但是，移動較長的距離還是要花較多的時間。

例如，利用日本東名高速公路，從東京到靜岡，遵守速度限制，二小時也到不了。搭乘新幹線，從東京到新大阪，約需二個半小時。搭乘飛機，從新千歲到福岡，至少也要二小時十五分鐘。如果到國外旅行，那麼，時間就更長了。

在這段期間內，容易蓄積沉重的壓力，甚至必須窩在「座位」這個狹窄的空間中打發時間。若是開車的駕駛，則必須長時間集中精神，坐在座位上。遇到塞車時，壓力更加沉重。有人說：「無聊會造成壓力。」所以有的人可能會因此而壓力更大。由於「無法動彈」、「不活動」或「持續相同的姿勢」而導致肌肉緊張，因為緊張而產生壓力。這種惡性循環會造成「疲勞」。

該怎麼做才能消除壓力呢？答案很簡單，就是「動」。最近成為話題的「經濟艙症候群」，就是一直坐在機艙內不活動所引起的。置身於這種環境中，活動受到限制。因此，在不會影響到周遭的人的範圍內、能夠確保安全的情況下，活動身體來轉換心情是最好的方法。

我建議各位做伸展運動。介紹一些在有限的空間中可以進行的伸展運動。

不過，因狀況的不同，有些可能無法進行，必須自己花點工夫嘗試一下，並非一定要完成某個動作。不要因為想做伸展運動卻無法如願進行而感受到壓力，這樣只會造成反效果。目的在於刺激肌肉，促進血液流通和神經的通暢，放鬆緊張。最好擁有「只要能夠使這段時間的經過賦予『變化』即可」這種軟性的思考。

精神科療法的壓力消除法之一是「照鏡子」。焦躁時，不妨看看車子的後照鏡，或是站在盥洗室的鏡子前對自己微笑。

主編／赤星祐司　　插圖／秋津麻矢

車內

消除塞車壓力及長時間開車後的更新法

在車內做伸展運動

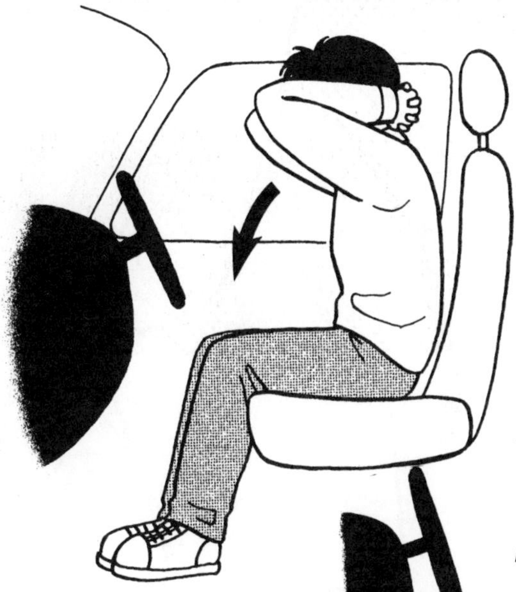

1 雙手在頭後交疊，慢慢增加手的重量，收下顎，頸部往前倒，伸展斜方肌。

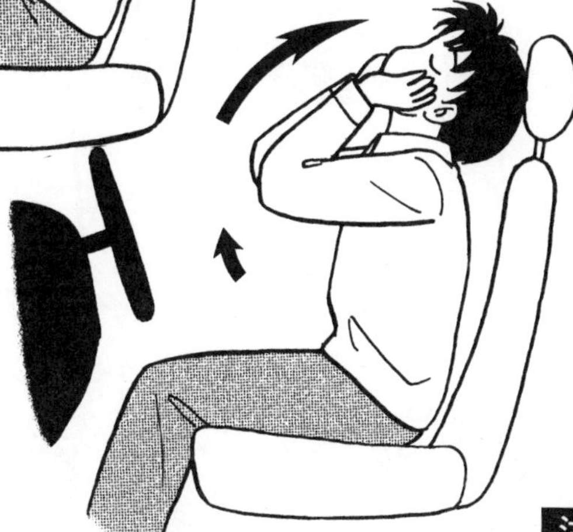

2 挺直背肌，雙手將下顎往上抬，頸部往後倒。

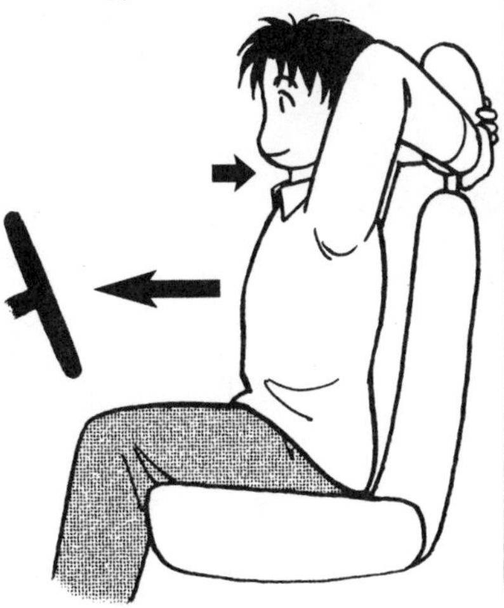

3 挺直背肌，雙臂繞到後方，抱住頭枕，腹部好像往前突出似的，伸展肩膀周圍和胸部。

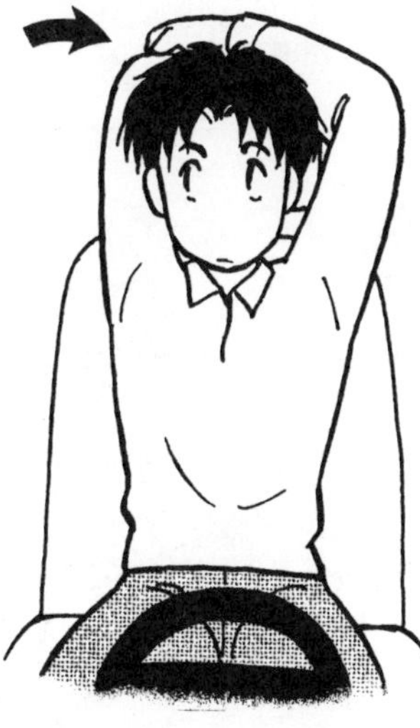

4 單手手臂繞到頭後，用另一隻手將手肘朝相反側的肩膀推，伸展肱三頭肌。左右都要進行。

注意事項

我再三強調，一定要以安全駕駛為優先考慮。尤其是駕駛在開車時絕對不可做伸展運動，在停車場停車之後再進行。伸展運動相當重視「意識」。在集中力分散的狀態下，容易發生危險，而且會使效果減半。

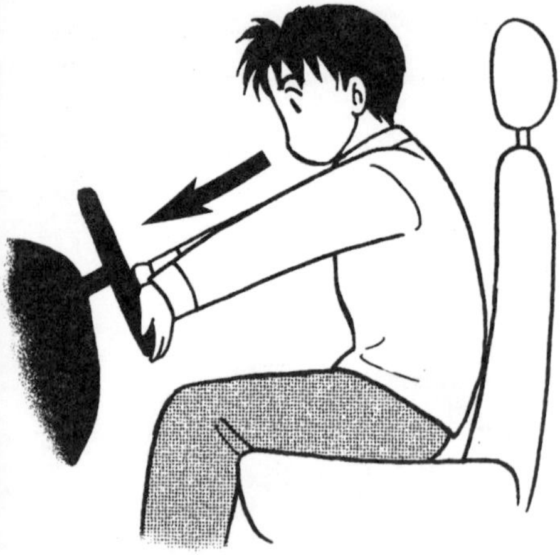

6 手指朝下，雙手抓住方向盤，伸直兩肘，體重置於其上，伸展前臂的屈肌。

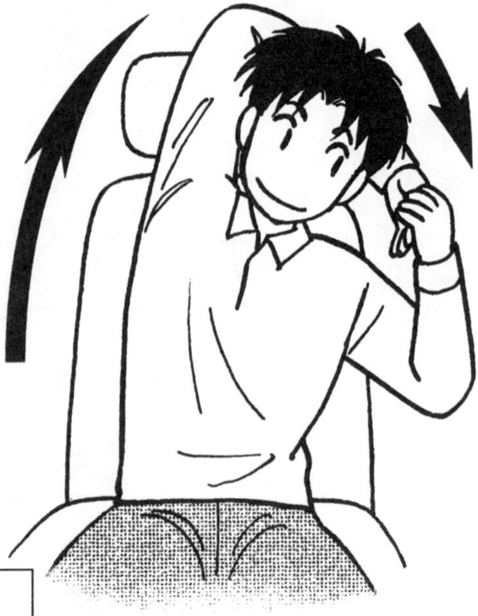

5 單手繞到頭後，另一隻手好像拉這隻手似的，上身往側面倒，伸展肱三頭肌到體側的部分。左右都要進行。

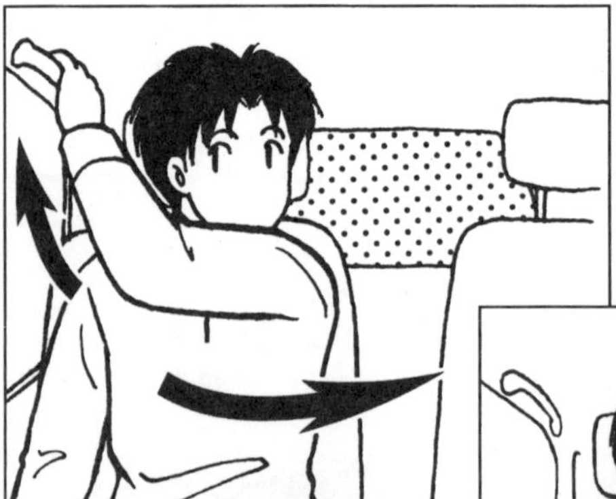

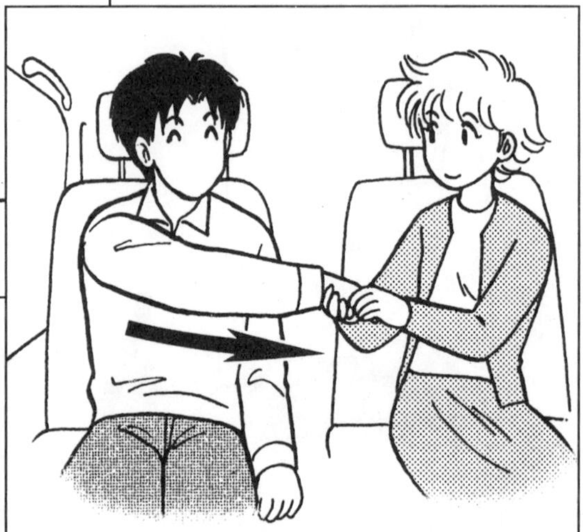

7 手臂通過臉的前方，繞到車窗上，抓住握把，上身朝抓住握把手臂的方向扭轉，伸展三角肌和腹斜肌。相反側的動作，好像要轉身和坐在助手席上的人交談似的，扭轉上身。如果有共乘者，可以請他握住你的手，為你拉扯手臂。

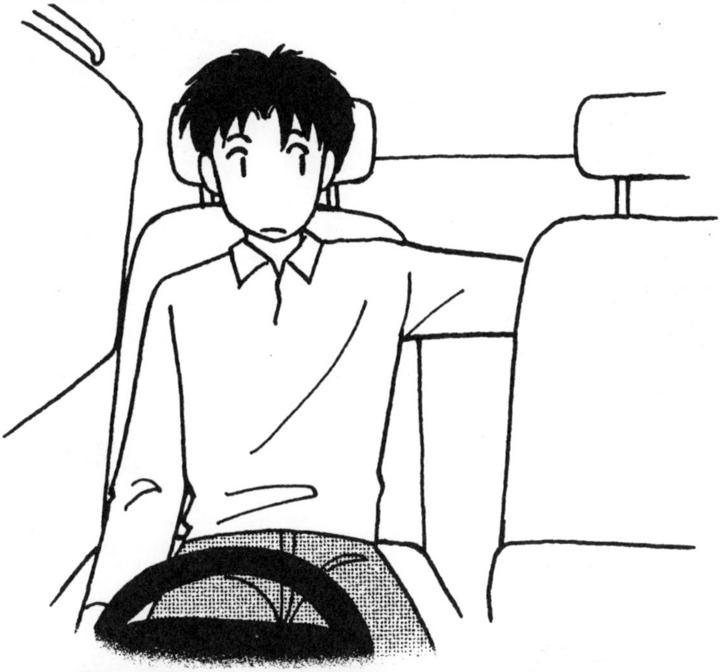

8 單手固定在車窗的稍後方，上身往前伸出，或是朝與固定手臂相反側稍微扭轉，伸展前臂的屈肌到肱二頭肌和胸部的部分。相反側則可以利用助手席來做。

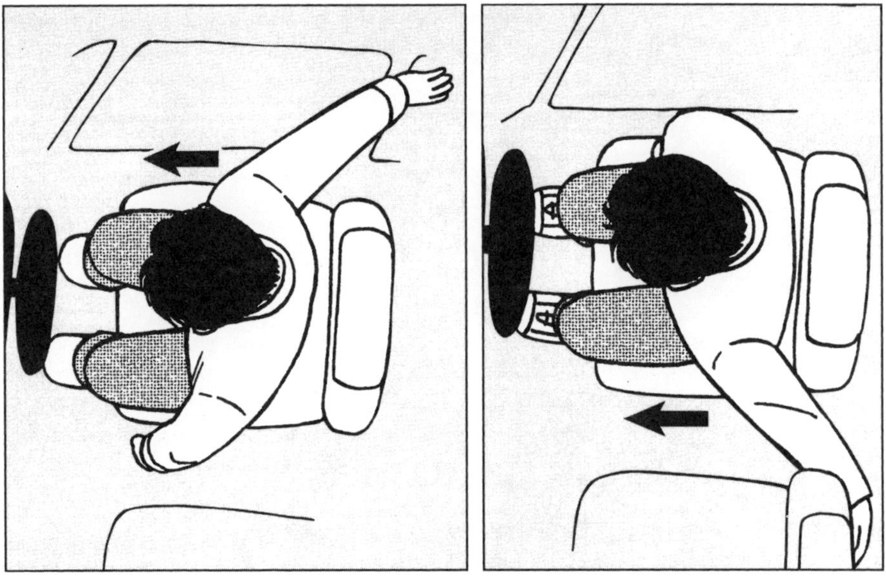

走出車外

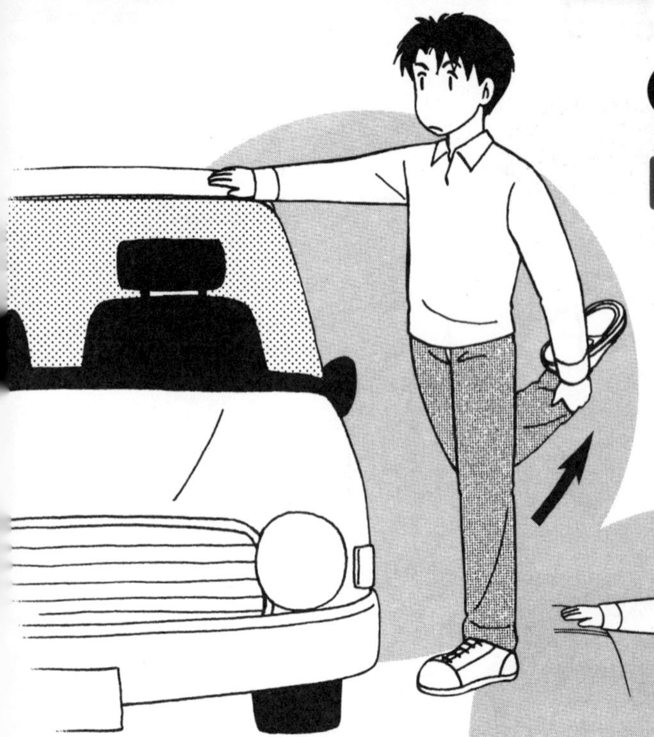

9 單膝彎曲，腳踝往後上方抬，手抓住腳踝膝往後拉，伸展股四頭肌。這時，用與腳相同側的手抓住腳踝，可以伸展腿的前方內側。用相反側的手抓住腳踝，則可以伸展腿的前方外側。沒有抓住腳的手，可以扶住車子支撐身體。左右都要進行。

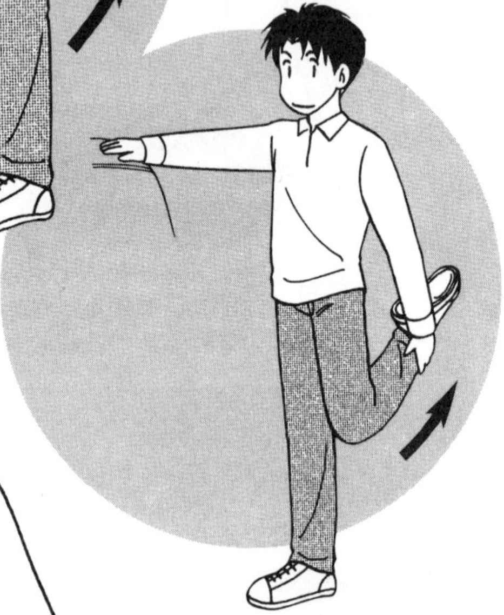

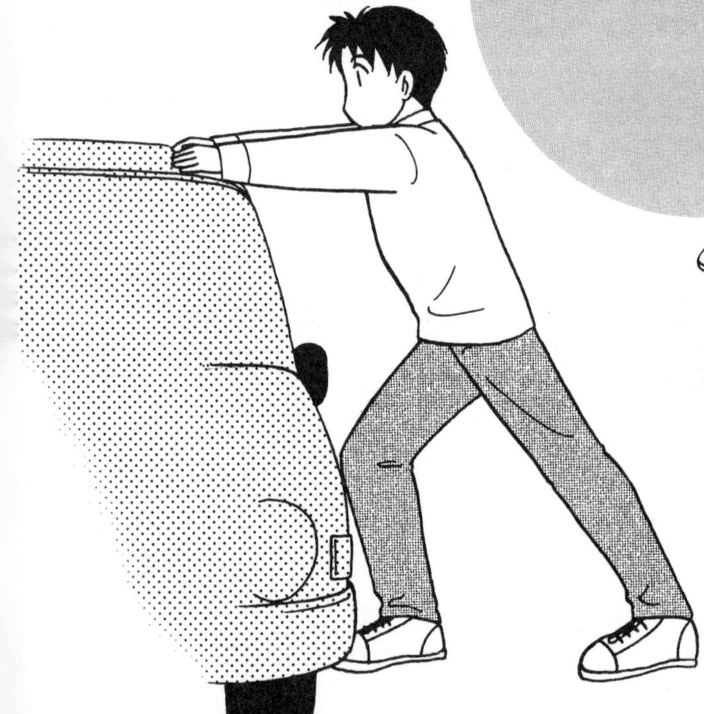

10 腳前後岔開，前腳稍微彎曲，保持前傾的姿勢。雙手扶著車子，支撐著上身。後腳腳跟不可上抬，深前傾，伸展後腳的股二頭肌到小腿肚的部分。左右都要進行。

●飛機

長時間在狹窄的座位上更新自己的方法

在座位上

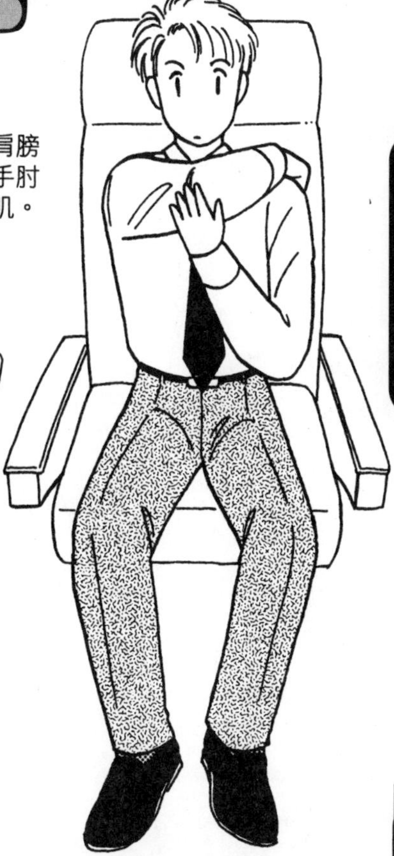

1 單手置於相反側的肩膀上，用另一隻手將手肘拉向肩膀側，伸展三角肌。左右都要進行。

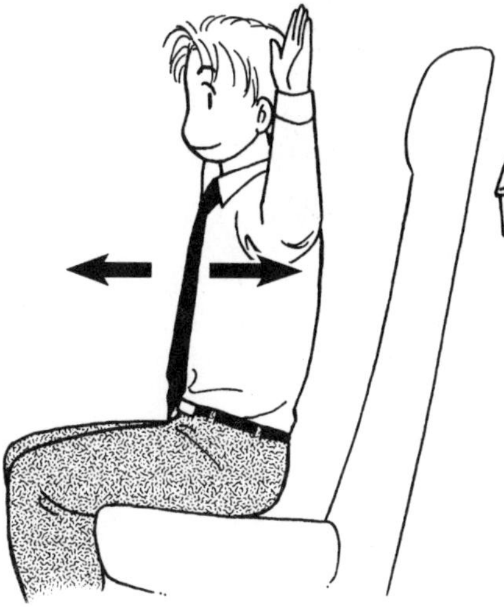

2 腰稍微往前挪移，和椅背之間形成些微縫隙坐著。彎曲兩肘，雙手上抬至與腋下等高，朝側面打開。挺直背肌，兩肘往後拉，同時伸展肩膀周圍和胸部。

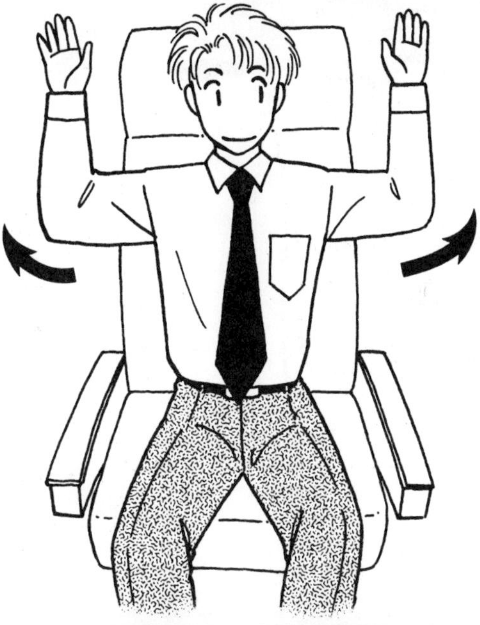

注意事項

避免妨礙周圍的人，尤其前後左右的座位都會感受到自己的動作，所以，一定要考慮清楚再做。若是想做伸展運動，則在購買機票時，可以指定限制較少的走道側（窗邊位置狹窄）的座位。

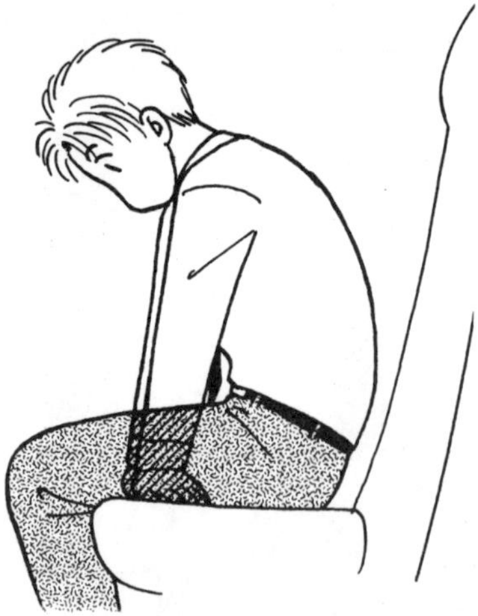

3 整個腰往後拉，兩腳張開坐下，雙手貼於兩腿之間的椅墊空間，好像將手指朝自己拉似的，伸展手肘（手肘內側朝前方）。身體稍微往後拉，同時，伸展前臂的屈肌。

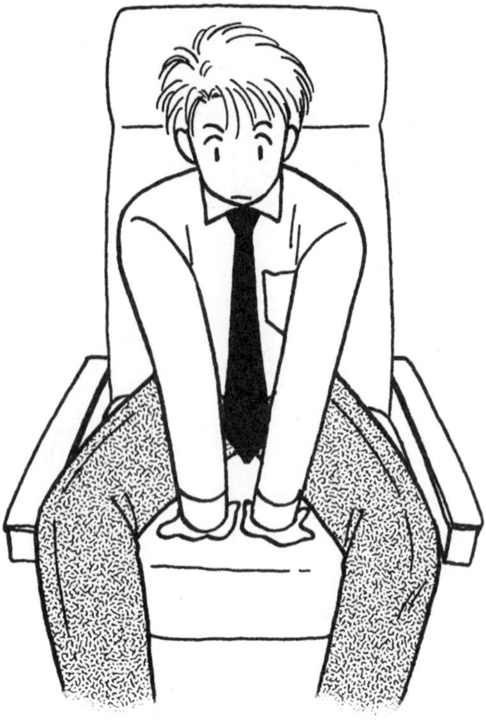

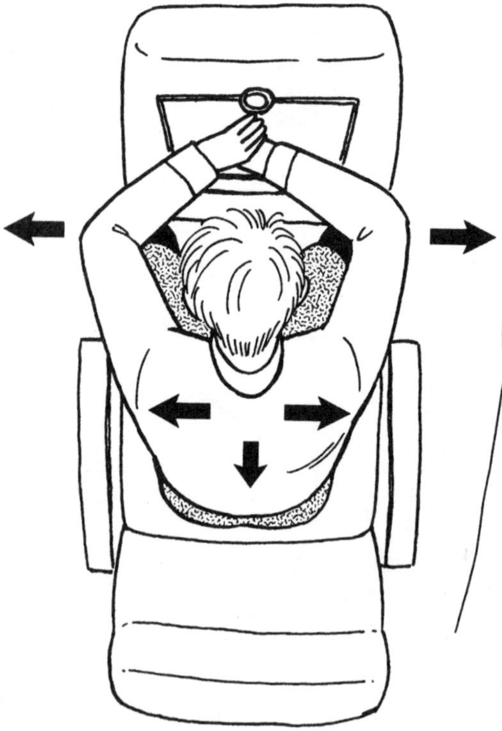

4 雙手併攏，貼於前座的椅背上固定，手肘盡量往外擴張，形成大圓。收腹部，背部往後推，肩胛骨朝左右擴張，伸展背闊肌。

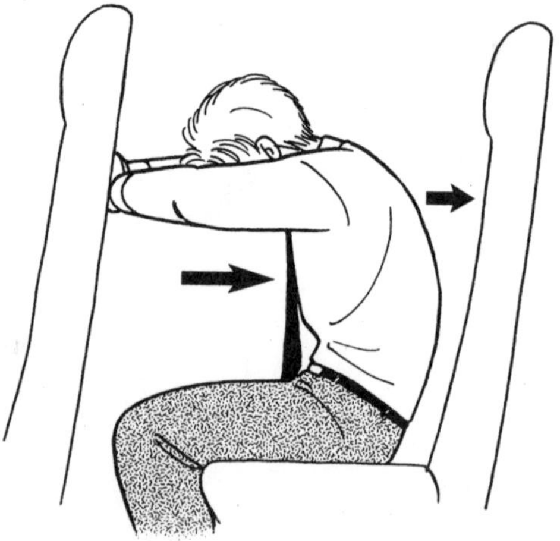

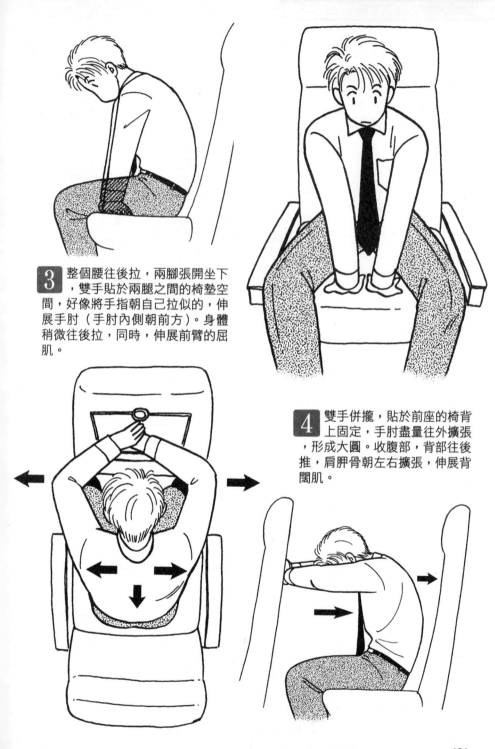

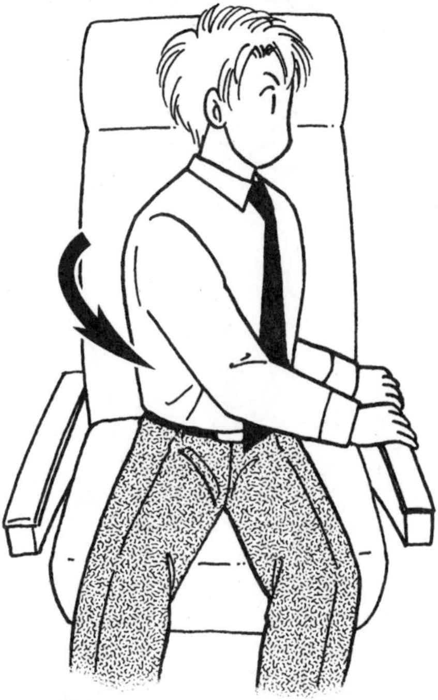

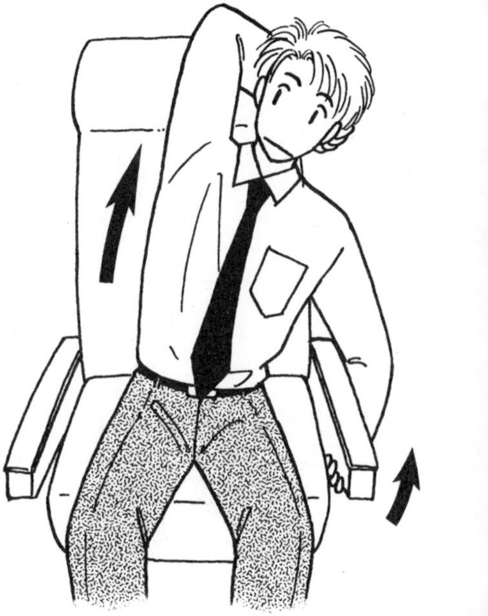

5 單手置於座位側面或扶手上，另一隻手繞到頭後，好像將座位的側面或扶手往上拉似的，上身往側面倒，伸展體側。左右都要進行。

6 雙手抓住一側的扶手，在拉扯的同時扭轉上身，伸展腹斜肌。左右都要進行。

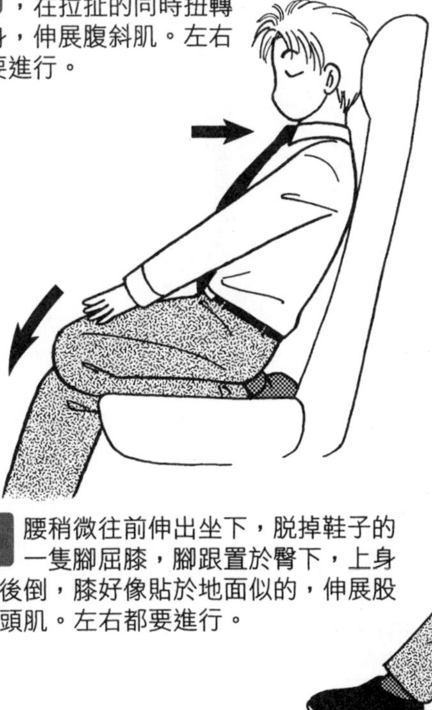

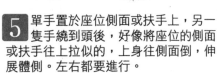

7 腰稍微往前伸出坐下，雙手抱住脫掉鞋子的一隻腳，將腳往上抱到胸前，伸展臀肌。另一隻腳則盡量朝前伸直。左右都要進行。

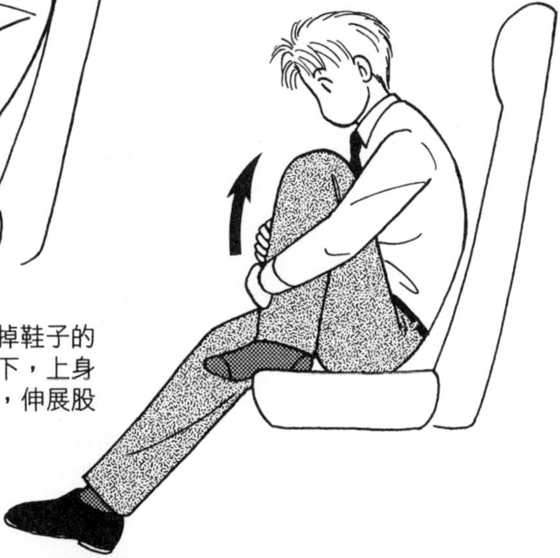

8 腰稍微往前伸出坐下，脫掉鞋子的一隻腳屈膝，腳跟置於臀下，上身往後倒，膝好像貼於地面似的，伸展股四頭肌。左右都要進行。

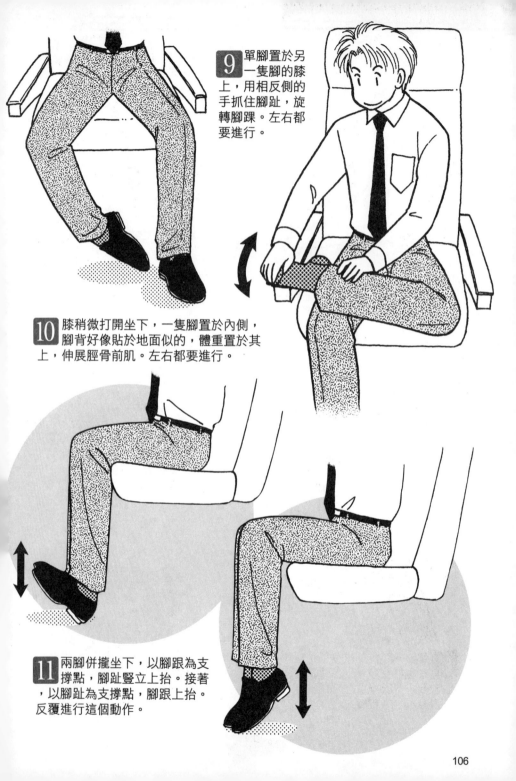

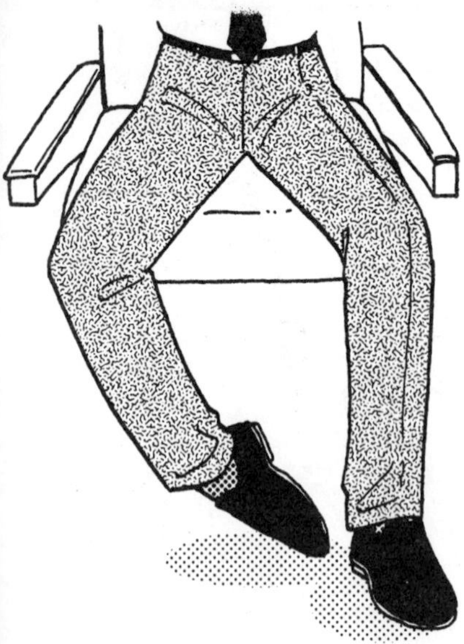

9 單腳置於另一隻腳的膝上，用相反側的手抓住腳趾，旋轉腳踝。左右都要進行。

10 膝稍微打開坐下，一隻腳置於內側，腳背好像貼於地面似的，體重置於其上，伸展脛骨前肌。左右都要進行。

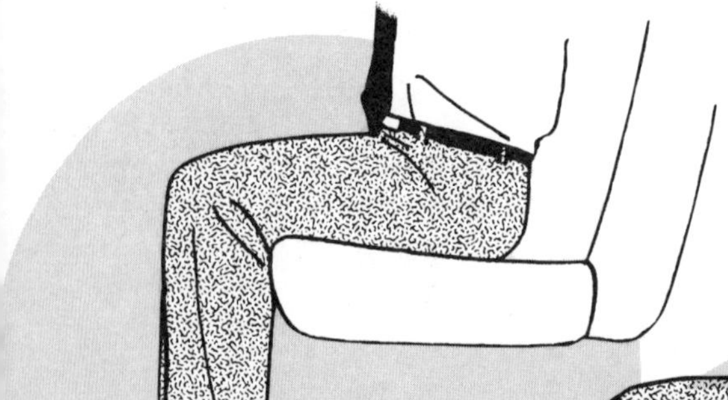

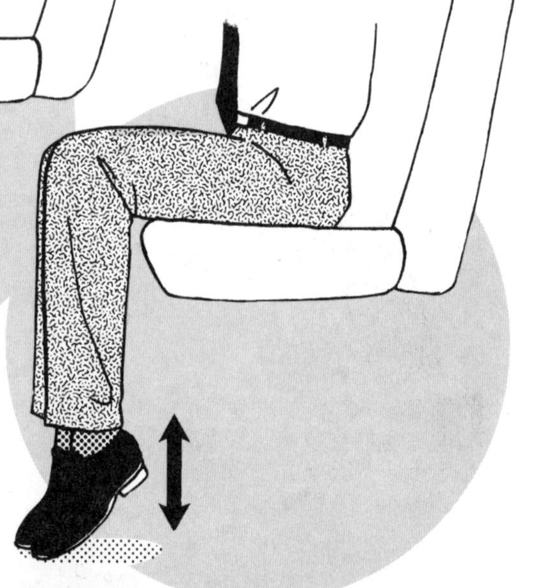

11 兩腳併攏坐下，以腳跟為支撐點，腳趾豎立上抬。接著，以腳趾為支撐點，腳跟上抬。反覆進行這個動作。

● 火車

讓一直保持相同姿勢而蓄積壓力的身體獲得更新的方法

在座位上

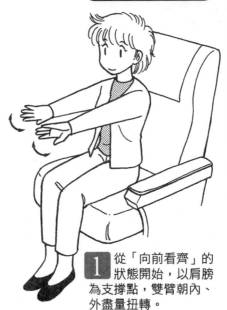

1 從「向前看齊」的狀態開始，以肩膀為支撐點，雙臂朝內、外盡量扭轉。

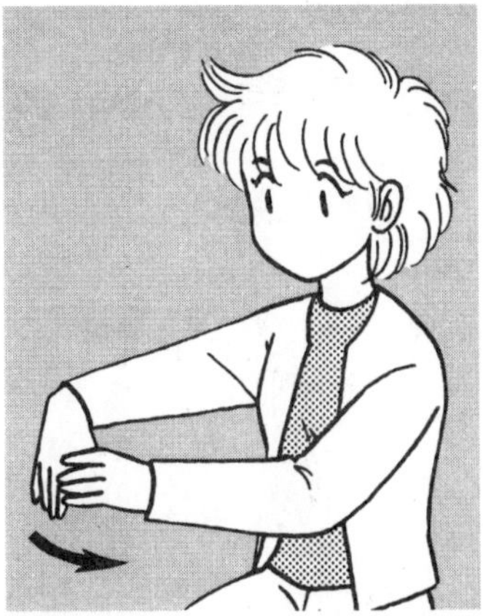

2 手背朝上，單手往前出，用另一隻手將手指往下拉似的拉向面前，伸展前臂的伸肌。左右都要進行。

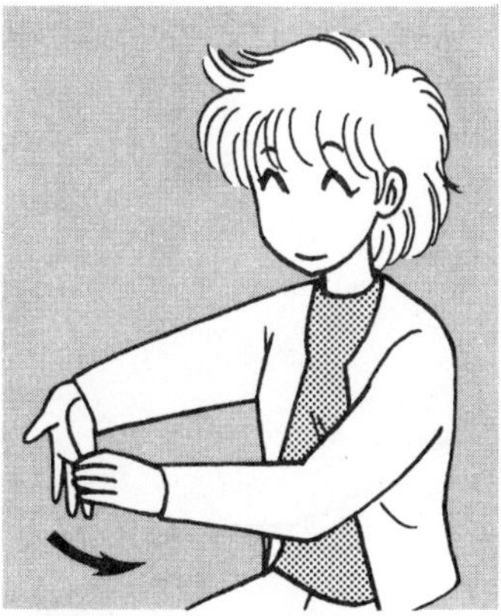

3 接著，手掌朝上，好像將手指往下拉似的拉向面前，伸展前臂的屈膝。左右都要進行。

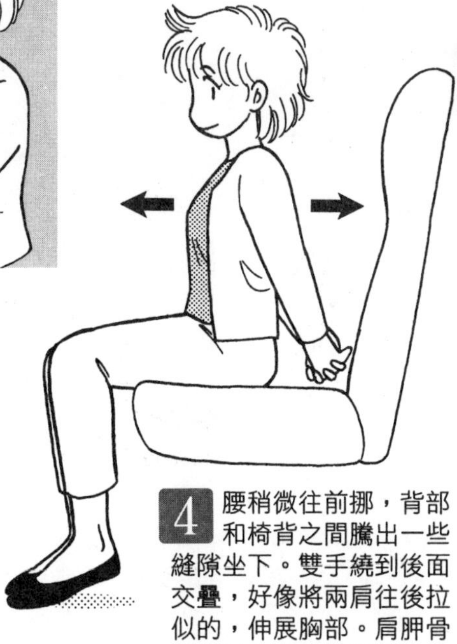

4 腰稍微往前挪，背部和椅背之間騰出一些縫隙坐下。雙手繞到後面交疊，好像將兩肩往後拉似的，伸展胸部。肩胛骨朝背骨中央靠攏更好。

注意事項

火車的搖晃十分劇烈，在伸展過程中，可能會因為突如其來的搖晃而增加負擔，要格外謹慎。尤其是站在連接兩車廂之間的踏板上，車輛緊急煞車時相當危險，必須用一隻手抓住桿子來支撐身體。這也可以算是一種預防手段。

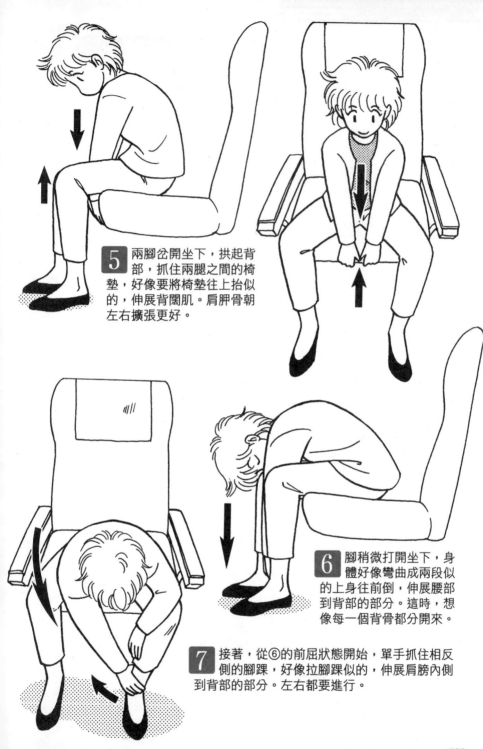

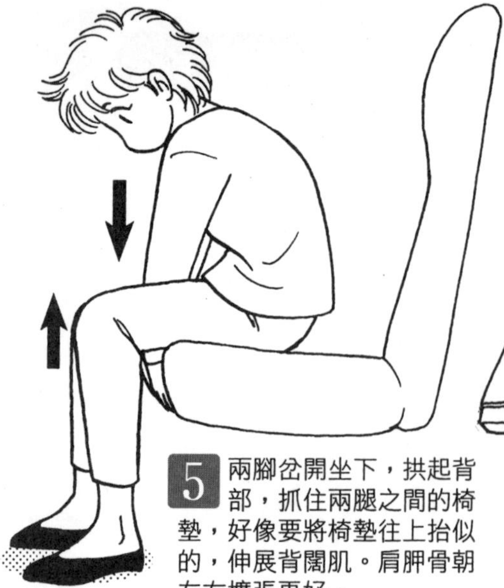

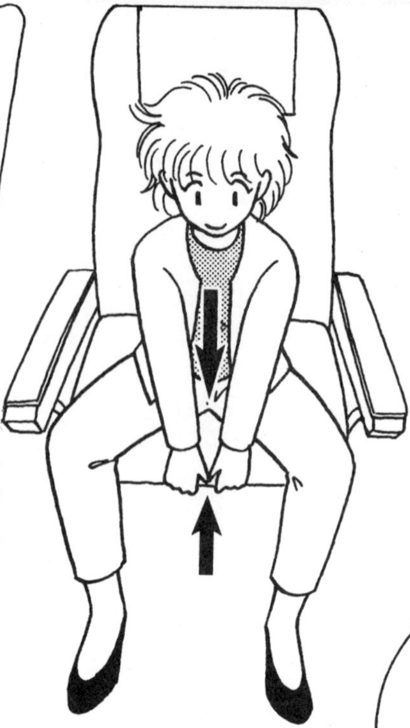

5 兩腳岔開坐下，拱起背部，抓住兩腿之間的椅墊，好像要將椅墊往上抬似的，伸展背闊肌。肩胛骨朝左右擴張更好。

6 腳稍微打開坐下，身體好像彎曲成兩段似的上身往前倒，伸展腰部到背部的部分。這時，想像每一個背骨都分開來。

7 接著，從⑥的前屈狀態開始，單手抓住相反側的腳踝，好像拉腳踝似的，伸展肩膀內側到背部的部分。左右都要進行。

在踏板上

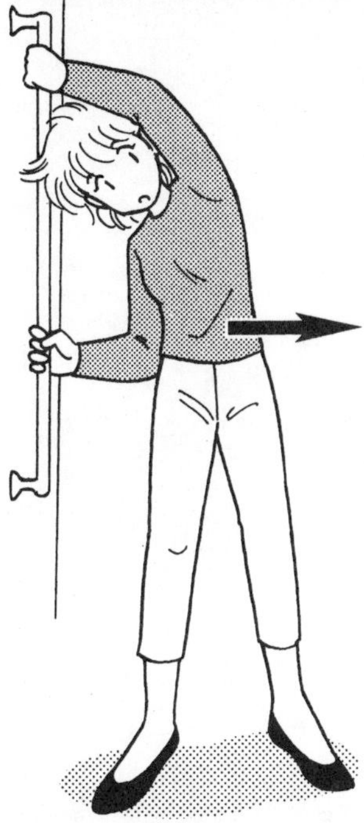

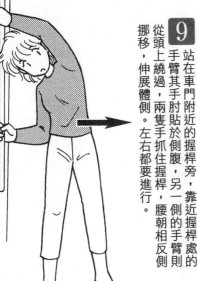

9 站在車門附近的握桿旁，靠近握桿處的手臂其手肘貼於側腹，另一側的手臂則從頭上繞過，兩隻手抓住握桿，腰朝相反側挪移，伸展體側。左右都要進行。

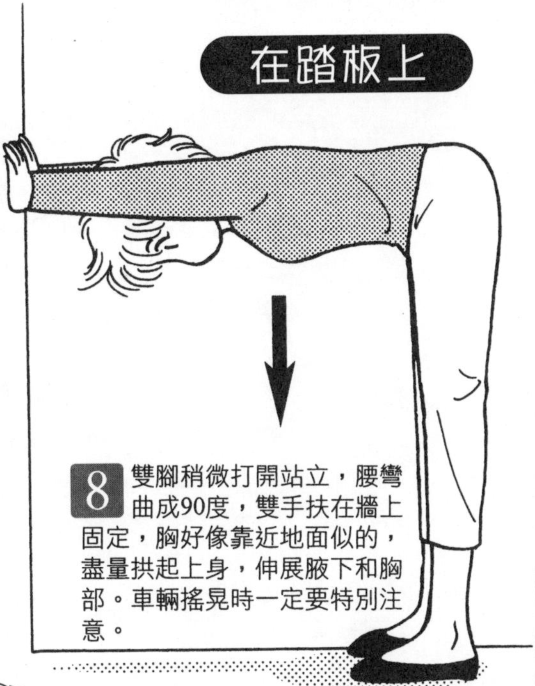

8 雙腳稍微打開站立，腰彎曲成90度，雙手扶在牆上固定，胸好像靠近地面似的，盡量拱起上身，伸展腋下和胸部。車輛搖晃時一定要特別注意。

10 站在握桿前，單手抓住握桿支撐上身。腳朝前後打開，前腳豎起腳尖，伸直膝，後腳則屈膝。從這個狀態開始，一隻手置於前腳的膝上，腰往後拉，伸展股二頭肌到小腿肚的整隻腳內側。左右都要進行。

12 站在握桿旁，雙手抓住握桿，固定上身。腰朝相反側扭轉，伸展腹斜肌和腰周圍。左右都要進行。

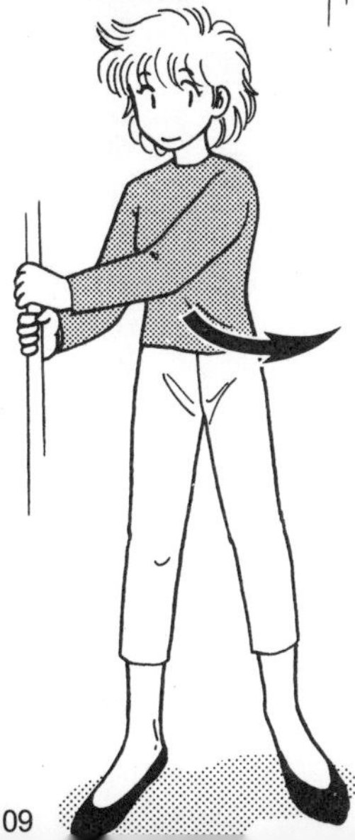

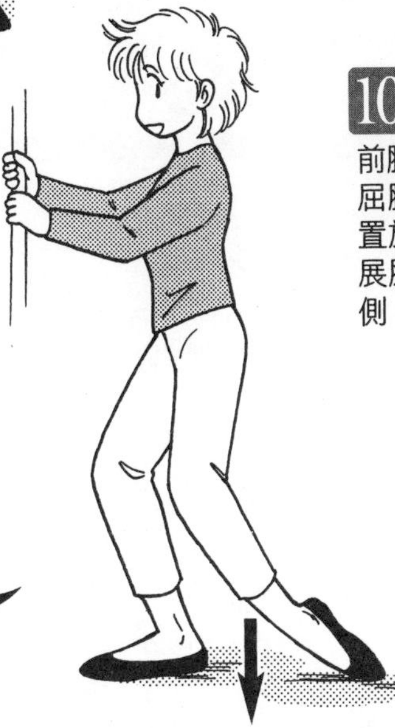

11 雙手抓住握桿，單腳腳背貼於地面，彎曲兩膝落腰，同時伸展脛骨前肌。左右都要進行。

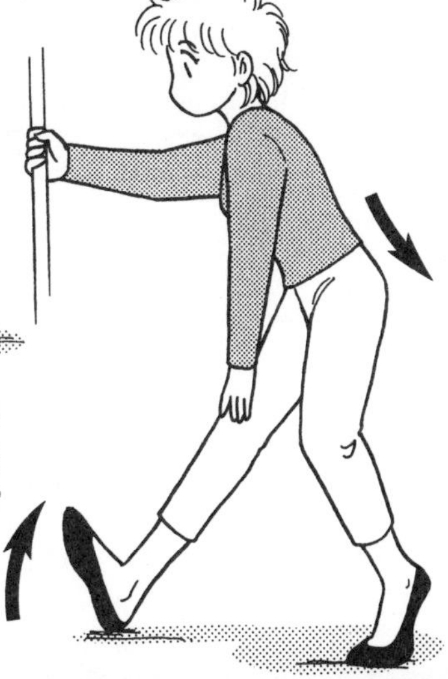

6 正確的伸展才能創造富於柔軟性的健康身體

「伸展」（stretch）是「拉扯」或「延伸」的意思。
人的肌肉若不使用，就會萎縮變硬。
隨著年齡的增長，也會衰弱。
當然，利用肌肉活動的關節其可動範圍也會慢慢的縮小。
所以必須經常給予肌肉適度的刺激。
長時間處於無重力狀態下的太空人，肌肉衰弱的例子屢見不鮮。

此外，過度使用肌肉或長時間持續相同的姿勢，肌肉會因為壓力而萎縮。

在這種狀態下，容易導致身體狀況欠佳，甚至受傷，所以要做伸展運動。如此一來，就能夠伸展萎縮的肌肉，取得正常的平衡，創造富於柔軟性的健康體。

因此，一定要學會有效且正確伸展運動的方法。

何謂「伸展運動」？

熟睡的嬰兒會伸懶腰，躺在地上打滾的狗和貓剛醒來時會伸展身體等，這些都是屬於伸展運動。

對於很少使用的肌肉，必須給予刺激，才能取得平衡，而且這也是為了接下來的動作而做準備。對身體而言，是一種必要的本能動作。

一言以蔽之，伸展運動是指為了擴張關節的可動範圍（ROM/range of motion）而伸展肌肉組織。是一種能夠提升肌力，而且可以輕鬆創造柔軟體的「感覺舒服」的運動。肌肉不使用就會萎縮變硬，放任不管會引起各種毛病。在日常動作中，為了彌補不足的肌肉的伸縮，要配合目的，下意識的進行伸展運動。沒有年齡和性別的限制，視運動者的體力程度和身體狀態來做運動。不只是經常運動的人，所有的人都必須做伸展運動。

伸展運動的種類

伸展運動依其必要條件的不同，分為動態

伸展運動的主要肌肉

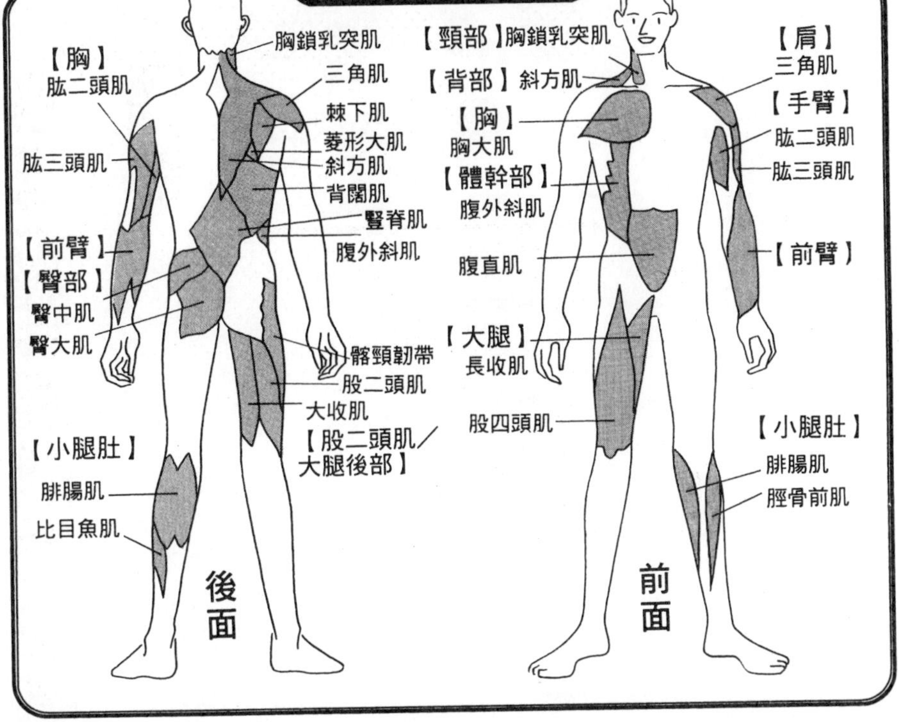

的「動力伸展運動」（dynamic stretching）、不動的「靜力伸展運動」（static stretching），以及需要他人輔助的「他動（被動）伸展運動」三種。

「動力伸展運動」就是給予彈力，配合節奏進行的伸展運動，能夠迅速溫暖身體。可以有效當成運動前的暖身運動，或是調整身體狀況時所需的運動。反之，加諸過多的反彈力，可能會損傷肌肉，一定要注意。

「靜力伸展運動」是指花較長的時間，持續在靜止的狀態下伸展肌肉的運動。一般所謂的伸展運動，就是指這種「靜力伸展運動」。本書所介紹的伸展運動，也是以這種運動為主。

「他動（被動）伸展運動」是指藉著他人的協助，伸展特定肌群到達極限（最大伸展位）的運動，應用C-R系統這種復健時所使用的技巧，所以又稱為「PNF（固有受器神經肌促通法）」。

以上都是伸展運動的基本，視各種運動條件和目的來進行。

主編／赤星祐司　插圖／小野寺美生

各部位伸展運動的基本中的基本

頸部

在此，為各位介紹各部位基本伸展運動的姿勢。

在其他章所介紹的，則是改善症狀或為了運動而進行的伸展運動。以此基本為基礎，配合各種目的，改變形態或姿勢。最好可以增加各部位的變化，改變時間或負荷強弱。

此外，在基本伸展運動之後所介紹的「超級伸展運動BOOK基本形態」，則只要按照其流程做到最後，就能夠伸展全部大的肌肉。

最好能夠養成習慣。以此為基礎，加上自己的創造，建立獨特的形態。

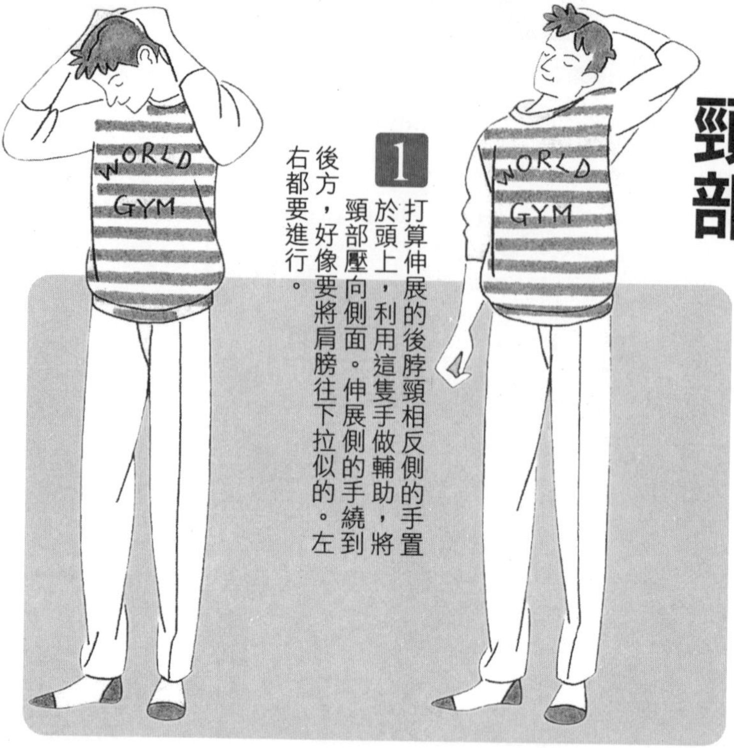

1 打算伸展的後脖頸相反側的手置於頭上，利用這隻手做輔助，將頸部壓向側面。伸展側的手繞到後方，好像要將肩膀往下拉似的。左右都要進行。

2 雙手在頭後交疊，收下顎，頸部往前倒，伸展背肌。

人體的構造與弱點

限制我們身體柔軟性的是，支撐身體的「骨骼構造」，包括「軟部組織（肌肉組織、筋膜、肌腱、韌帶、關節包）」。再怎麼努力都無法改變骨骼構造，但卻可以改變「軟部組織」。因此，成為伸展運動對象的就是「軟部組織」。不過，「軟部組織」的筋膜會產生極大的排斥，所以，必須伸展這個部分，才能夠增加全身的柔軟性。

人體構造中，肌肉容易變硬的是「背面部」。身體有骨骼（背骨）的部分無法彎曲。例如要撿掉落在身後的物品時，沒有人會全身往後仰來撿，而必須在沒有障礙的情況下，藉著其他動作來完成。股二頭肌（腿部內側）也是同樣的。股二頭肌是跑步時腿往上踢，沿著後方接觸地面的動作所需的肌肉。平常走路活動時，不會使用這個部分的肌肉。

肩關節周圍的肌肉也是相同的情況。例如，雖然手臂可以往前抬，但是，不可能刻意往前抬去拿身後的東西，而會轉身去撿掉落的物品，所以，關節的可動範圍自然就會變得狹窄。

肌肉不使用就會萎縮僵硬，過度疲勞或壓力等的要因也會導致肌肉緊張收縮。結果造成血液循環或神經傳遞不順暢，引起各種症狀。伸展運動是消除及預防這些症狀最簡單的方法。人體確實需要伸展運動。

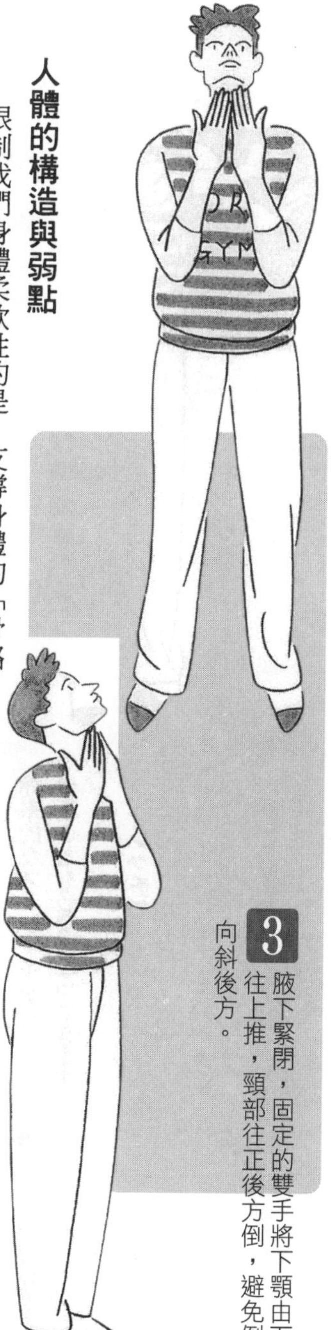

3 腋下緊閉，固定的雙手將下顎由下往上推，頸部往正後方倒，避免倒向斜後方。

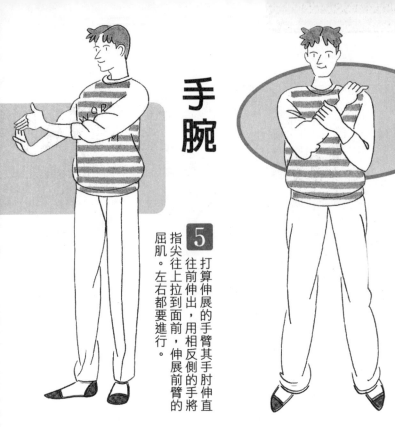

4 打算伸展的手臂置於相反側的肩膀上，手肘朝肩膀側拉。左右都要進行。

5 打算伸展的手臂其手肘伸直往前伸出，用相反側的手將指尖往上拉到面前，伸展前臂的屈肌。左右都要進行。

進行伸展運動前要了解肌肉的性質

肌肉具有保持直立姿勢或做運動時發揮重要作用的「肌肉平衡反射」這種反射作用。其中之一是「伸張反射」。肌肉不斷延伸時，肌肉中的肌梭感覺裝置發揮作用，會反射性的讓肌肉收縮，避免肌肉受損。伸展運動則是必須使用不會引起「伸張反射」的方法來進行。

另外，也有「相反性神經支配」的性質。亦即當某條肌肉緊張收縮時，與這條肌肉具有相反作用的肌肉，即「拮抗肌」，受到神經支配而能夠放鬆。所謂「拮抗肌」，就是基本上具有表裡關係的兩條肌肉。例如，股二頭肌（腿部內側）伸展時，其拮抗肌股四頭肌（腿部前側）就會收縮，讓股二頭肌能夠更為放鬆。

為了有效進行伸展運動，一定要了解這些性質。

伸展運動的優點

伸展運動具有以下五個優點。

❶擴大關節的可動範圍

肌肉蓄積疲勞時，缺乏柔軟性，關節的可

背部

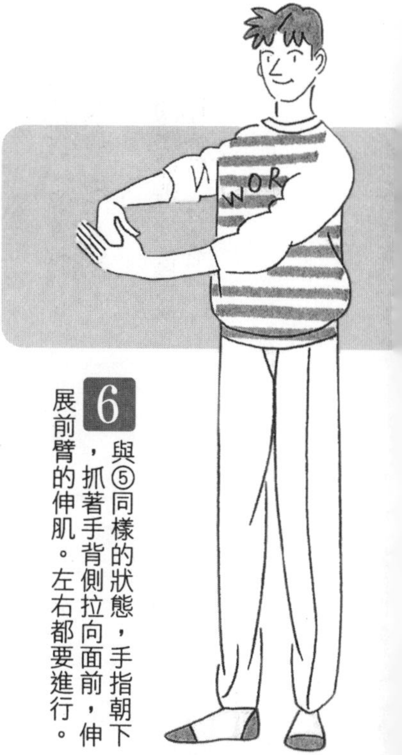

6 與⑤同樣的狀態，手指朝下，抓著手背側拉向面前，伸展前臂的伸肌。左右都要進行。

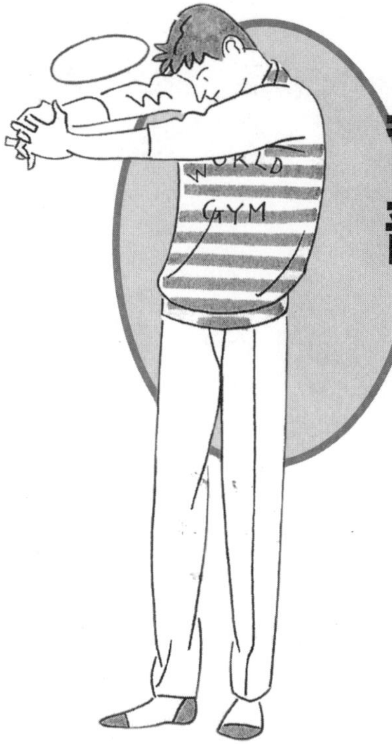

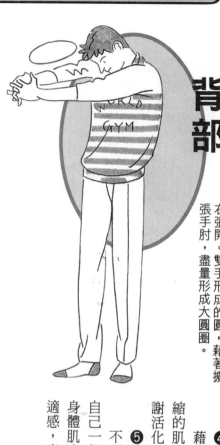

7 雙手在前方交疊，背部好像往後推出似的，肩胛骨朝左右張開。雙手形成的圓，藉著擴張手肘，盡量形成大圓圈。

動範圍變得狹窄。藉著伸展運動保持柔軟性，就能夠增大動作，得到更高的運動效果。

❷促進疲勞消除

藉著伸展運動給予肌肉柔軟性，能夠促進血液循環。血液循環順暢，乳酸等疲勞物質迅速排出體外，則氧和營養物質運送到肌肉組織的毛細血管，就能消除疲勞。

❸預防受傷

缺乏柔軟性，僵硬的肌肉無法處理突然承受較大的負荷，可能會引起肌肉斷裂或關節障礙等。藉著伸展運動保持柔軟性，就能預防這些障礙。

❹防止肌力減退

藉著伸展運動可以放鬆因為壓力蓄積而萎縮的肌肉。得到放鬆之後，就能夠促使新陳代謝活化，加速血液循環，防止肌力減退。

❺消除身心壓力

不需要特定場所或器具的伸展運動，可以自己一個人簡單而安心的進行。不只能夠放鬆身體肌肉的緊張，同時可以使精神方面得到舒適感，產生放鬆的感覺。

胸部

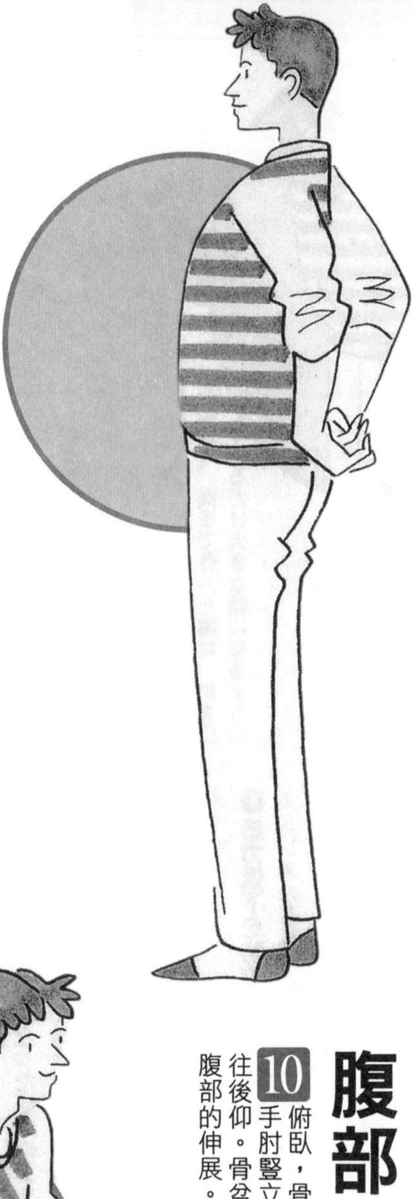

8 雙手在後方交疊，固定在腰上，手肘用力往後拉，胸往前挺出，好像利用背部將肩胛骨朝中央靠攏似的。

腰背部

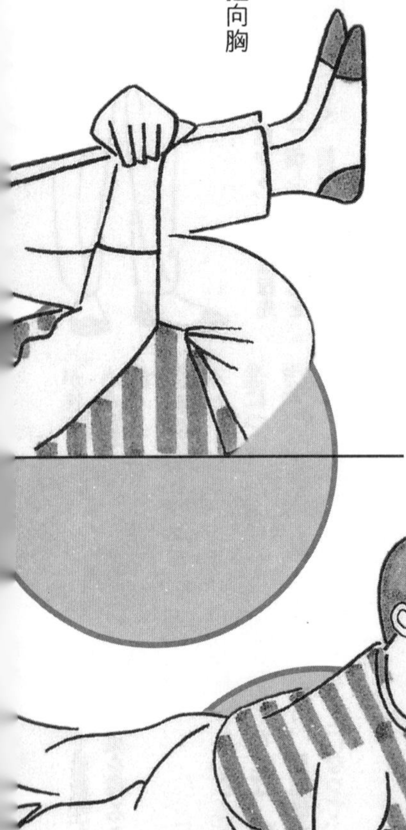

9 仰躺，手抱兩膝，拉向胸前，腿往上抬。

腹部

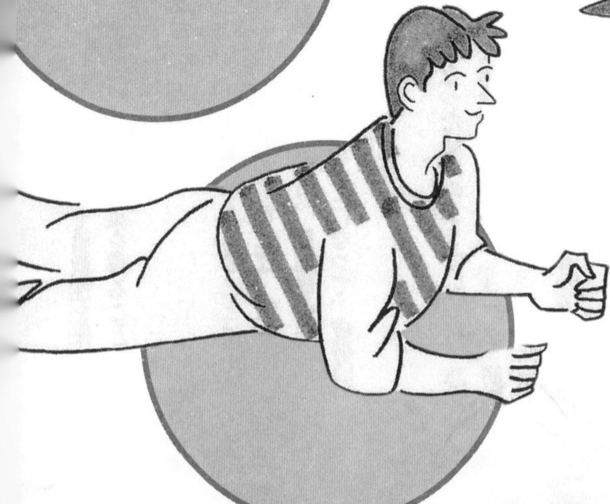

10 俯臥，骨盆固定於地面上，手肘豎立，支撐上身，上身往後仰。骨盆不可離地，感覺到腹部的伸展。

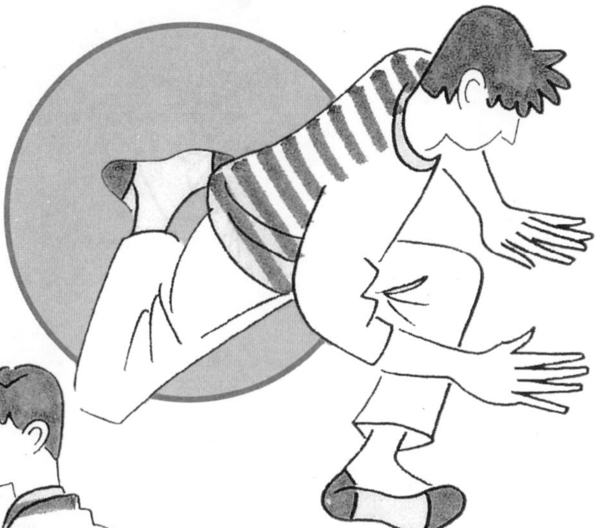

臀部

11 屈膝坐下，單腳伸向前方，另一隻腳拉到後方。由此狀態開始，胸好像貼在朝前方伸出的腳的膝上似的，上身往前傾。注意力置於往前伸出的腳側臀部伸展的感覺上。左右都要進行。

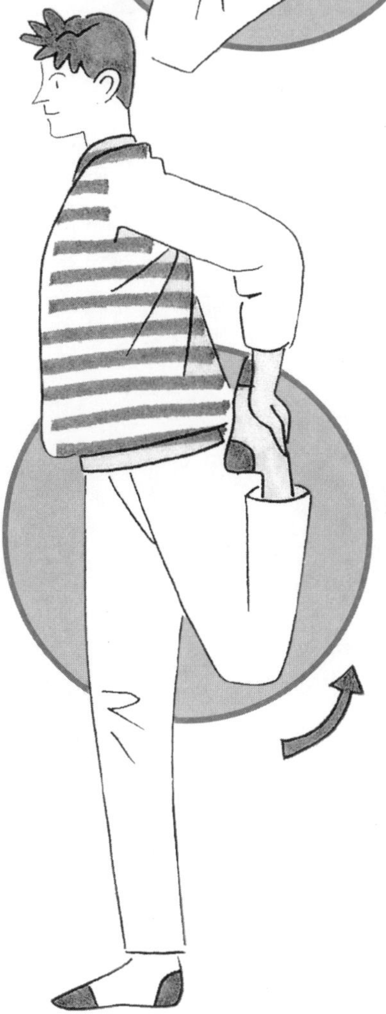

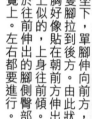

股四頭肌（腿部前側）

12 保持站立的狀態，手抓住同側的腳踝，腳跟貼於臀部，膝盡量往後上方拉，感覺到腿前部的伸展。左右都要進行。

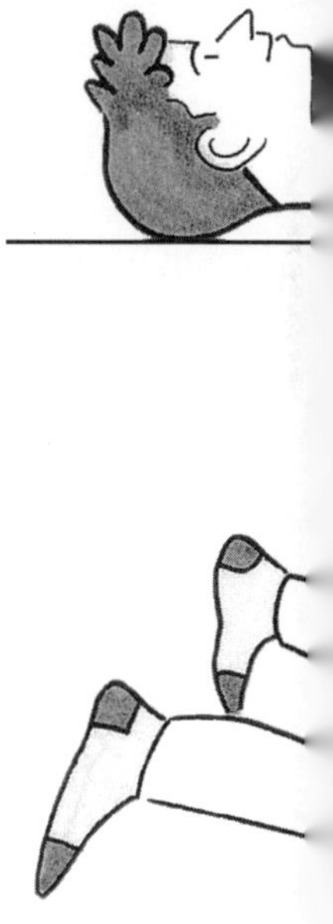

股二頭肌（腿部內側）

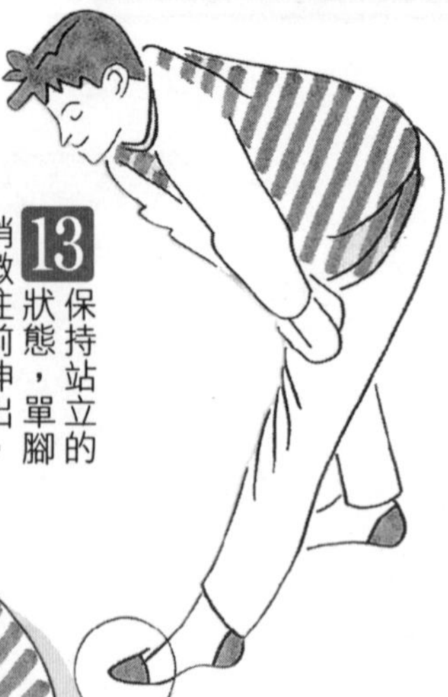

13 保持站立的狀態，單腳稍微往前伸出，雙手置於伸出的腿上（膝的上方）伸直膝，臀部往後拉，上身往前傾。朝前方伸出的腳趾不可上抬。感覺到腿部內側的伸展。左右都要進行。

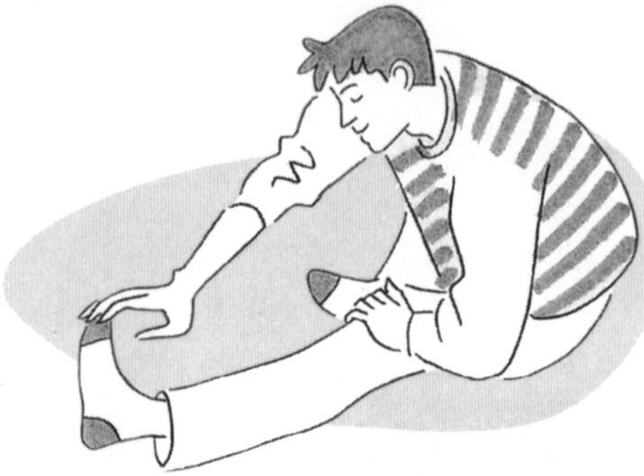

14 單腳往前伸出，另一隻腳屈膝，腳底好像貼於伸出腳的膝內側似的坐下。用相反側的手，往上拉朝前方伸出腳的腳趾固定，膝不可抬起，同時上身往前傾。左右都要進行。

脛骨前肌（足脛）

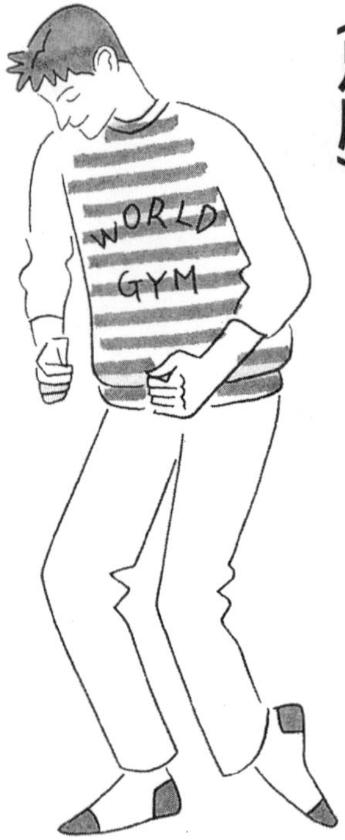

15 從站立的狀態開始，單腳的腳趾朝向後方，腳背貼近地面，屈膝，感覺脛骨的伸展。左右都要進行。

小腿肚

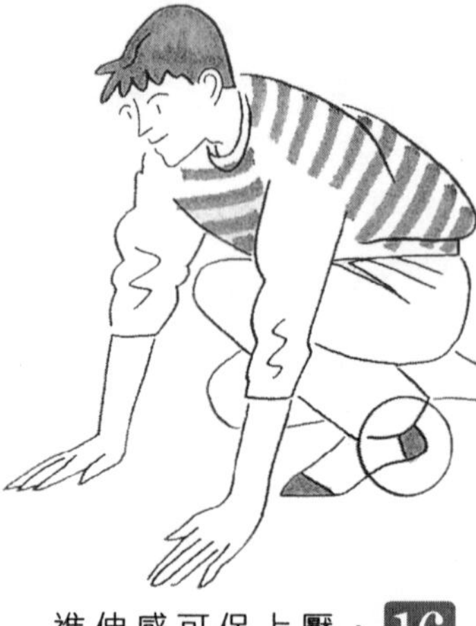

16 膝直立，腳跟不可抬起，胸部好像將腿壓向地面似的，上身往前傾。為保持平衡，雙手可以貼在地上。感覺到小腿肚的伸展。左右都要進行。

伸展運動的基本原則

進行伸展運動時不可敷衍了事。錯誤的動作會引起運動傷害，而且無法得到很好的效果。牢記以下的基本原則之後，再開始做伸展運動。

①溫暖身體

進行伸展運動前，必須先做暖身運動。輕鬆的走路、慢跑或泡完澡，體溫上升後再進行。夏天長時間待在冷氣極強的房內，身體較寒冷，一定要注意這個問題。

②盡量放鬆

聽自己喜歡的音樂，可以放鬆多餘的力量，在悠閒的時光中快樂的進行伸展運動。尤其像靜力伸展運動，基本上，要盡量伸展到感覺舒服的狀態，暫時靜止一會。因此，身心的「放鬆」相當重要。進行伸展運動時，避免過度用力，否則會變成錯誤的動作。總之，一定要盡量放鬆。

③避免停止呼吸

基本上，一邊吐氣一邊進行伸展。過度注意呼吸的問題，容易忽略對肌肉非常重要的意識。只要呼吸不會暫時停止，保持自然的狀態就沒問題。

④意識與確認

在腦海中要明確的意識到「現在到底在伸展哪一條肌肉」，將注意力集中在這條肌肉上。實際感覺到肌肉的伸展相當重要。

⑤由上往下進行

伸展運動的基本是「從上肢到下肢，全身都要進行」。不過，衡量放鬆的問題，不一定要這麼做。與其反覆站著、坐著進行伸展運動，不如將重點置於與拮抗肌之間的平衡和整體的流程上，從容易做的動作開始。

⑥避免立刻增加負荷

突然給予加諸反彈力或讓不了解情況的人按壓身體都很危險。可以分幾個階段，慢慢增加或降低強度。因為具有個人差異，所以，無法以具體的數值表示。不過，強度的標準應該是「僅止於『感覺舒服處』」。「感覺疼痛」，就表示過度伸展。不要一開始就向困難的伸展動作挑戰，而要從能力範圍所及的動作依序進行。

⑦按照自己的步調進行

柔軟性因人而異，每天的情況也各有不同，與他人比較或抱持競爭的心態，這種做法毫無意義。與周遭人比較、與昨天比較，或是與過度忍耐的自己競爭，這些都是錯誤的行為。一定要確認當時的狀態，配合自己的步調來進行。

⑧感覺疼痛時立刻停止

感覺疼痛時，不要勉強做伸展運動。劇痛持續時，必須接受專門醫師的檢查，以便確認狀態。接著，與自己的身體商量一下，調整身體狀況後再開始吧！

⑨養成習慣

並非開始做伸展運動就能夠突然增加柔軟性，身體很容易恢復原狀，所以，持之以恆來做伸展運動相當重要。與其每週一次花長時間進行，不如每天利用短時間來做，效果更佳。

ROM《關節可動範圍》

肘

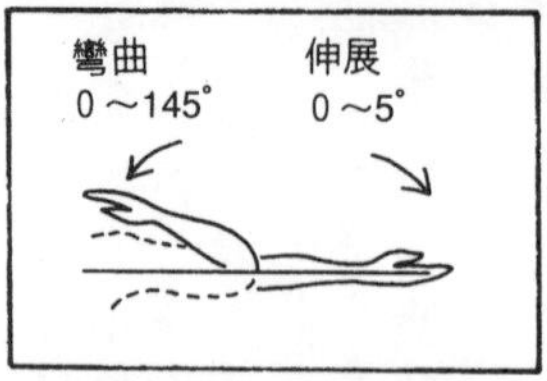

手

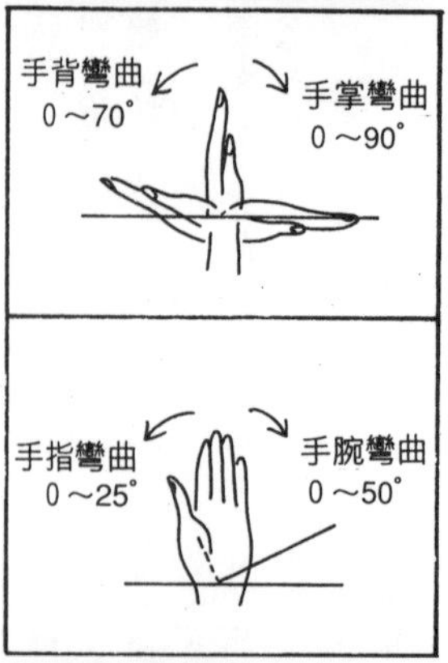

下 肢

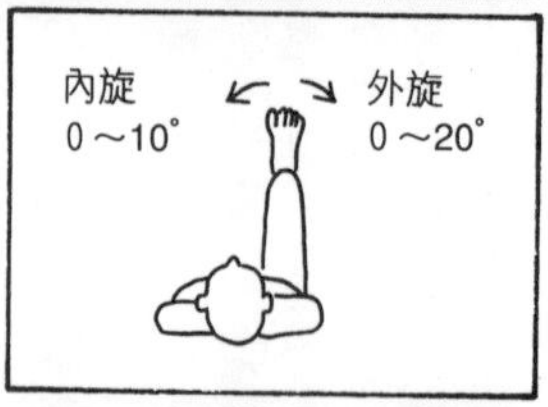

足（關節）

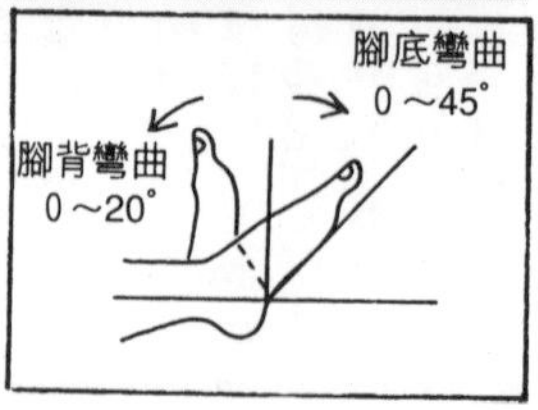

肩 膀

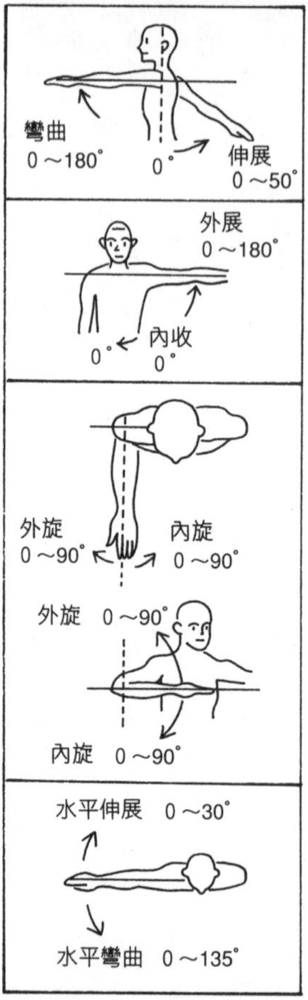

前 臂

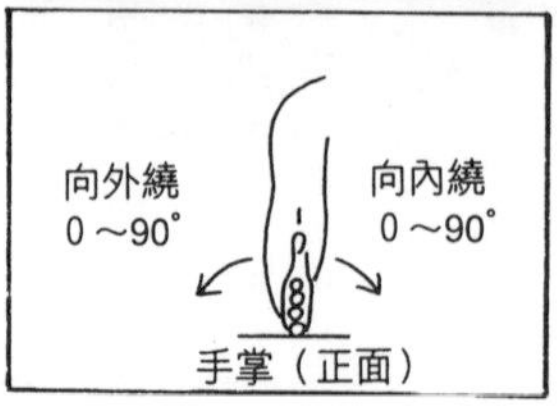

頸 部

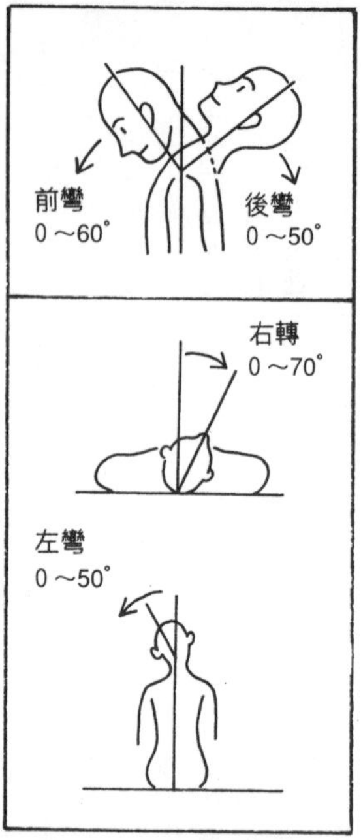

肩胛帶

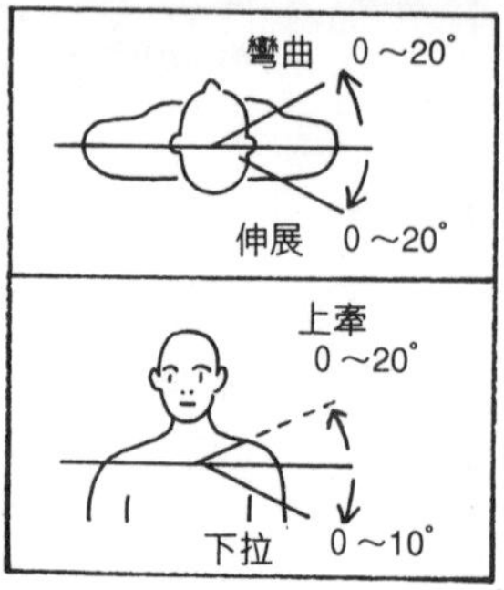

膝

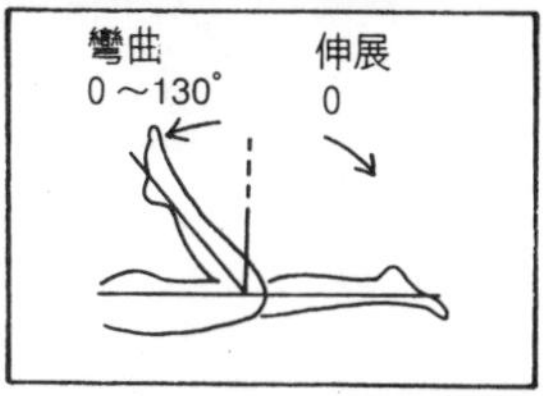

足部

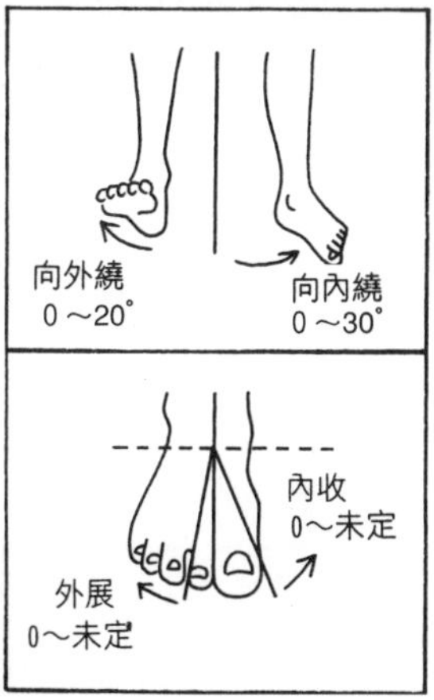

股

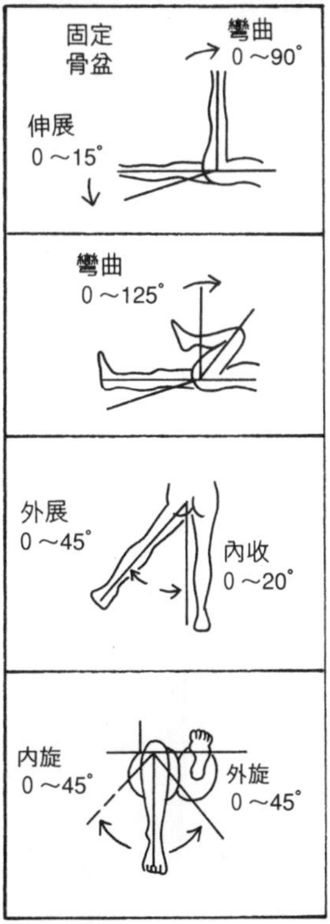

胸腰部

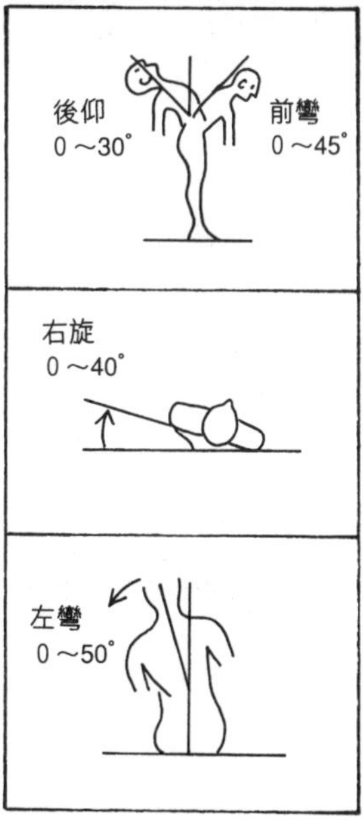

伸展運動的歷史正要展開

一九五七～一九六二年，許多研究者針對南加州大學的提普里茲博士提倡的伸展運動發表論文。一九七〇年以後，體育及運動各方面才承認其存在。一九七五年，美國的波布・安德森所『STRETCHING』使得「靜力伸展運動」一躍成名。經過很長一段時間之後才傳入日本。一九七七年，遠征美國的田徑隊教練接受指導。

後來，由參加遠征的選手及教練將伸展運動引進日本的運動界。

站立

1 伸展

雙手伸到頭上方，伸展全身。

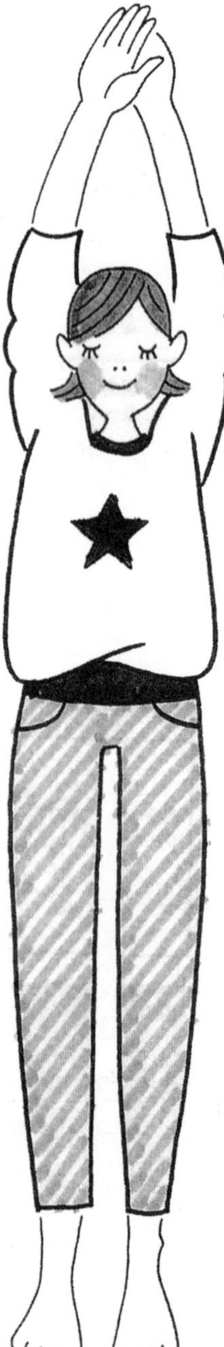

2 體側

從①的狀態開始，上身朝左右倒，伸展體側。相反側的手抓住伸展側的手，好像將手往上拉似的進行。

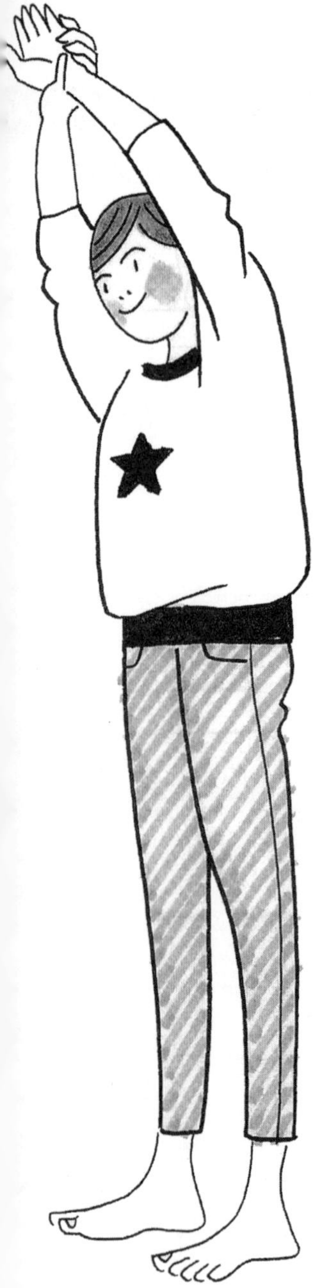

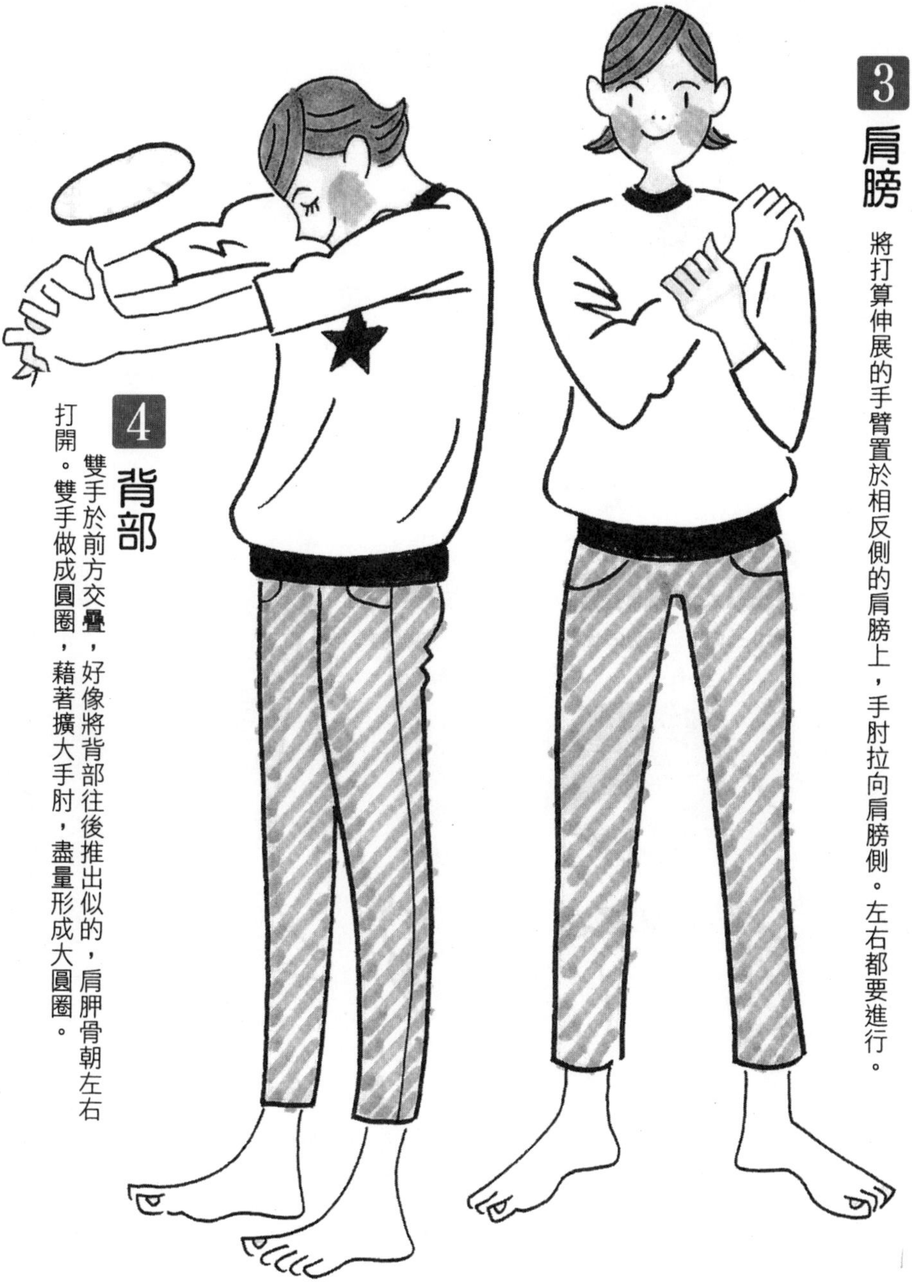

3 肩膀

將打算伸展的手臂置於相反側的肩膀上，手肘拉向肩膀側。左右都要進行。

4 背部

雙手於前方交疊，好像將背部往後推出似的，肩胛骨朝左右打開。雙手做成圓圈，藉著擴大手肘，盡量形成大圓圈。

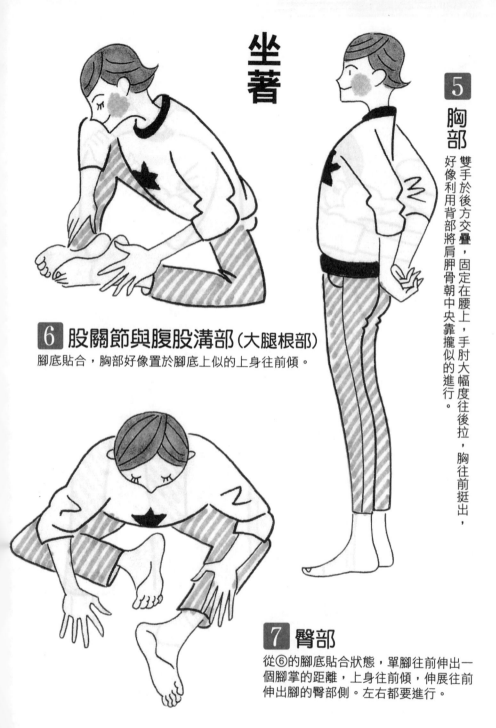

坐著

5 胸部

雙手於後方交疊，固定在腰上，手肘大幅度往後拉，胸往前挺出，好像利用背部將肩胛骨朝中央靠攏似的進行。

6 股關節與腹股溝部（大腿根部）

腳底貼合，胸部好像置於腳底上似的上身往前傾。

7 臀部

從⑥的腳底貼合狀態，單腳往前伸出一個腳掌的距離，上身往前傾，伸展往前伸出腳的臀部側。左右都要進行。

仰躺

8 臀部到股二頭肌

雙手抱住單膝，上抬到胸前。另一隻伸直的腳，膝不可抬起。左右都要進行。

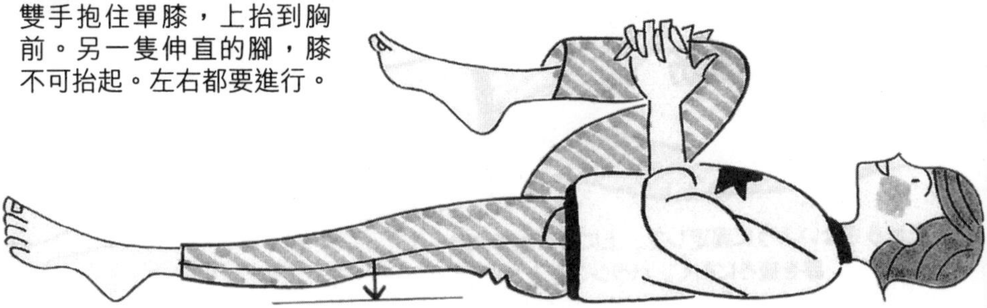

9 股二頭肌和小腿肚

雙手抱住單膝內側，拉向胸前。腳趾豎立，朝臉的方向靠近，就能一併伸展小腿肚。慢慢的做，左右都要進行。

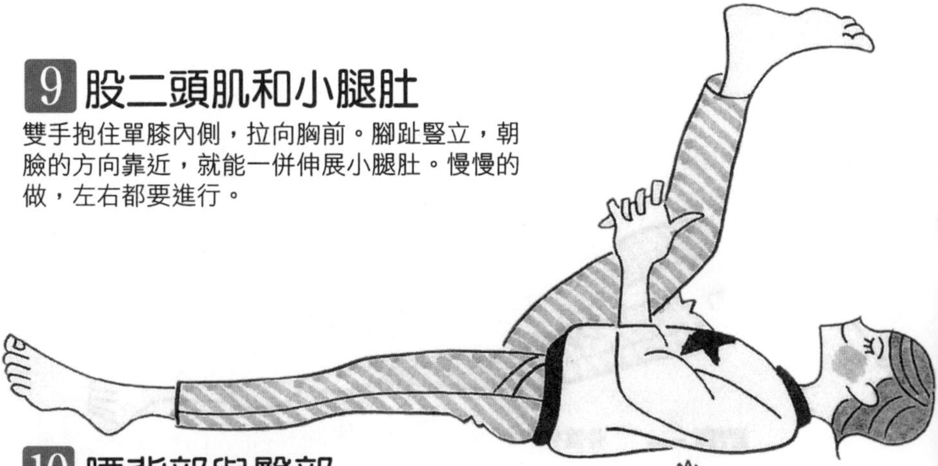

10 腰背部與臀部

單腳屈膝，與另一隻腳交叉。用與上方的膝相反側的手抓住膝，盡量使其貼於地面，扭轉腰部。與上方的腳同側的肩膀不可上抬。左右都要進行。

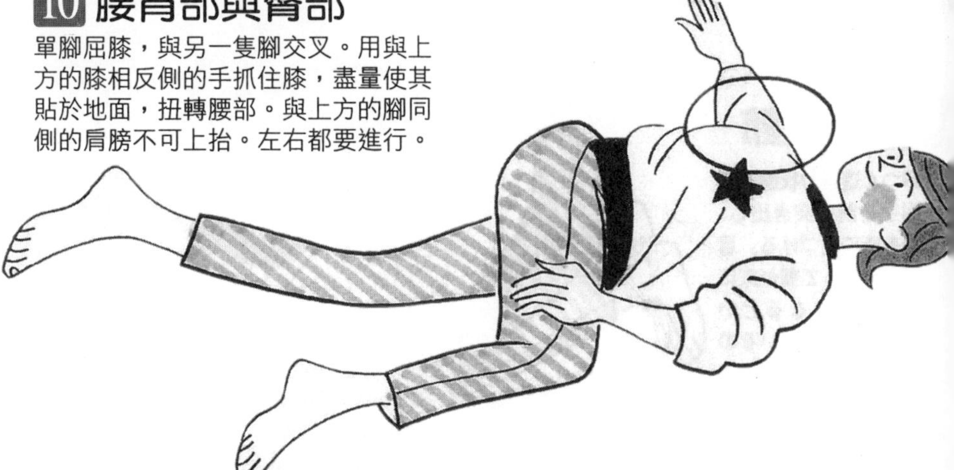

側　臥

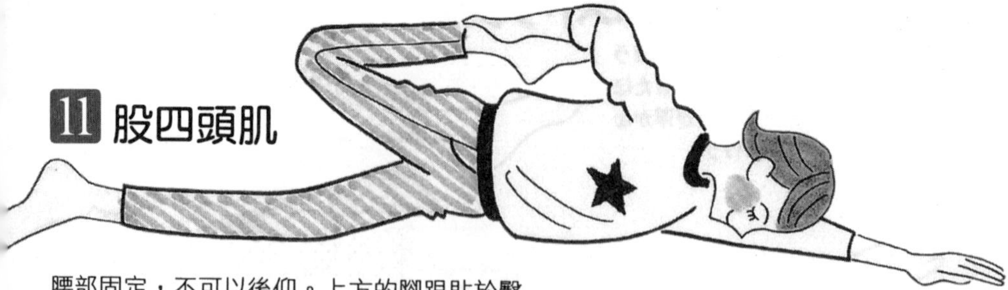

11 股四頭肌

腰部固定，不可以後仰。上方的腳跟貼於臀部，將膝往後拉。為取得平衡，下方的腳膝可以彎曲。左右都要進行。

俯　臥

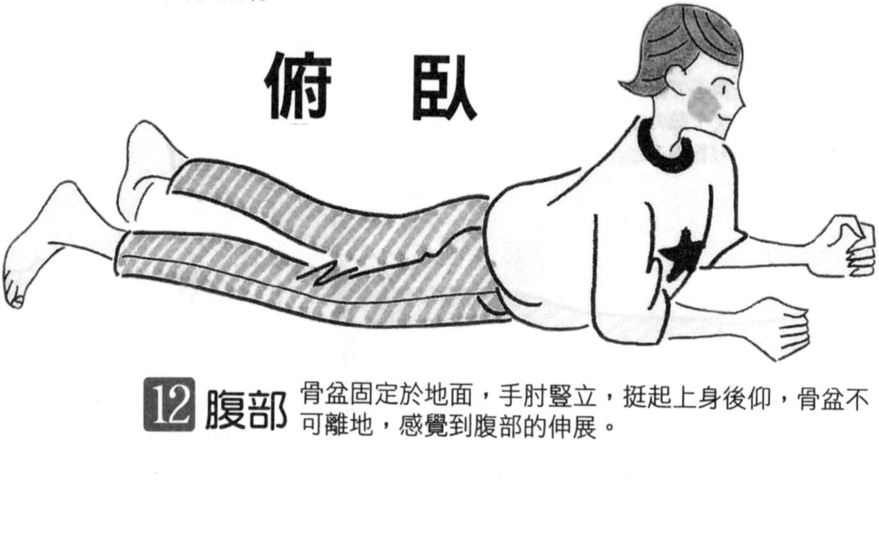

12 腹部

骨盆固定於地面，手肘豎立，挺起上身後仰，骨盆不可離地，感覺到腹部的伸展。

13 肩關節

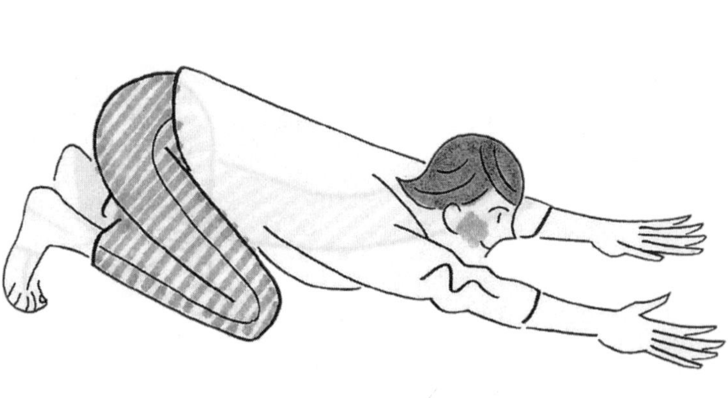

從四肢跪地的狀態開始，雙手往前伸出，腋下要靠近地面。直視前方，下顎貼於地面，感覺到肩膀的伸展。

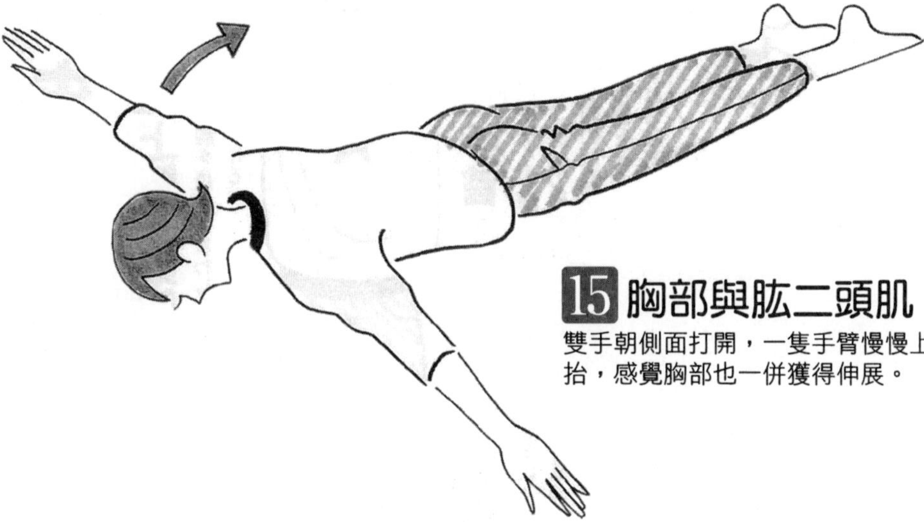

15 胸部與肱二頭肌

雙手朝側面打開，一隻手臂慢慢上抬，感覺胸部也一併獲得伸展。

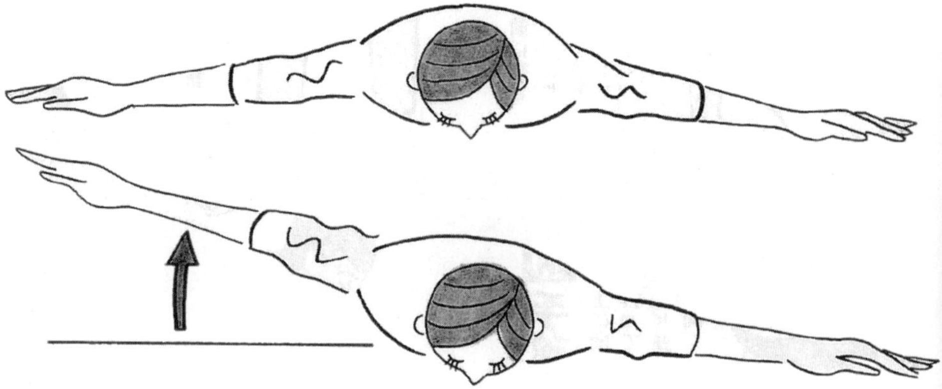

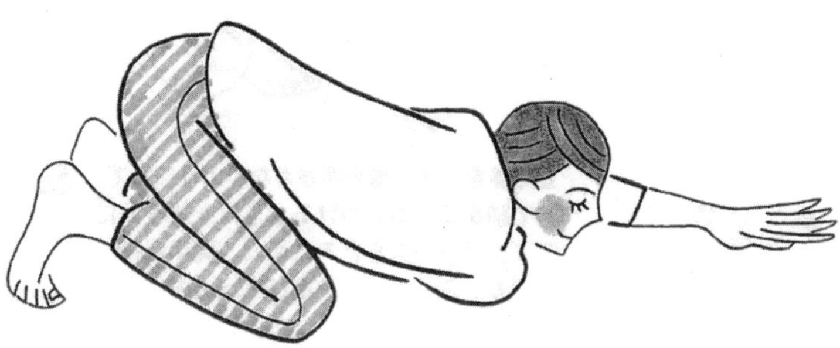

14 肩關節

從⑬的狀態開始，一隻手臂（肩膀）伸到腋下，感覺好像將肩膀往地面壓似的。左右都要進行。

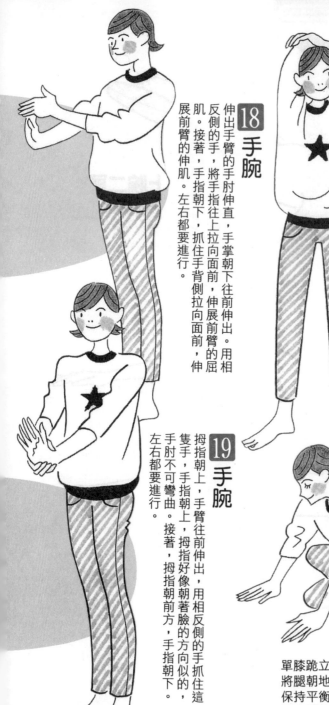

再站起來

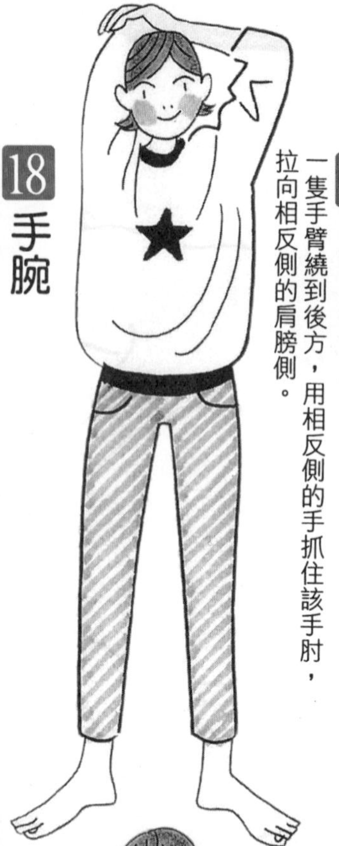

16 肱三頭肌

一隻手臂繞到後方，用相反側的手抓住該手肘，拉向相反側的肩膀側。

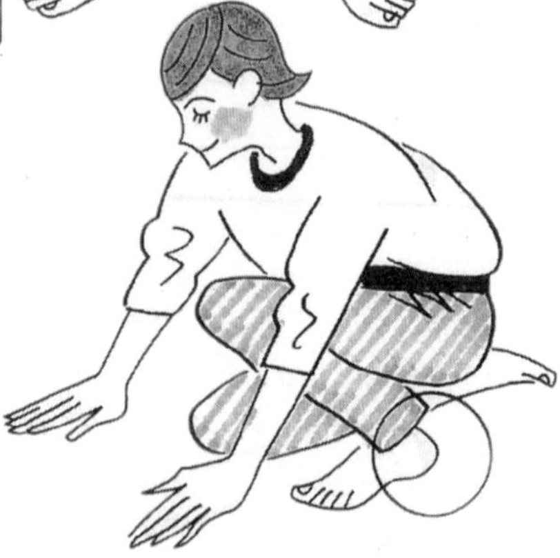

17 小腿肚

單膝跪立，腳跟不可上抬，好像用胸將腿朝地上壓似的，上身往前傾。為保持平衡，雙手可以貼於地面，感覺到小腿肚的伸展。左右都要進行。

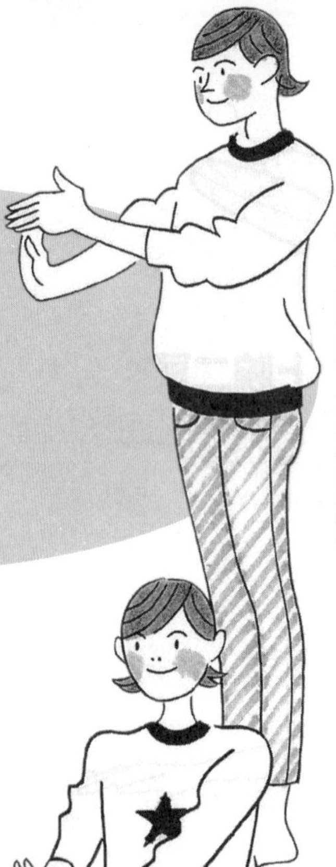

18 手腕

伸出手臂的手肘伸直，手掌朝下往前伸出。用相反側的手，將手指往上拉向面前，伸展前臂的屈肌。接著，手指朝下，抓住手背側拉向面前，伸展前臂的伸肌。左右都要進行。

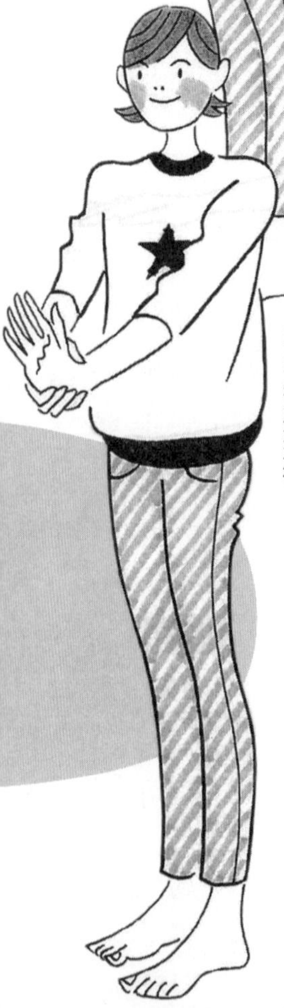

19 手腕

拇指朝上，手臂往前伸出，用相反側的手抓住這隻手，手指朝上，拇指好像朝著臉的方向似的，手肘不可彎曲。接著，拇指朝前方，手指朝下。左右都要進行。

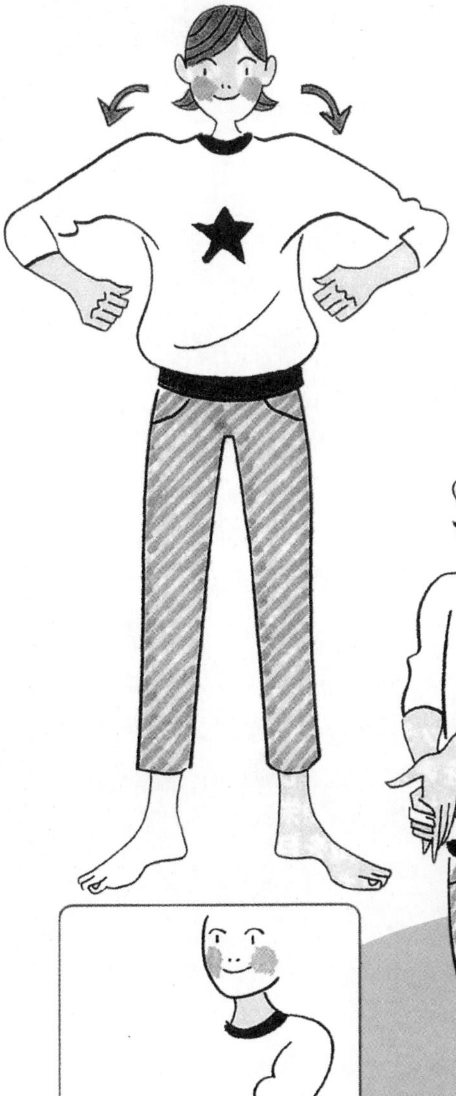

20 放鬆

肩膀朝前後繞，放鬆全身的力量，動作結束。

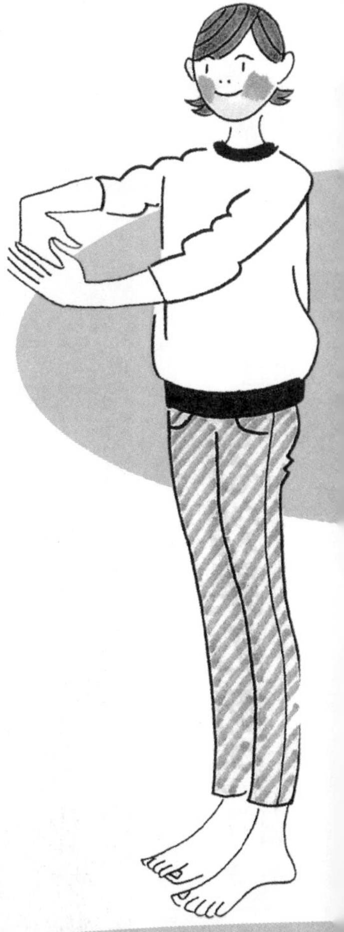

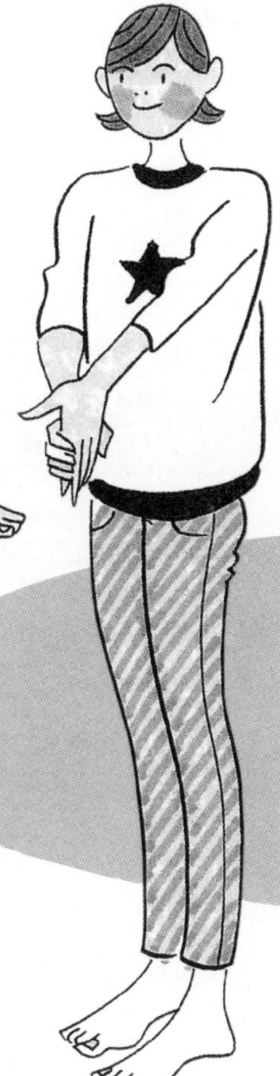

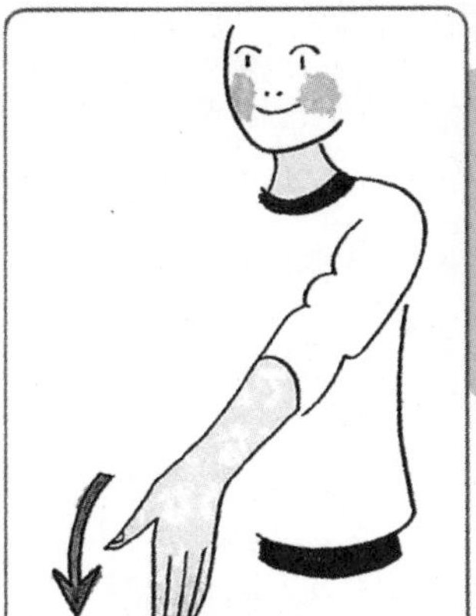

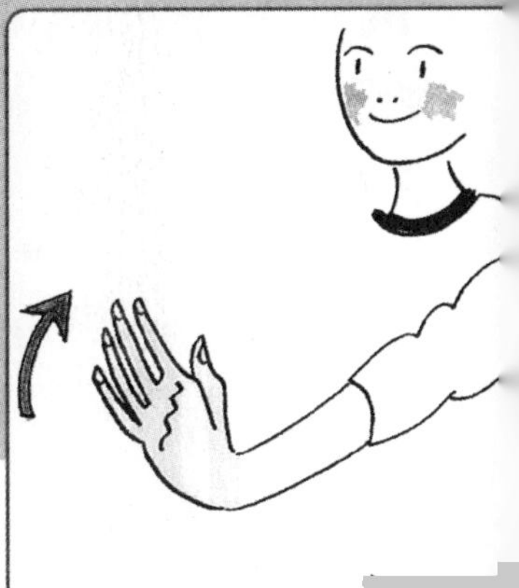

1 具有提高肌肉溫度效果的營養輔助食品

7 讓伸展運動更能發揮效果的營養輔助食品

前面各章已經說過，伸展運動能夠伸展肌肉、促進血液循環及神經通暢，具有提高人類原有機能的效果。藉著拉扯伸展萎縮的肌肉，使得神經更為通暢，順利傳遞腦的命令，同時擴張毛細血管，讓新的血液將氧和營養送達身體末端。如此一來，就能改善肩膀酸痛或腰痛等各種症狀，促進人體原有的治癒力。在運動方面，則可擴大關節可動範圍，提高運動力，有助於消除疲勞。

以下來探討可以提高伸展運動效果的營養輔助食品。營養輔助食品是指彌補不足的營養的營養輔助劑或食品。配合目的，利用各成分所具有的特徵，維持取得平衡的健康身體。伸展運動搭配營養輔助食品，更能增加各自的效果。

依目的不同，分為「提高肌肉溫度」、「放鬆」、「消除疲勞」、「形成及修復肌腱、韌帶和軟骨組織」等4個項目的商品加以介紹。在此所介紹的商品，全都是從營養輔助食品先進國家美國進口的。日本當成食品處理。在美國，營養輔助食品則是介於藥物和食品之間。因此，有的醫師可以使用。就利用這些營養輔助食品好好的補充體力，提高原有的能力吧！

主編／赤星祐司　秦　彌

如果能夠先提高肌肉溫度再來進行伸展運動，則效果更好。做伸展運動可以促進血液循環，減輕身體寒冷、肩膀酸痛或腰痛等症狀。

營養輔助食品能夠增加末梢的血流量，促進血管的擴張，具有和運動同樣的提高肌肉溫度的作用。含有維他命B_6、維他命B_{12}、維他命E、葉酸、辣椒辣素、麻黃、L-酪氨酸等成分的營養輔助食品，都具有上述的效果。

Life Force Multiple

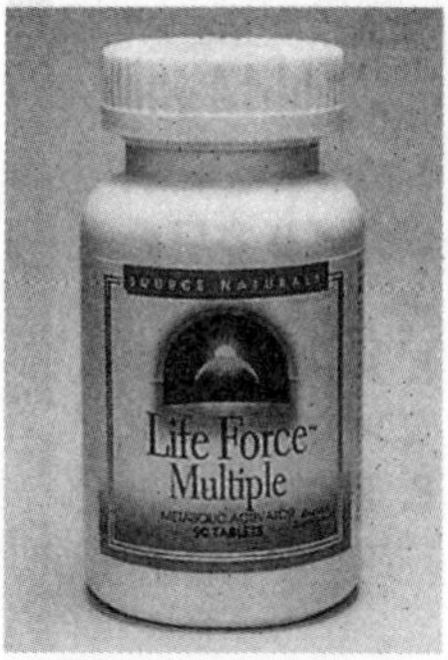

(製造／Source Naturals)
90錠：3,450日圓
成分／β-胡蘿蔔素、維他命B_{12}、維他命C、維他命D、維他命E、葉酸等

One Daily Multiple

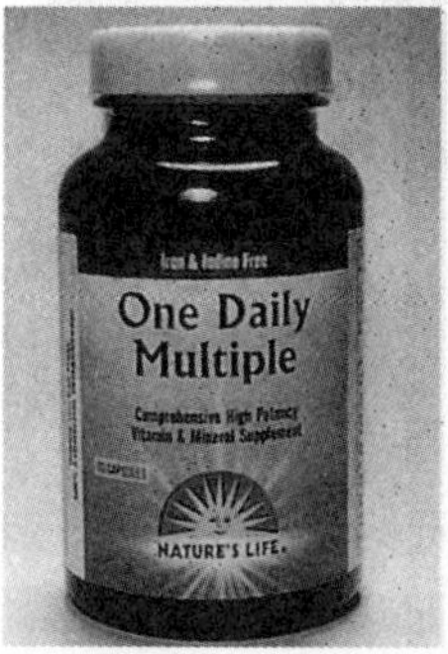

(製造／Nature's Life)
60錠：2,150日圓
成分／β-胡蘿蔔素、維他命C、維他命E、維他命B_6、維他命B_{12}、葉酸等

Xenadrine

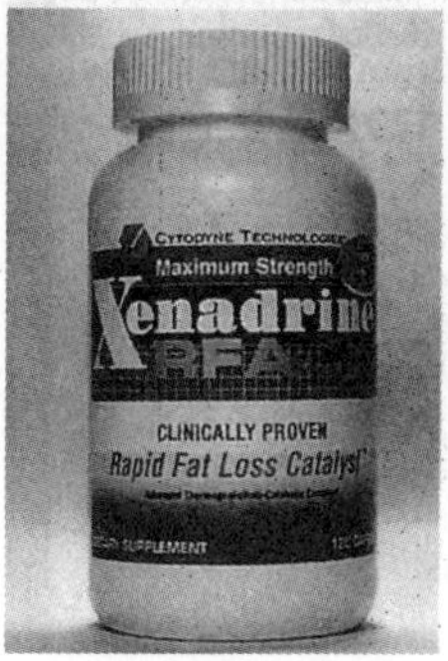

(製造／CYTODYNE TECHNOLOGIES)
120顆膠囊：4,200日圓
成分／麻黃、瓜拉那精(guarana又名巴西可可)、L-酪氨酸等

ENHANCED ENERGY(without IRON)

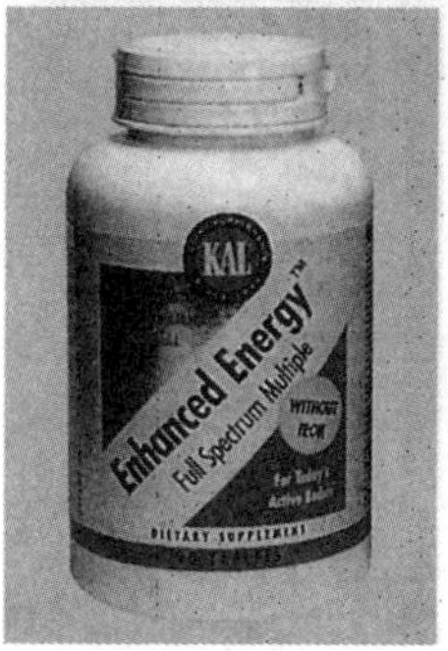

(製造／KAL)
150錠：2,470日圓
成分／β-蘿蔔素、維他命B_{12}、維他命C、維他命D、維他命E、葉酸等

Diet-Metabo 7

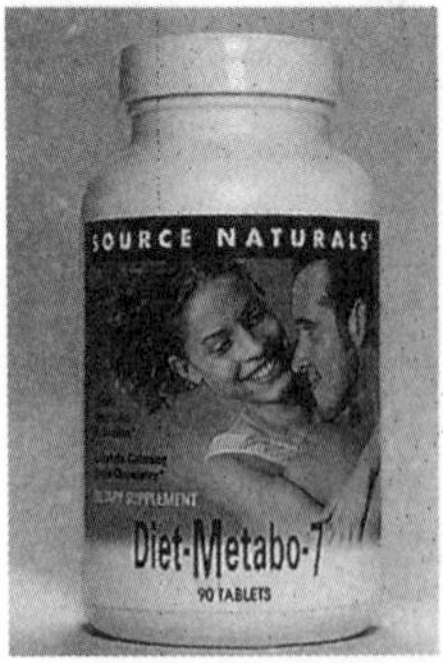

(製造／
Source Naturals)
90錠：3,110日圓
成分／GABA、維他命B_6、維他命C、匙羹藤精、L-酪氨酸等

MEGA-VITE

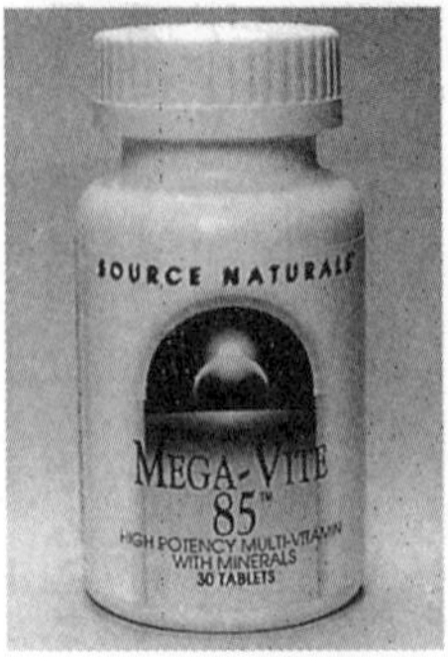

製造／
Source Naturals)
30錠：860日圓
成分／β-胡蘿蔔素、維他命B_6、維他命B_{12}、維他命D、維他命E、葉酸等

UPPER BACK SUPPORT

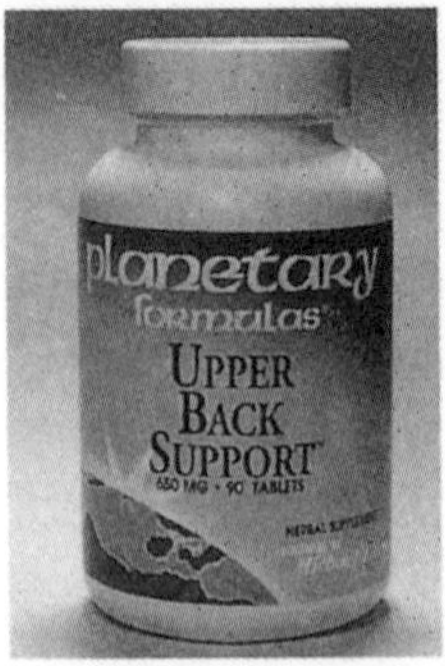

(製造／Planetary)
90錠：2,530日圓
成分／薑黃、芍藥、肉桂、鐵線蓮等

Source of Life Multi-Vitamin & Mineral

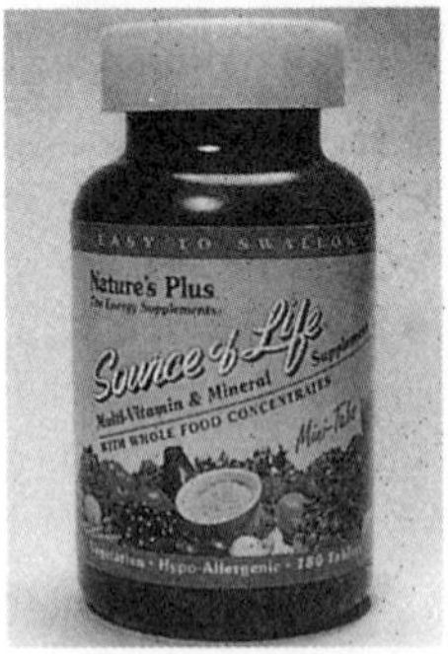

(製造／
Nature's Plus)
180錠：
3,230日圓
成分／β-胡蘿蔔素、維他命B_{12}、維他命C、維他命D、維他命E、葉酸等

SUPER CHITOSAN ENERGY

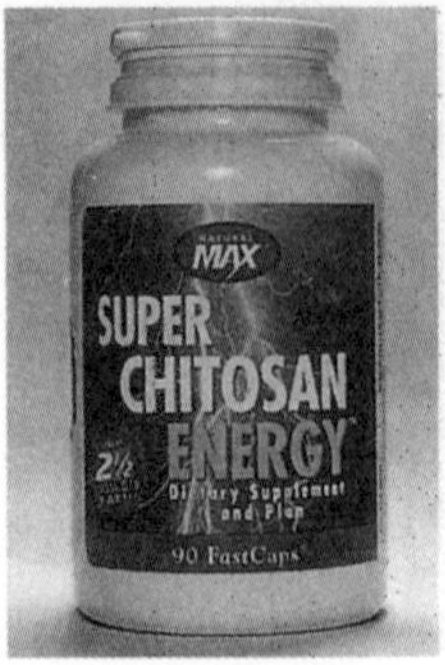

(製造／
Natural Max)
90顆膠囊：
1,820日圓
成分／綜合山梨醇殼聚糖、瓜拉那、高麗人參等

System Six

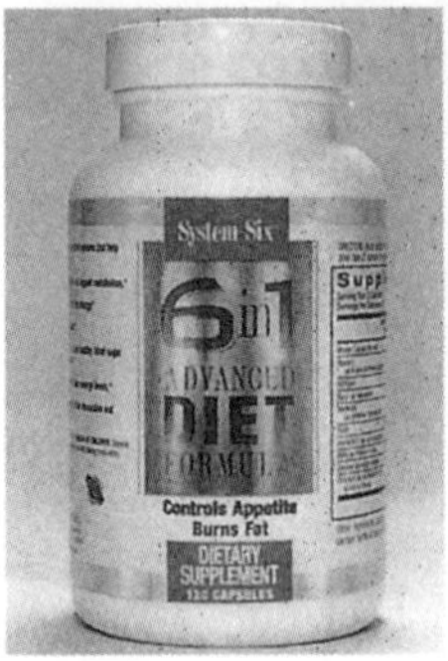

(製造／
Irwin Natural)
120顆膠囊：
2,160日圓
成分／吡啶羥酸鉻、微磷酸、鉻、維他命A、維他命E、葉酸等

2

具有放鬆效果的營養輔助食品

伸展運動必須在身心放鬆的狀態下進行，才能得到更好的效果。伸展運動能夠使得因為壓力而緊張的肌肉變得柔軟，獲得放鬆。此外，含有麻醉椒、西洋小連翹、纈草、維他命B群、5HTP、GABA、N乙醯5甲氧基色胺、SAMe等成分的營養輔助食品，具有放鬆效果。

Kava Root

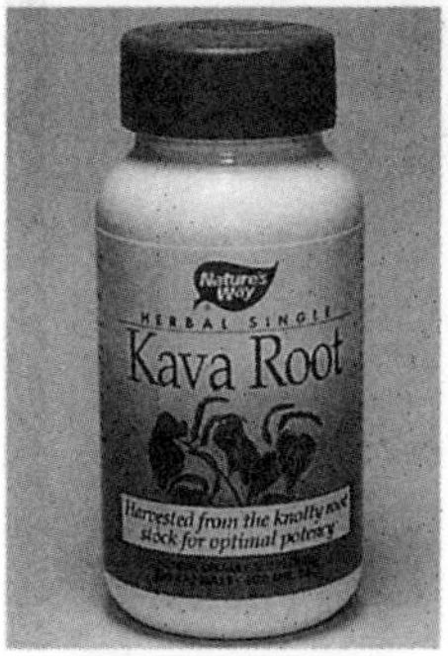

(製造／Nature's Way Products)
100顆膠囊：
1,060日圓
成分／麻醉椒

St.John's Wort

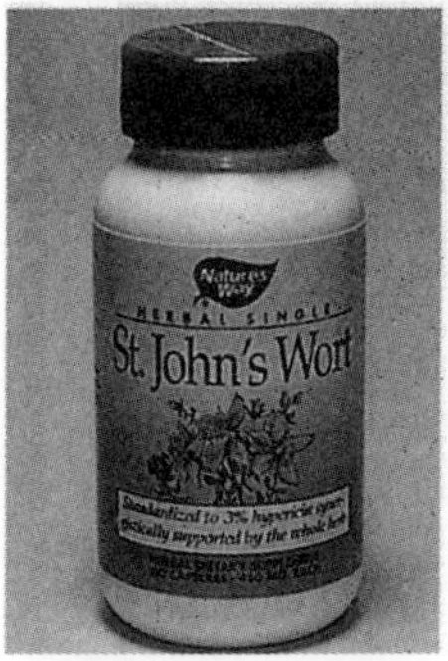

(製造／Nature's Way Products)
100顆膠囊：
1,400日圓
成分／西洋小連翹等

SUPER KAVA

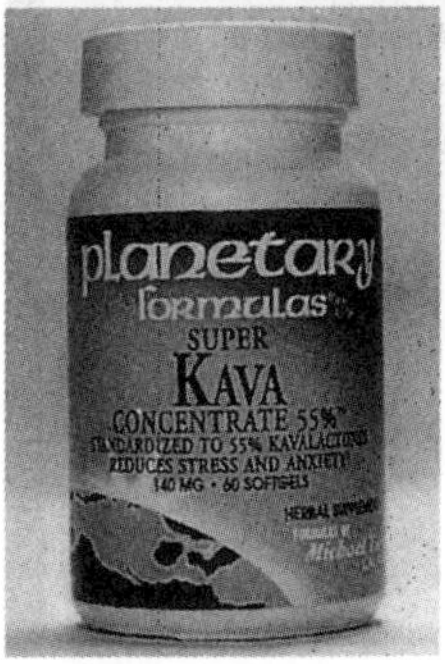

(製造／Planetary)
60錠(軟膠囊)：
2,300日圓
成分／麻醉椒

5-HTP

(製造／NOW FOODS)
90顆膠囊：2,400日圓
成分／5-羥色氨酸

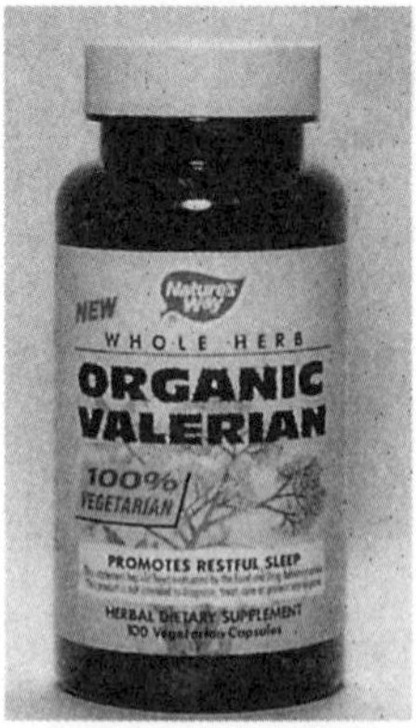

ORGANIC VALERIAN

(製造／Nature's Way Products)
100顆膠囊：960日圓
成分／纈草、鈣

STRESS FREE

(製造／Planetary)
72錠：1,210日圓
成分／鹿子草、西伯利亞蔘、鎂、大棗根等

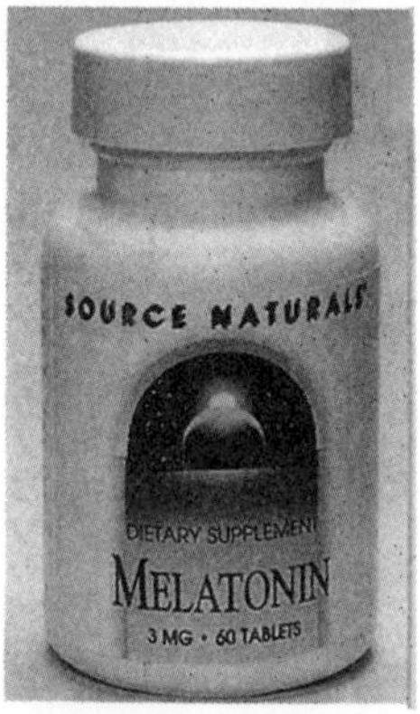

MELATONIN 3mg

(製造／Source Naturals)
60錠：800日圓
成分／N乙酰5甲氧基色胺

SAMe

(製造／Source Naturals)
20錠：2,760日圓
成分／SAMe（S-腺苷蛋氨酸）

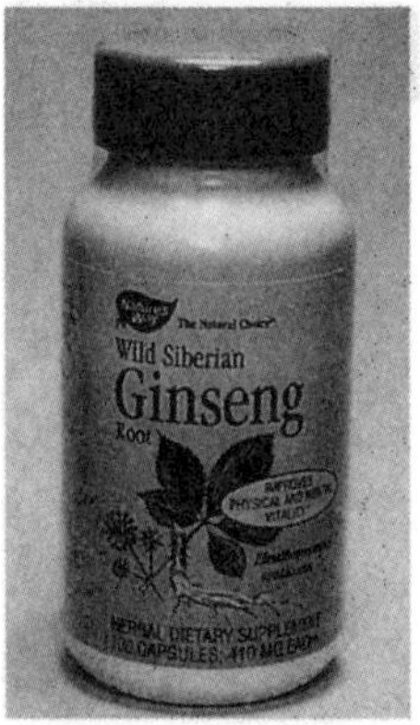

Wild Siberian Ginseng Root

(製造／Nature's Way Products)
100錠：820日圓
成分／刺五加根粉末

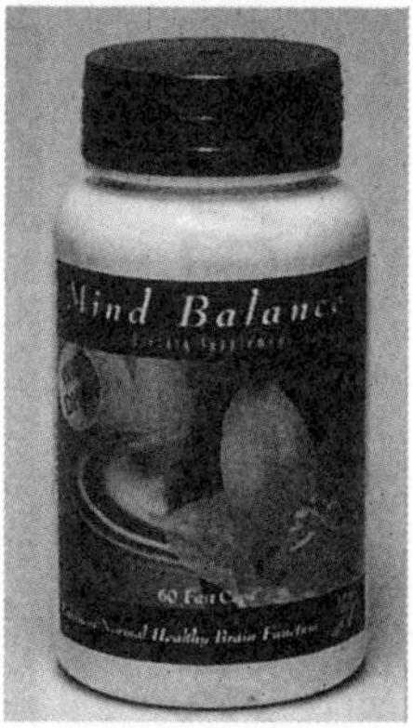

Mind Balance

(製造／Natural Max)
60顆膠囊：1,820日圓
成分／西洋小連翹、麻醉椒、維他命B_1、維他命B_2、維他命B_{12}、葉酸等

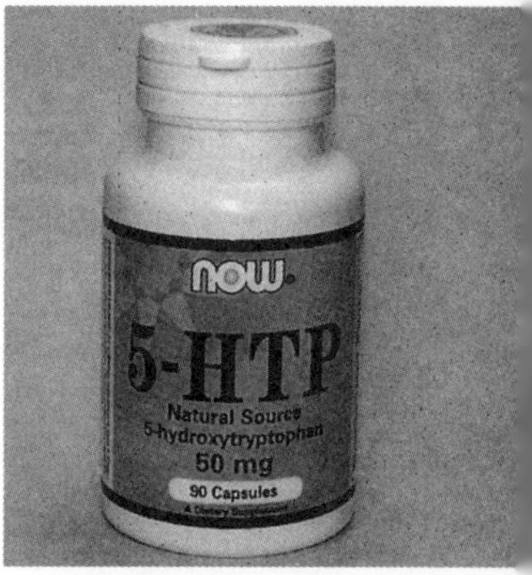

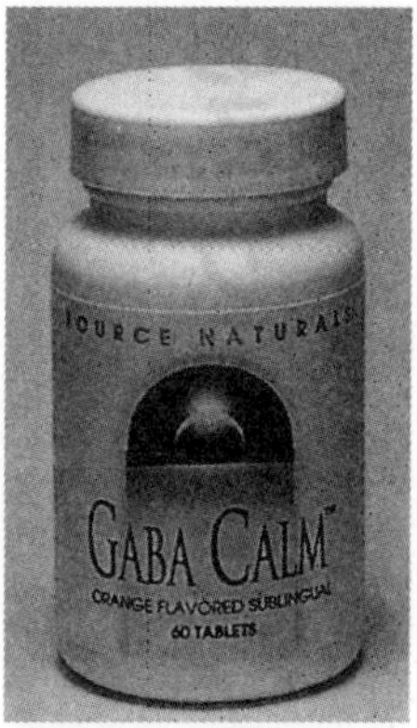

GABA CALM

(製造／Source Naturals)
60顆膠囊：1,840日圓
成分／ＧＡＢＡ、甘氨酸、鎂等

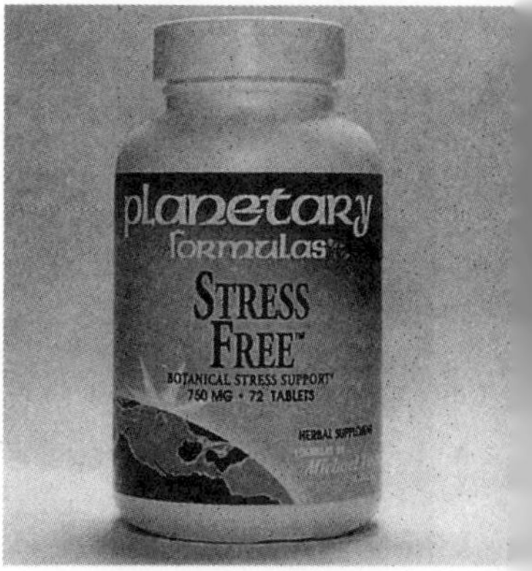

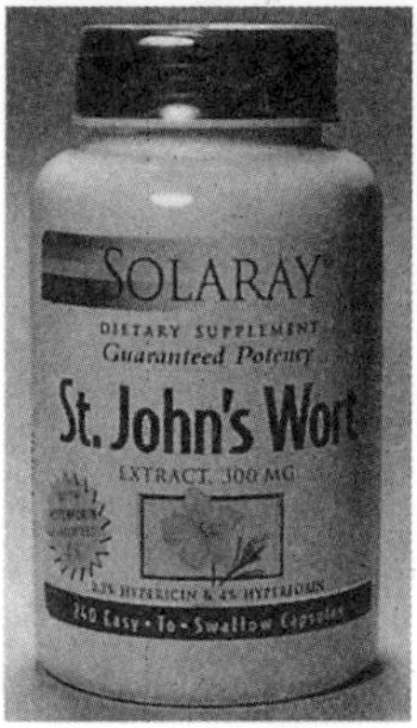

St.John's Wort

(製造／SOLARAY)
240顆膠囊：3,740日圓
成分／西洋小連翹等

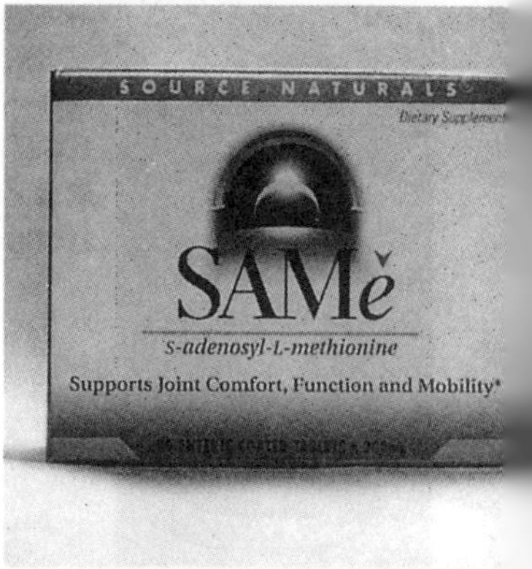

2 具有消除疲勞效果的營養輔助食品

運動完之後，做伸展運動當成整理運動，能夠促進血液循環，儘早將乳酸等疲勞物質排出體外。營養輔助食品中含有去除因為有氧活動而過度生成的活性氧物質及抗氧化作用的物質。搭配組合，能夠有效的消除疲勞。成分包括硒、綜合礦物質、乳薊、固縮醇、以維他命B_{12}為主的維他命B群、維他命C、胸腺、DHEA、hGH等。

Selenium

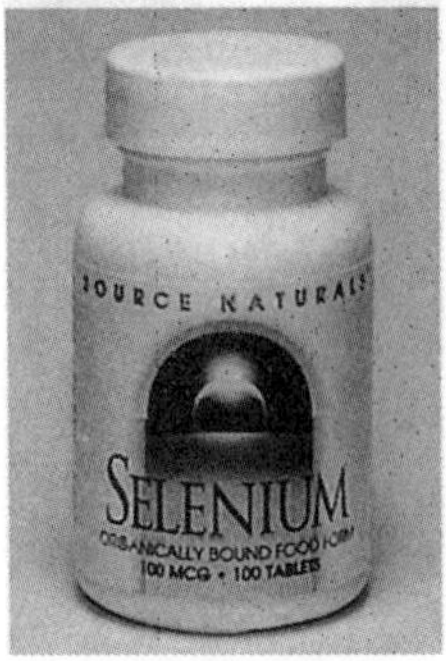

(製造／Source Naturals)
100錠：770日圓
成分／硒

Pycnogenol 75mg

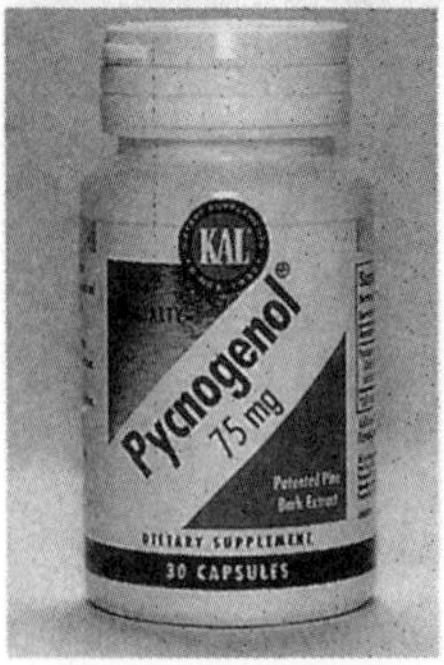

(製造／KAL)
30顆膠囊：3,840日圓
成分／固縮醇

B-12 2000mcg

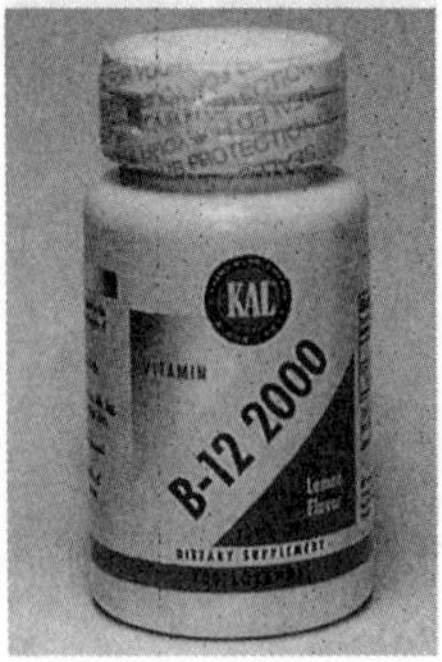

(製造／KAL)
100錠：1,540日圓
成分／維他命B_{12} 2000mcg

DHEA25mg

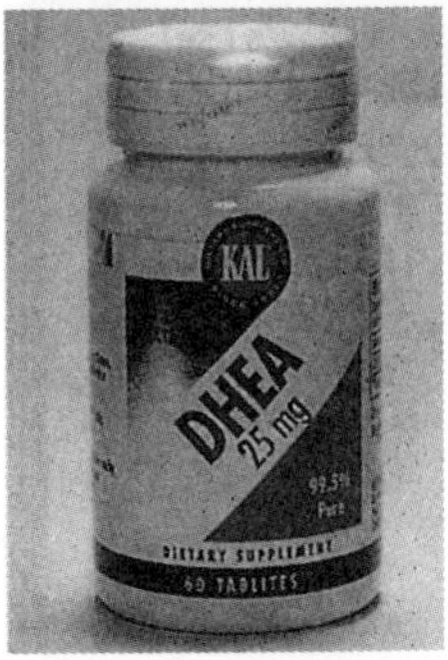

製造／KAL)
60錠：1,250日圓
成分／DHEA

B-50 CAPS

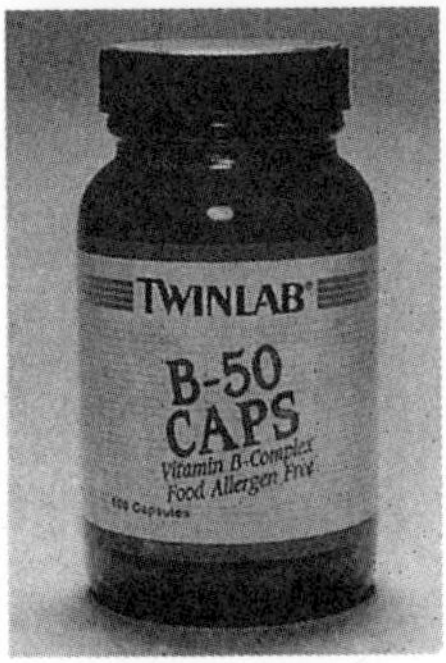

(製造／TwinLab)
50顆膠囊：
760日圓
成分／維他命B_1、
維他命B_2、
維他命B_6、
維他命B_{12}、
煙酰胺等

GROWTH HORMONE

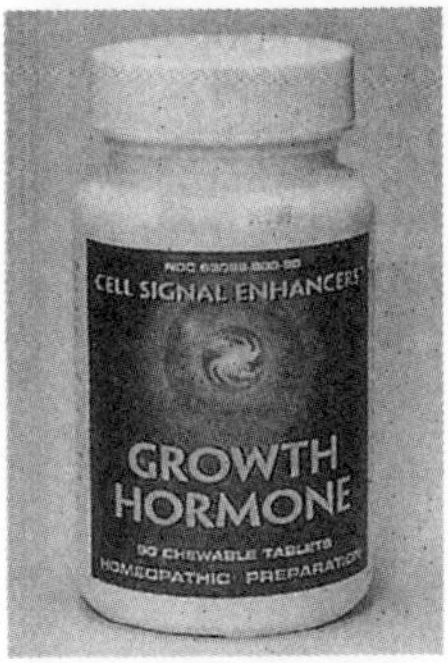

(製造／
BIOMED COMM)
90錠：5,400日圓
成分／ｈＧＨ
（生長激素）

SUPER ANTIOXIDANTS

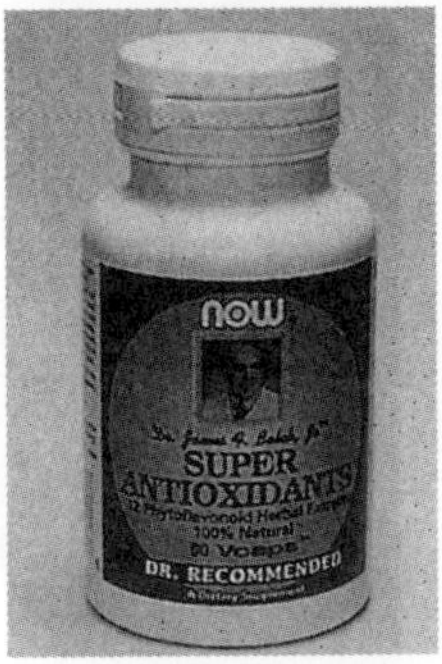

(製造／NOW FOODS)
60顆膠囊：
2,040日圓
成分／兒茶素
、乳薊、槲皮
黃酮、薑黃精
、菠蘿蛋白酶
等

Mile Thistle

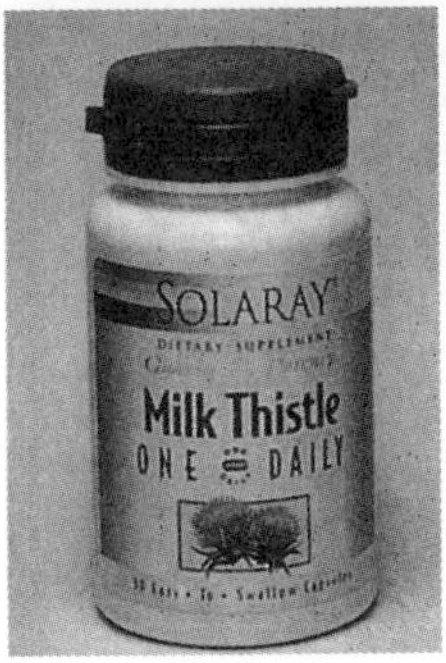

(製造／SOLARAY)
30錠：1,580日圓
成分／乳薊

Thymus 500mg

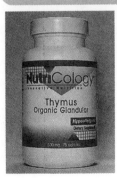

(製造／NutriCology)
75顆膠囊：
1,620日圓
成分／胸腺

4

促進肌腱和韌帶等組織的形成與修復的營養輔助食品

Beef Liver 1500mg

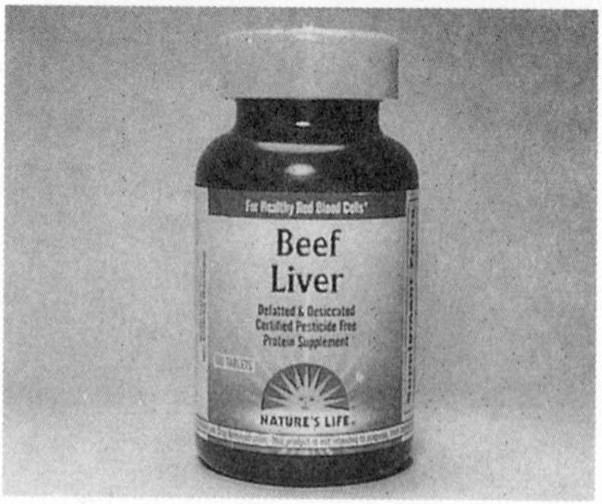

(製造／Nature's Life)
100錠：1,810日圓
成分／維他命B_{12}、鐵、鈉、牛肝粉等

B-12 LipoSpray

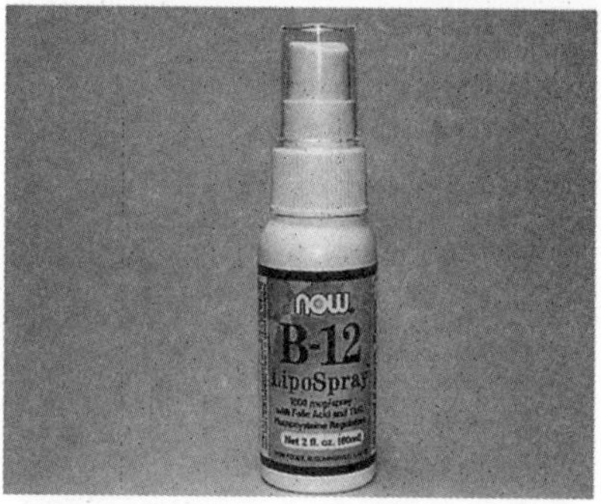

(製造／NOW FOODS)
60ml：1,440日圓
成分／維他命B_6、維他命B_{12}、葉酸、三甲基甘氨酸等

PARA System

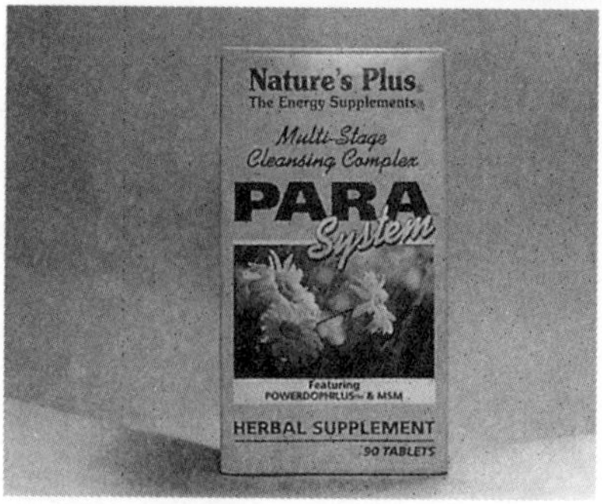

(製造／Nature's Plus)
90錠：2,080日圓
成分／ＭＳＭ、阿拉伯半乳聚糖等

進行伸展運動時，肌肉組織中的肌腱和韌帶會造成極大的負擔。因此，增加肌腱和韌帶的柔軟性是增加全身柔軟性的捷徑。不過，如果該組織缺乏血量，無法消除疲勞，就會形成嚴重的問題。一旦受傷，必須花較長的時間才能復原。包括肌肉和軟骨組織在內，具有促進這些組織修復效果的成分，以及形成組織本身的成分，可以利用營養輔助食品加以補充。而這類營養輔助食品通常含有葡糖胺、軟骨素、黏多糖、菠蘿蛋白酶、ＭＳＭ、肌苷、轉鐵蛋白酸等。

Glucosamine Sulfate 500mg

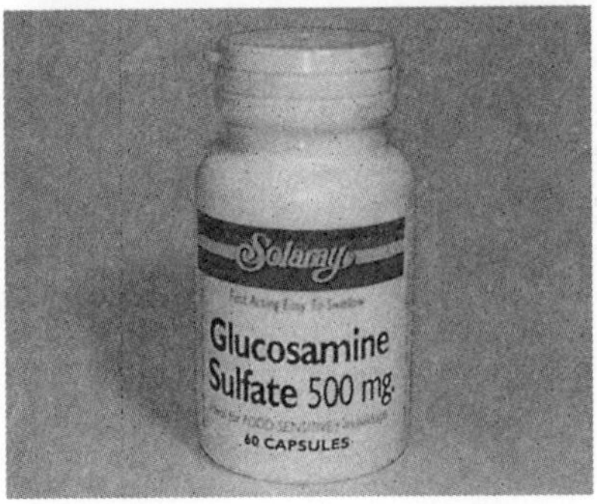

(製造／SOLARAY)
60顆膠囊：
1,630日圓
成分／葡糖胺

MSM

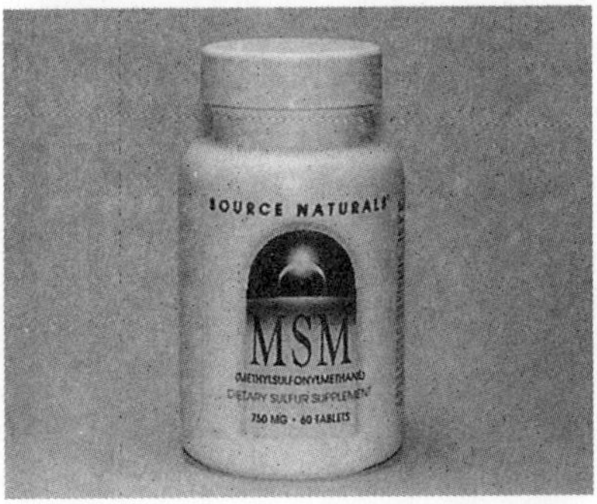

(製造／
Source Naturals)
60錠：1,000日圓
成分／ＭＳＭ、
維他命Ｃ等

MSM Plus

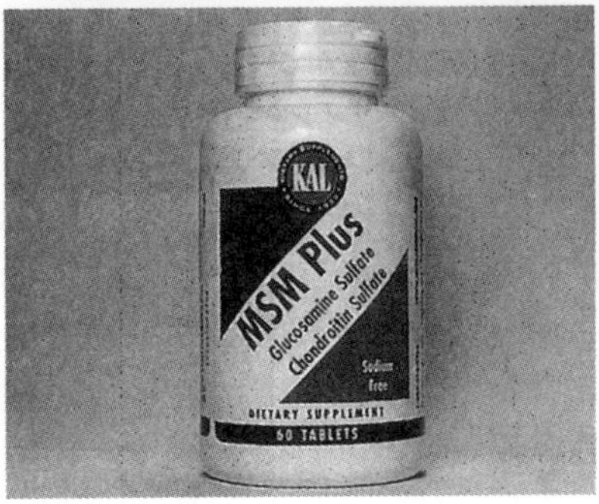

(製造／KAL)
60錠：2,880日圓
成分／ＭＳＭ、
葡糖胺、軟骨素、
維他命Ｃ、鈣等

BROMELAIN

(製造／Nature's Plus)
60錠：2,180日圓
成分／鳳梨萃取的菠蘿蛋白

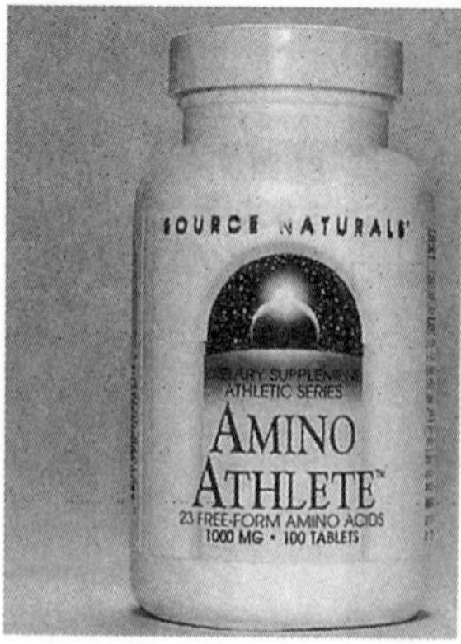

AMINO ATHLETE

(製造／Source Naturals)
100錠：2,850日圓
成分／鈉、L-賴氨酸、L-脯氨酸基、L-天門冬氨酸、L-酪氨酸、維他命B_6、維他命C等

CHONDROITIN SULFATE

(製造／Source Naturals)
60錠：1,750日圓
成分／軟骨素、葡萄糖醛酸、N乙酰半乳糖胺

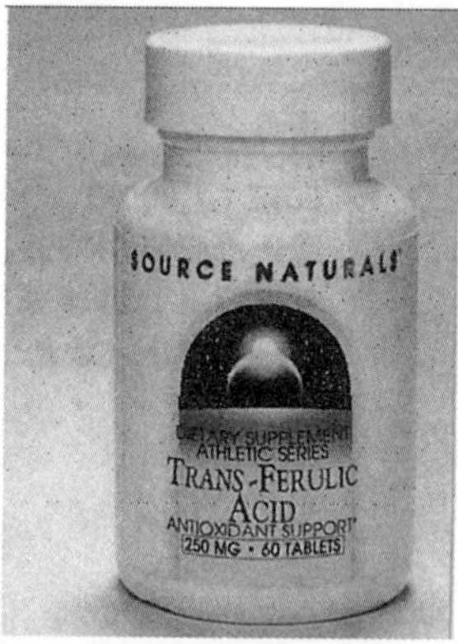

TRANS-FERULIC ACID

(製造／Source Naturals)
60錠：2,280日圓
成分／轉鐵蛋白酸

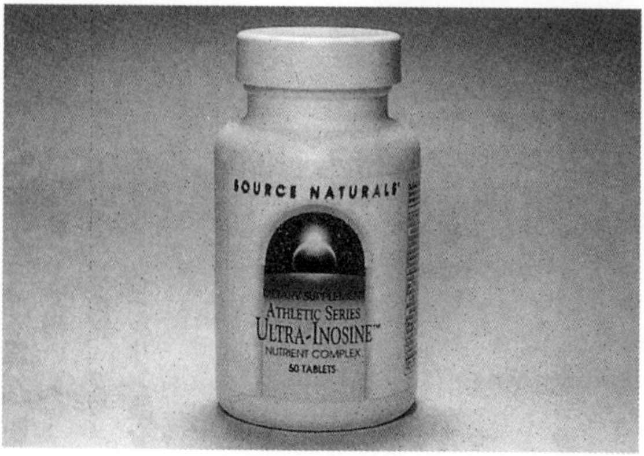

ULTRA-INOSINE

(製造／Source Naturals)
50錠：2,480日圓
成分／肌苷、氨基酸、鈣、鎂、維他命C等

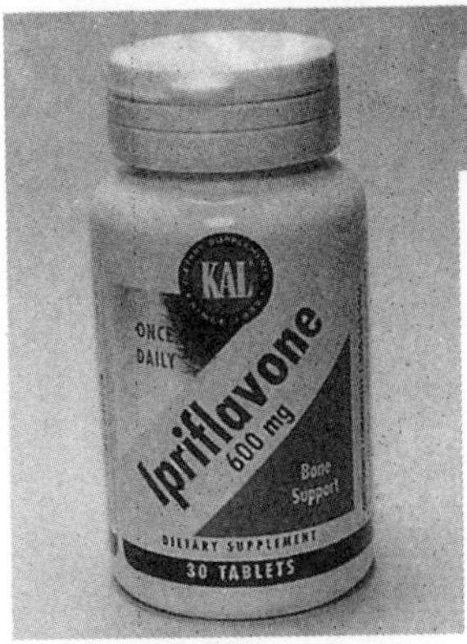

Ipriflavone

(製造／KAL)
30錠：1,920日圓
成分／紫花牽牛黃酮、鈣等

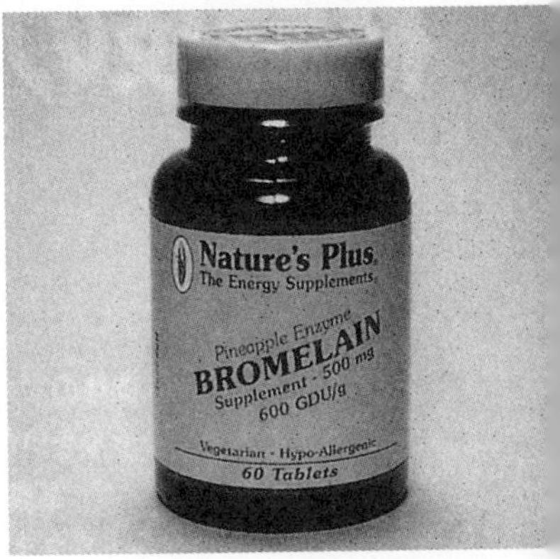

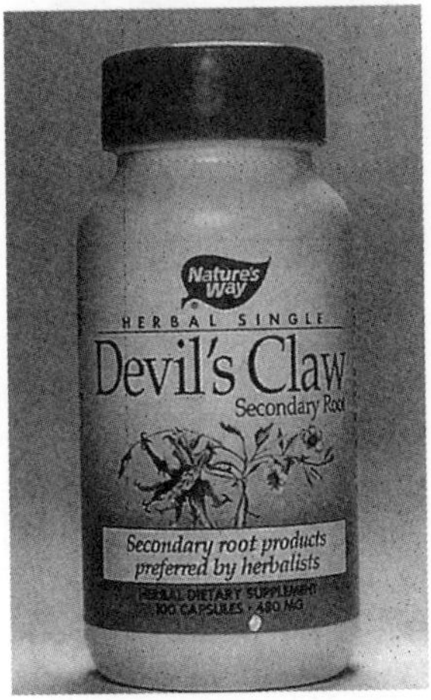

Devil's Claw

(製造／
Nature's Way Products)
100顆膠囊：910日圓
成分／瓜鉤草

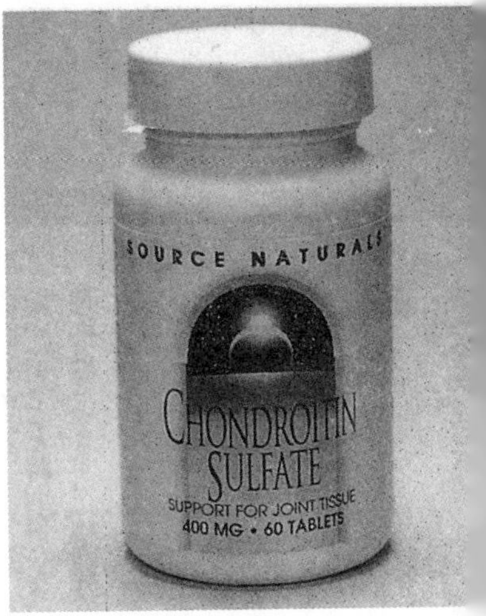

主編介紹

赤星祐司

1965年出生。
ＮＳＣＡ認定的個人教練。
日本紅十字會急救法急救員。
（社）日本健美聯盟公認指導員。
運動療法師協會認定運動療法師。
現在在烏魯德傑姆東京基地從事業餘活動。

秦　彌

1966年出生。畢業於中央大學法學部。
ＡＦＡＡ認定的個人教練。
ＰＮＦＣ-ＴＥＣ會員。
現在在烏魯德傑姆東京基地及其他地方從事業餘活動

對日常生活有幫助的
8 格鬥技股關節伸展運動

即使是使用全身戰鬥的格鬥技，也與各種運動同樣的，想要發揮潛力的話，則準備及照顧相當的重要。

如果沒有能夠支撐力量和速度的柔軟身體，則即使擁有高明的技巧也無法發揮作用。

尤其是打擊等經常使用足技的比賽，則股關節周圍的柔軟性是不可或缺的。

在此所介紹的伸展運動是源自於個人教練石神健太郎為主所確立的「龍武術」，融合堪稱東方四大武術，即日本「空手道」、韓國「跆拳道」、中國「功夫」及印尼「印尼拳」等的技巧。特徵是大量使用足技。因此，股關節周圍的柔軟性是生命線，使得伸展運動富於變化。包括動力伸展運動在內，加上接近實際踢的動作的「雙人」、「單人」和「三人」三種形態。

基本想法是進行暖身運動時，要伸展踢的動作中經常使用的股二頭肌和內收肌，以及整理運動時相當於拮抗肌的內側的股四頭肌和臀中肌等。

不要認為「我不想成為格鬥家」、「不想讓身體柔軟到這個地步」而忽略這些動作，一定要嘗試一下。石神先生說：「格鬥技並非只為了戰鬥而練習的，那是人類原本的身體動作。其柔軟性絕對對日常生活有所幫助，希望有更多的人能夠了解格鬥技。」

指導／石神健太郎
示範／高橋紀子（龍・教練）
　　　太田　興（龍・教練）
攝影／阪本智之

●單人（靜力）伸展運動●

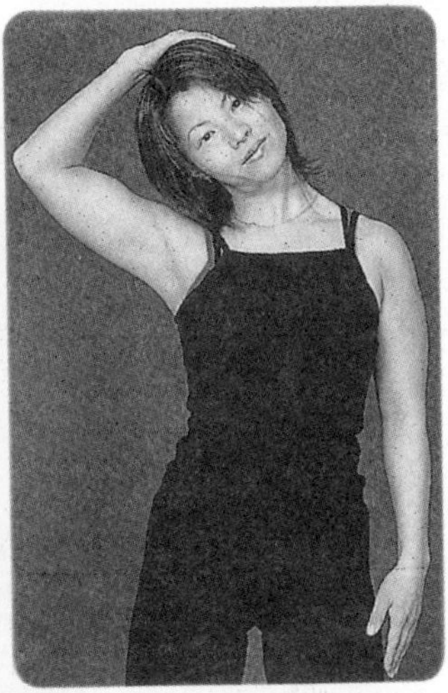

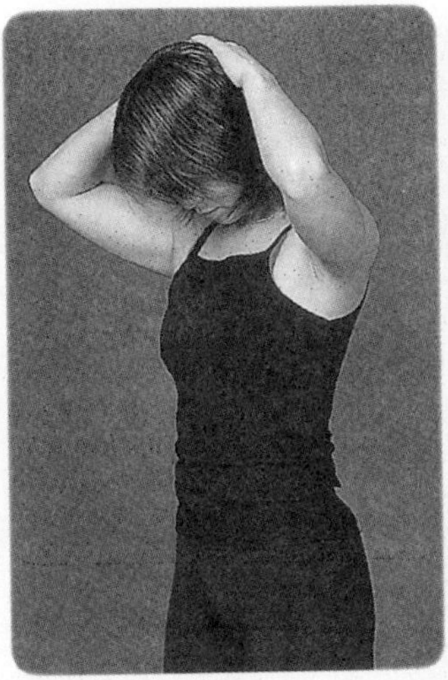

1 手置於頭上，慢慢增加重量，將頭朝側面壓，伸展頸部側面。伸展側的肩膀不可上抬，反而要以往下壓的感覺做這個動作。左右都要進行。

2 雙手在頭後交疊，慢慢增加重量，同時收下顎，頸部往前倒。背部不可拱起。

頸部

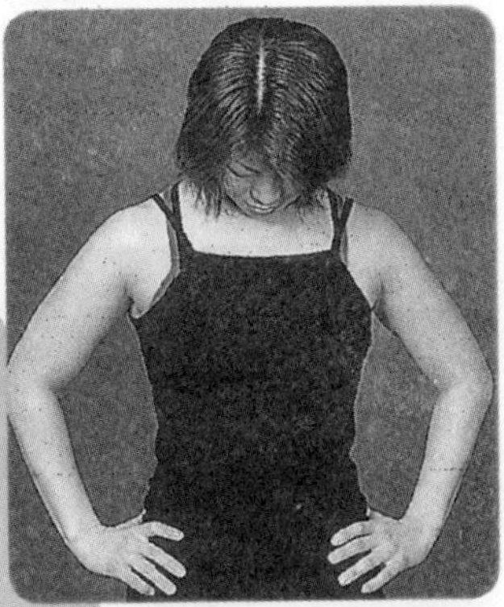

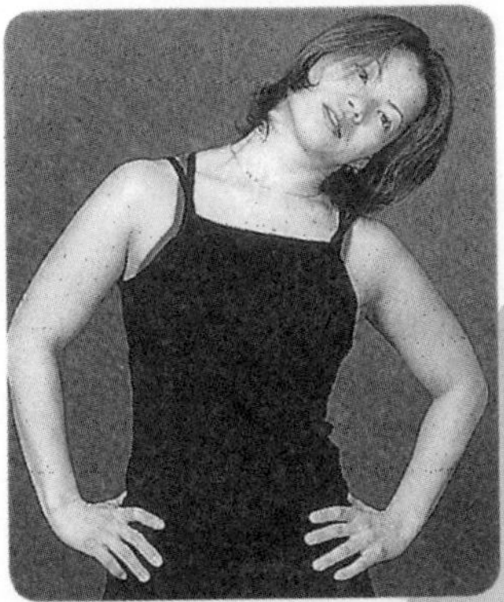

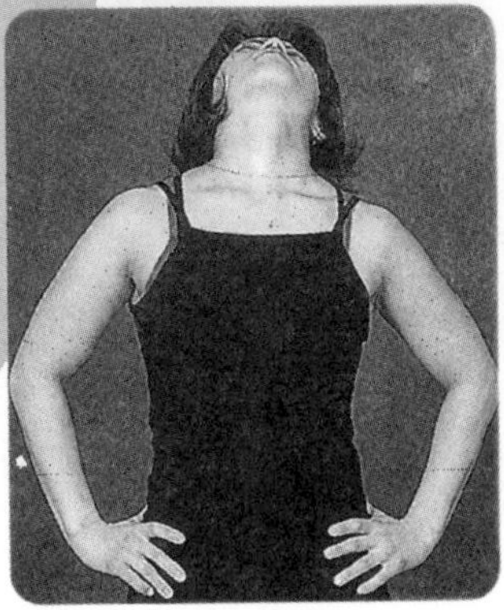

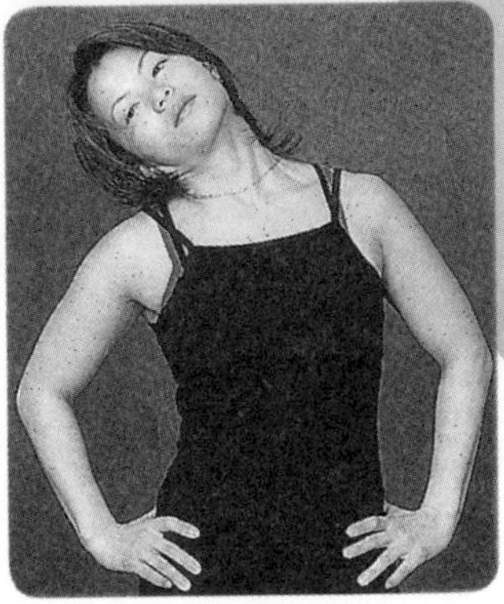

3 挺直背肌，繞頸部。為避免損傷頸椎，往後繞的動作不可太大。

肩膀和手臂

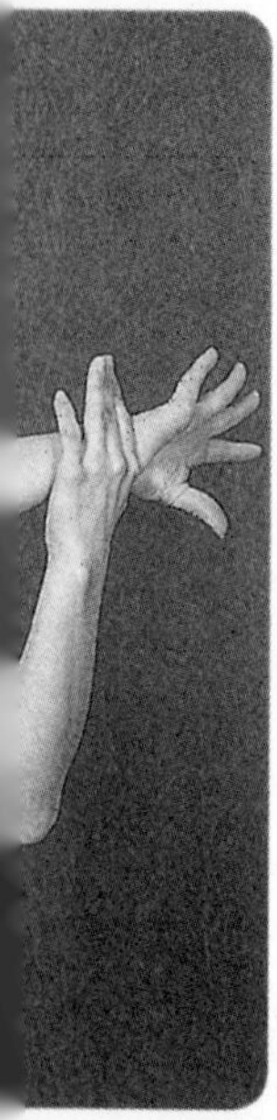

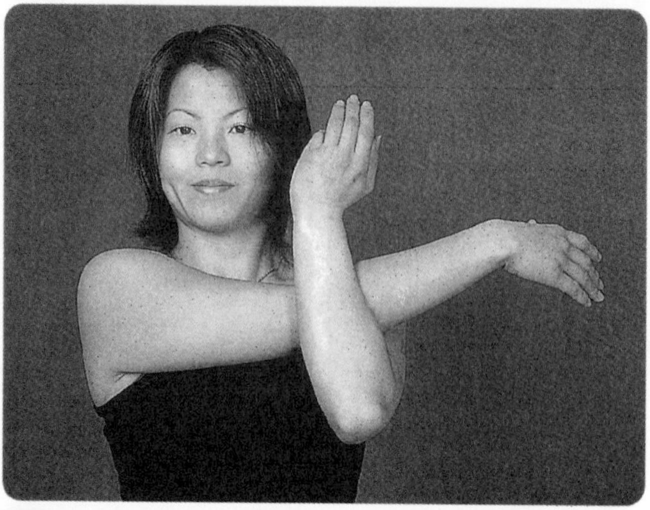

4 手臂在胸前交叉，用另一隻手將其手肘好像朝相反側肩膀處靠近似的拉向面前。注意肩膀不可靠過來。左右都要進行。

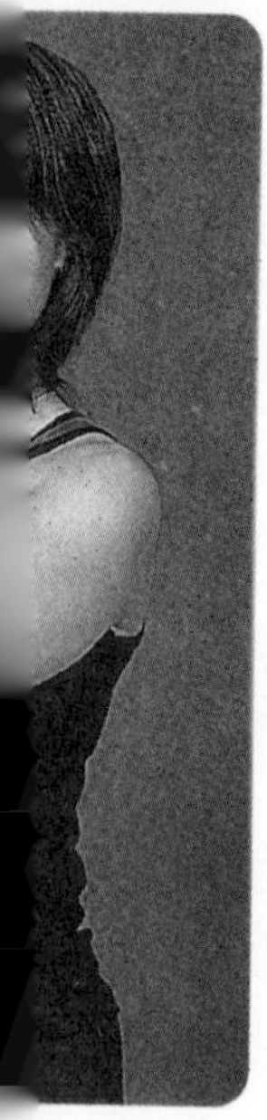

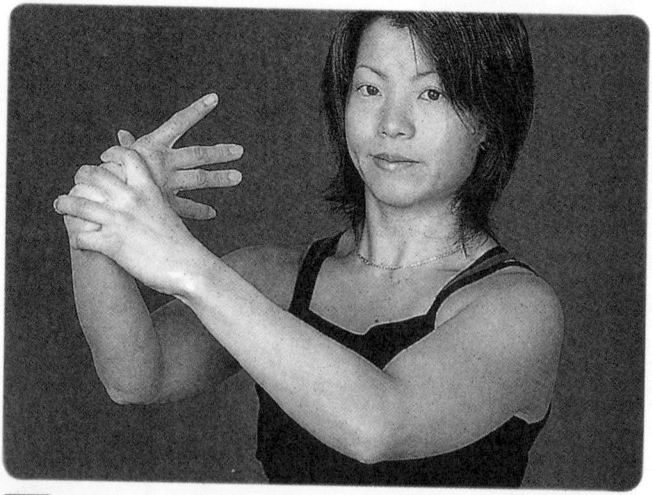

7 手掌朝上，手臂伸向前方。手肘和手腕在面前彎曲，手指朝向自己。從這個狀態開始，用另一隻手將手掌朝外轉，手肘固定，不可移動。左右都要進行。

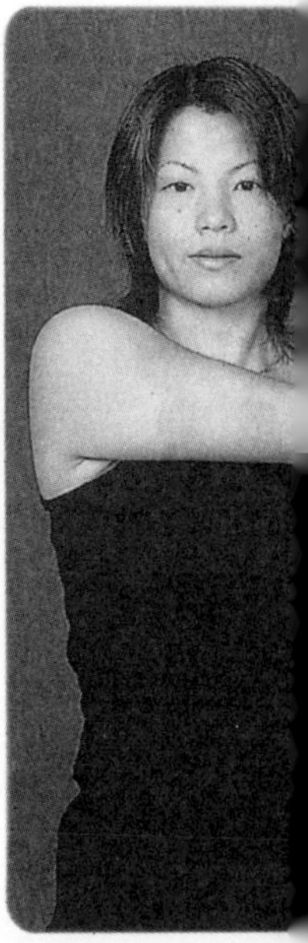

5 接著，交叉的手掌朝正面拉向面前，則連肩膀深處都可以獲得伸展。左右都要進行。

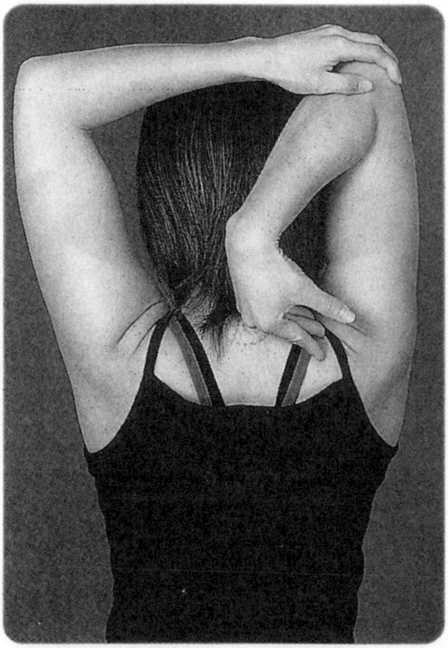

6 手臂繞到頭後，手指指著同側的肩膀，用另一隻手將其手肘朝相反側的肩膀處壓，伸展肱三頭肌。左右都要進行。

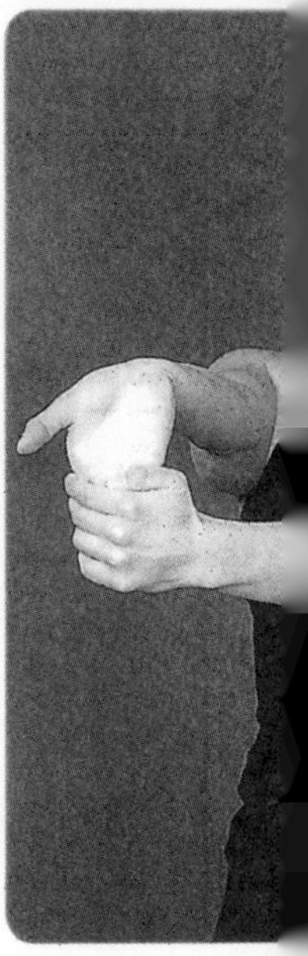

8 手掌朝上，手臂伸向前方，用另一隻手將手指往下扳，拉向面前，伸展前臂的屈肌。左右都要進行。

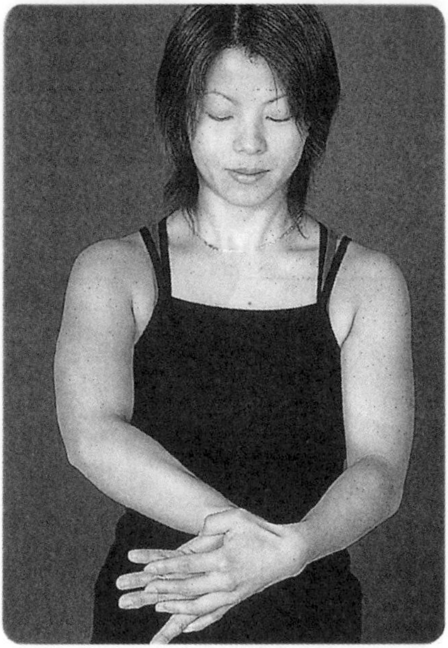

9 拇指朝下，手掌好像朝外似的，手臂伸向前方，手肘稍微彎曲。用另一隻手壓手背，使手指朝外，伸展前臂的伸肌。左右都要進行。

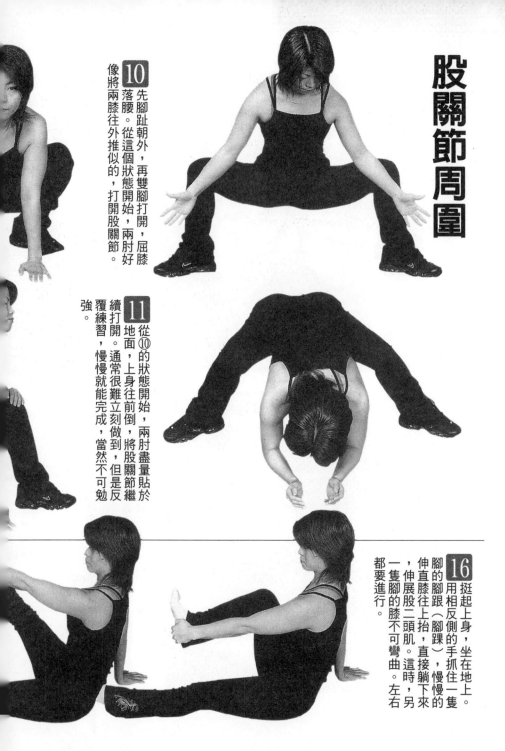

股關節周圍

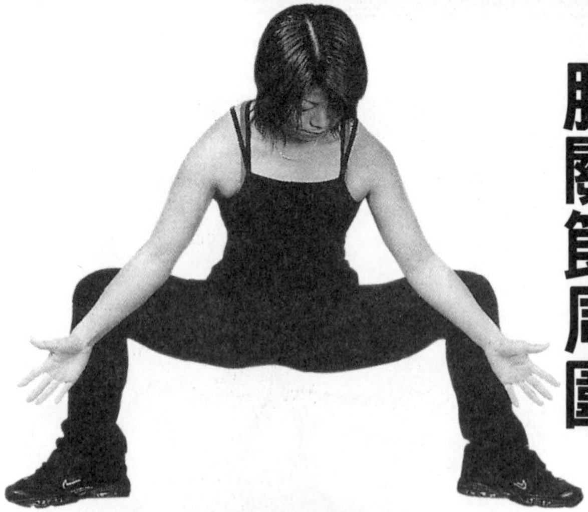

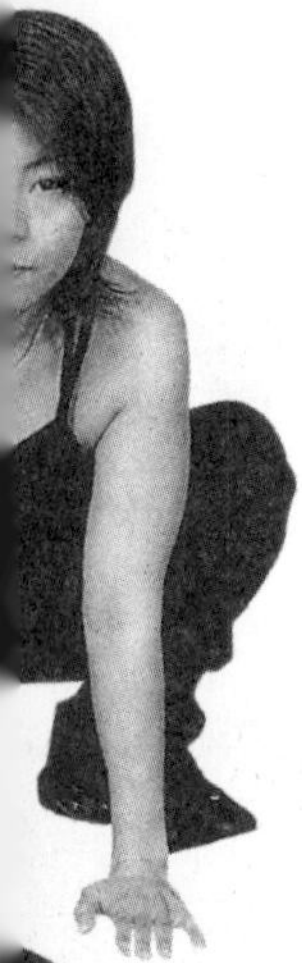

10 先腳趾朝外，再雙腳打開，屈膝落腰。從這個狀態開始，兩肘好像將兩膝往外推似的，打開股關節。

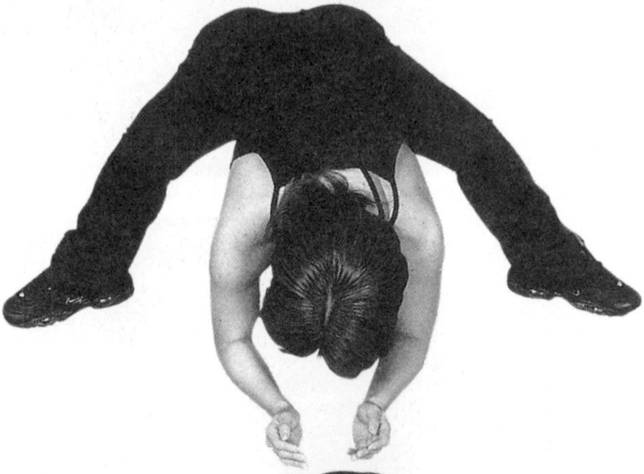

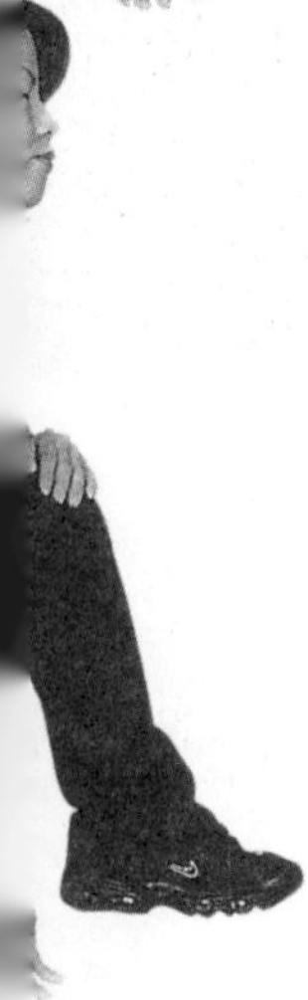

11 從⑩的狀態開始，兩肘盡量貼於地面，上身往前倒，將股關節繼續打開。通常很難立刻做到，但是反覆練習，慢慢就能完成，當然不可勉強。

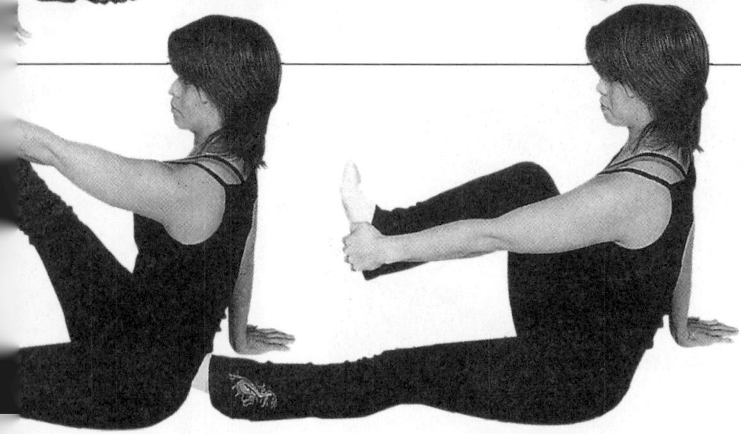

16 挺起上身，坐在地上。用相反側的手抓住一隻腳的腳跟（腳踝），慢慢的伸直膝往上抬，直接躺下來，伸展股二頭肌。這時，另一隻腳的膝不可彎曲。左右都要進行。

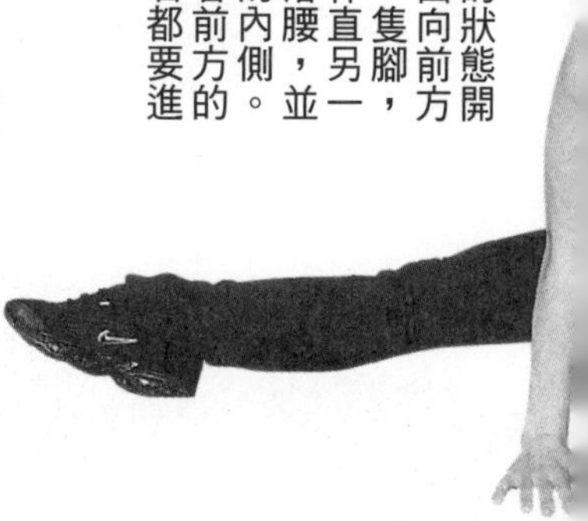

12 從⑩的狀態開始，面向前方重心置於一隻腳，深屈膝，伸直另一側的膝，落腰，並且伸展腿的內側。手可以扶著前方的地面。左右都要進行。

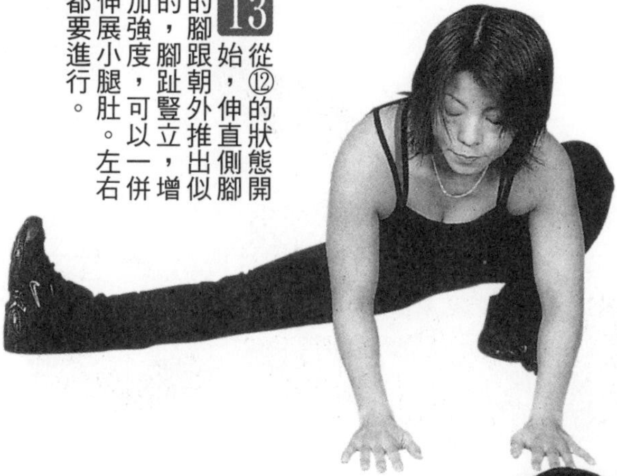

13 從⑫的狀態開始，伸直側腳的腳跟朝外推出似的，腳趾豎立，增加強度，可以一併伸展小腿肚。左右都要進行。

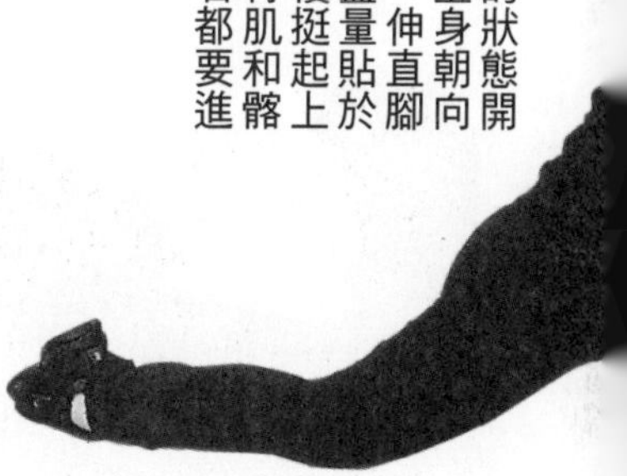

14 從⑫的狀態開始，上身朝向屈膝的腳，伸直腳的腿前方盡量貼於地面，隨後挺起上身，伸展背肌和髂腰肌。左右都要進行。

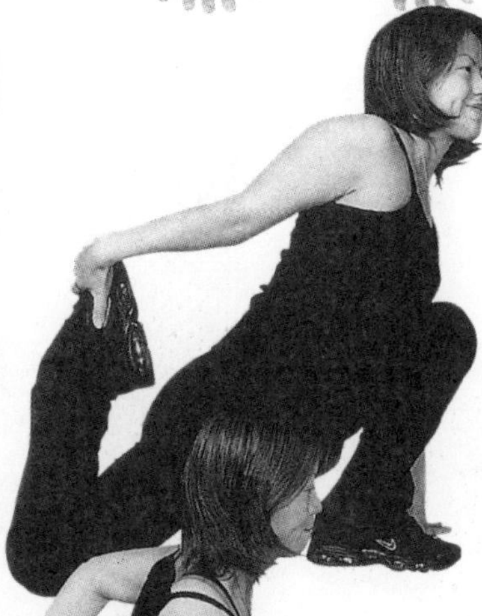

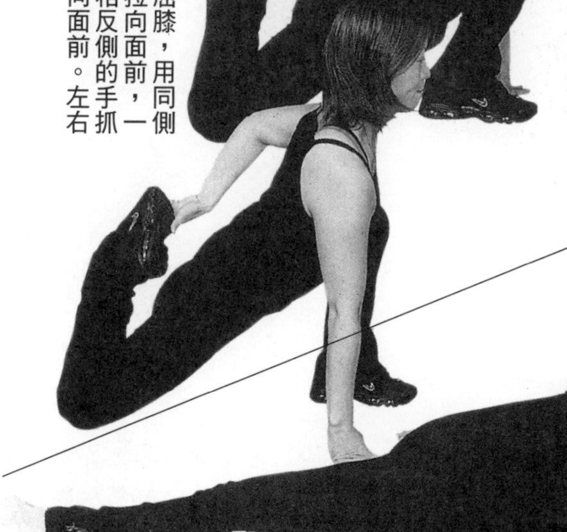

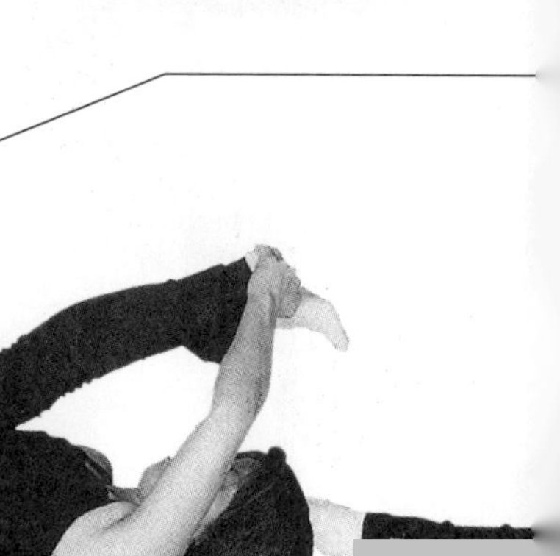

15 接著，伸直的後腳屈膝，用同側的手將腳踝抬起，拉向面前，一併伸展腿的前方。再用相反側的手抓住腳踝，增加強度，拉向面前。左右都要進行。

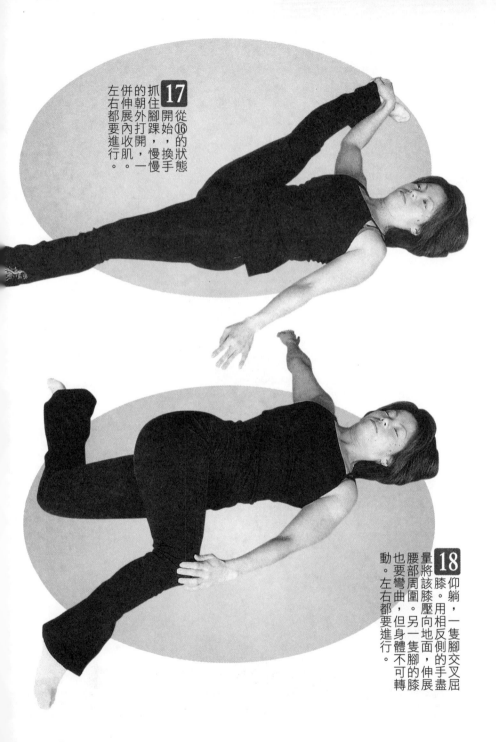

17 從⑯的狀態開始，換手抓住腳踝，慢慢的朝外打開，一併伸展內收肌。左右都要進行。

18 仰躺，一隻腳交叉屈膝。用相反側的手盡量將該膝壓向地面，伸展腰部周圍。另一隻腳的膝也要彎曲，但身體不可轉動。左右都要進行。

19 仰躺，由內側抓住兩腳跟朝左右打開，伸展內收肌。

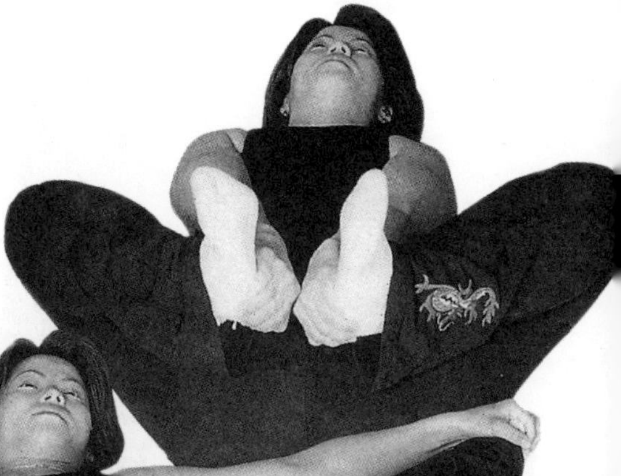

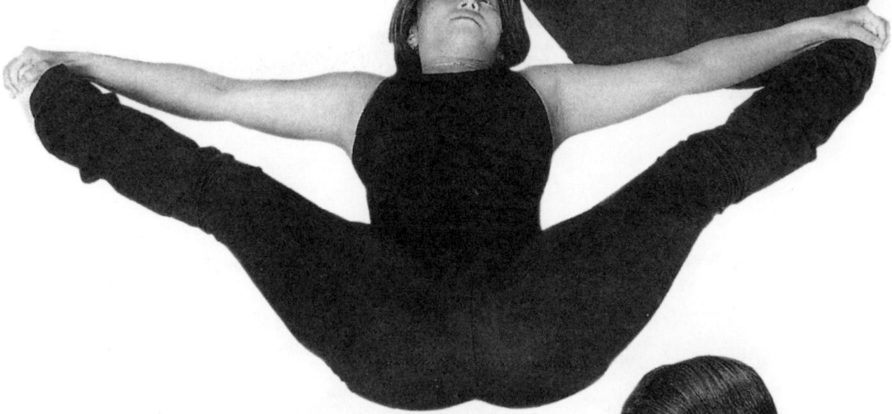

20 腳底貼合坐下，兩腳腳踝靠向身體處，伸展背肌。上身往前倒，伸展內收肌和腰部周圍。

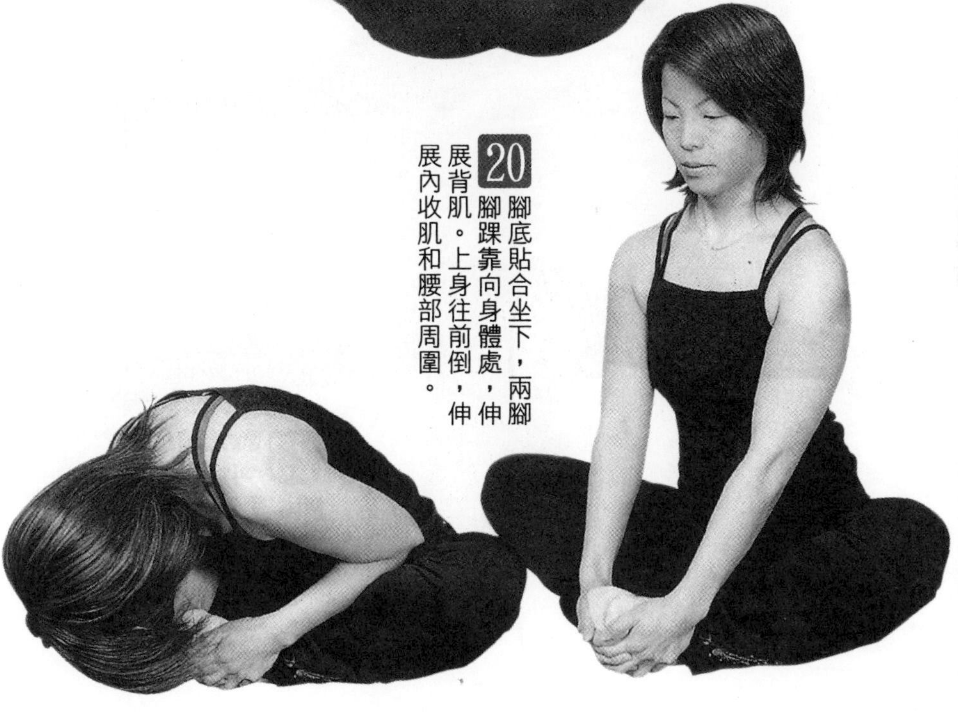

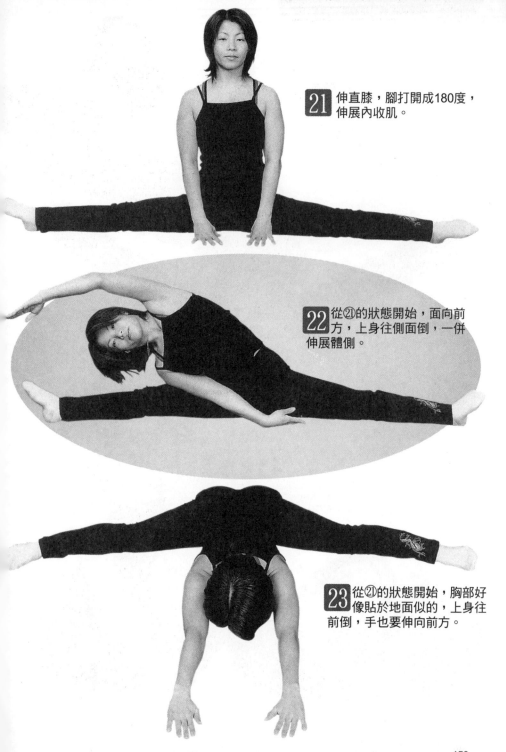

21 伸直膝，腳打開成180度，伸展內收肌。

22 從㉑的狀態開始，面向前方，上身往側面倒，一併伸展體側。

23 從㉑的狀態開始，胸部好像貼於地面似的，上身往前倒，手也要伸向前方。

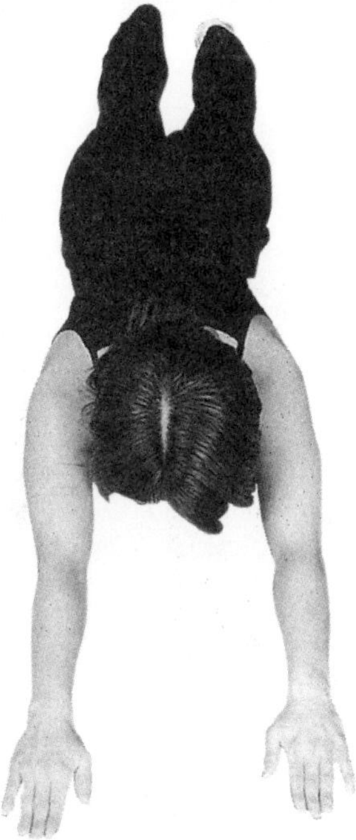

24 從㉓的狀態開始，腳往後拉，俯臥。最初很難做到，但是技巧成熟後，連股關節都會變得柔軟。

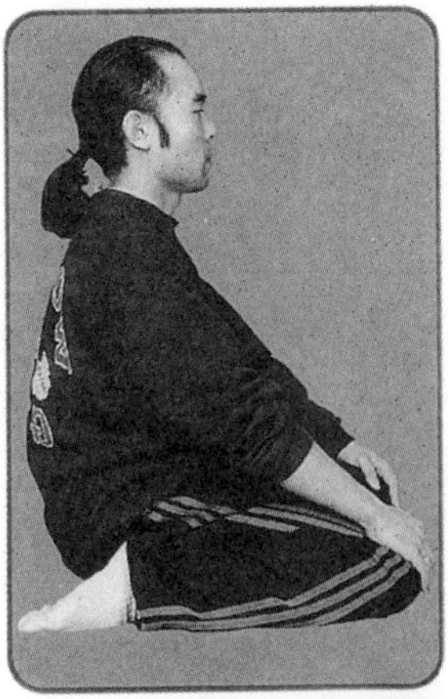

27 彎曲兩膝，腳背貼於地面坐下，伸展股關節。這時，兩腳稍微打開，臀部坐在地面上。若是膝有毛病的人，禁止做這個動作。

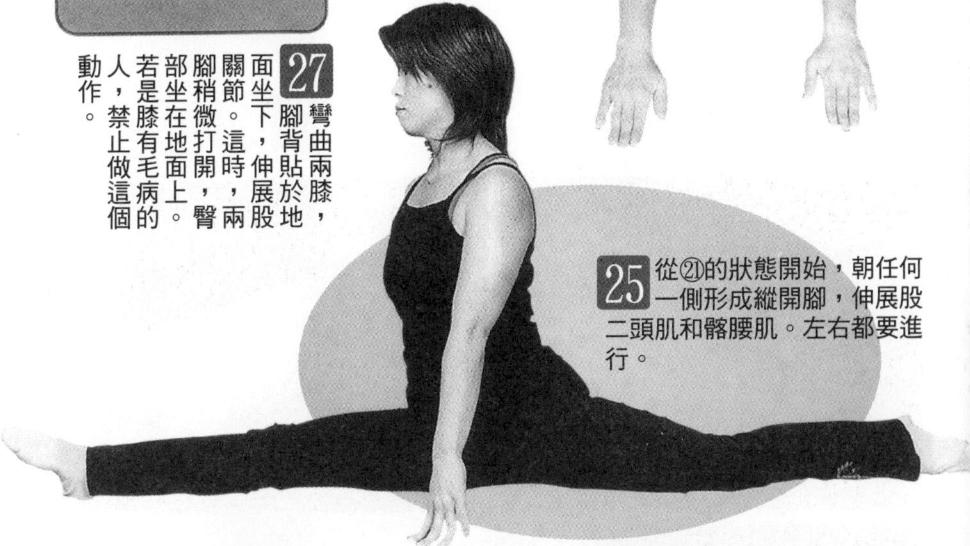

25 從㉑的狀態開始，朝任何一側形成縱開腳，伸展股二頭肌和髂腰肌。左右都要進行。

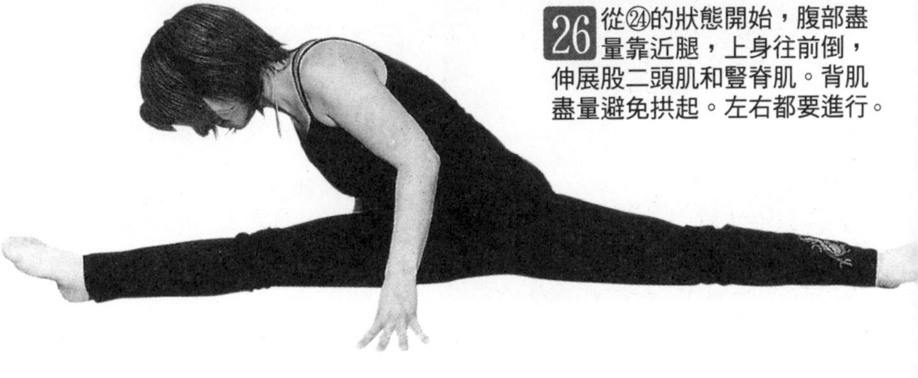

26 從㉔的狀態開始，腹部盡量靠近腿，上身往前倒，伸展股二頭肌和豎脊肌。背肌盡量避免拱起。左右都要進行。

胸部和腹部

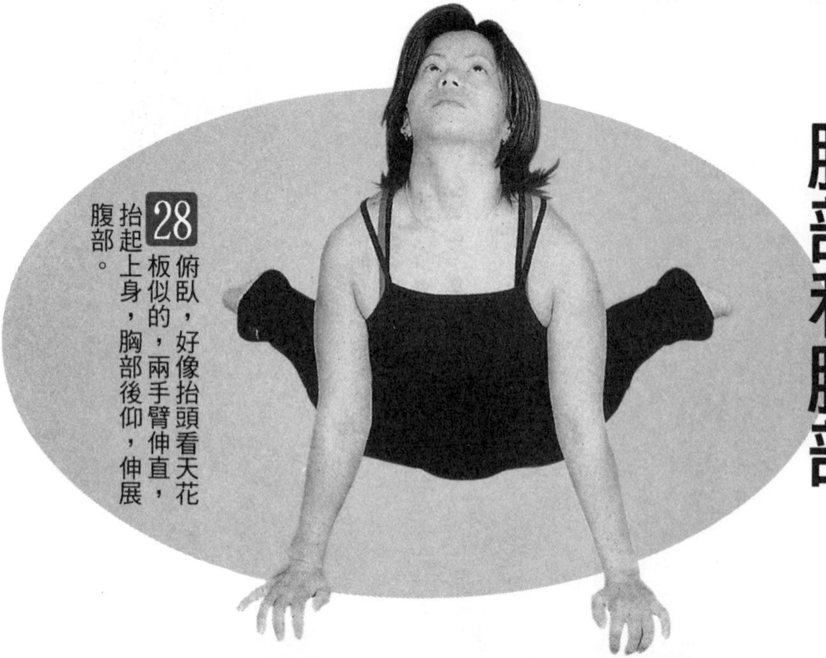

28 俯臥，好像抬頭看天花板似的，兩手臂伸直，抬起上身，胸部後仰，伸展腹部。

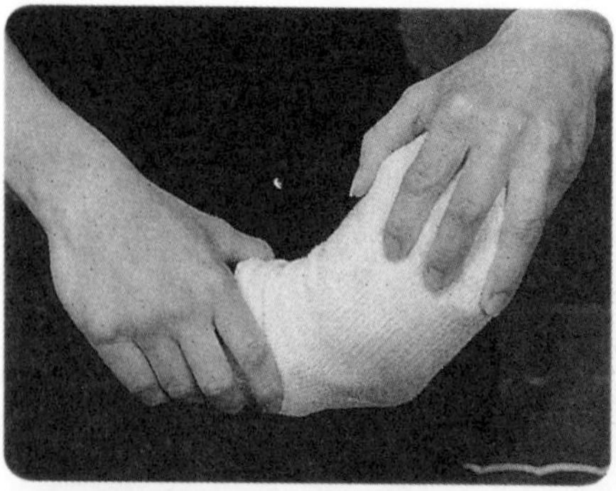

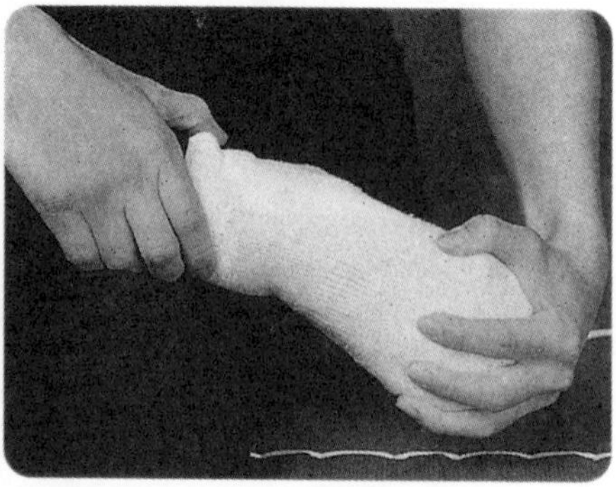

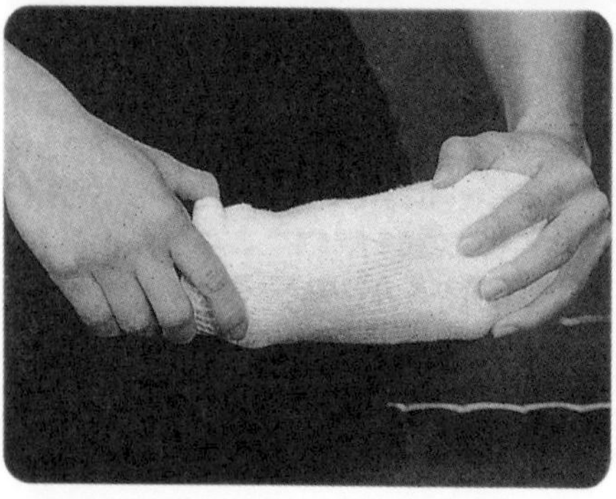

腳踝和腳趾

30 坐起上身，單腳置於另一隻腳上屈膝，形成「4字形」。

抓著上方腳的腳踝朝外繞，以腳踝下方附近為主，伸展整個腳踝。左右都要進行。

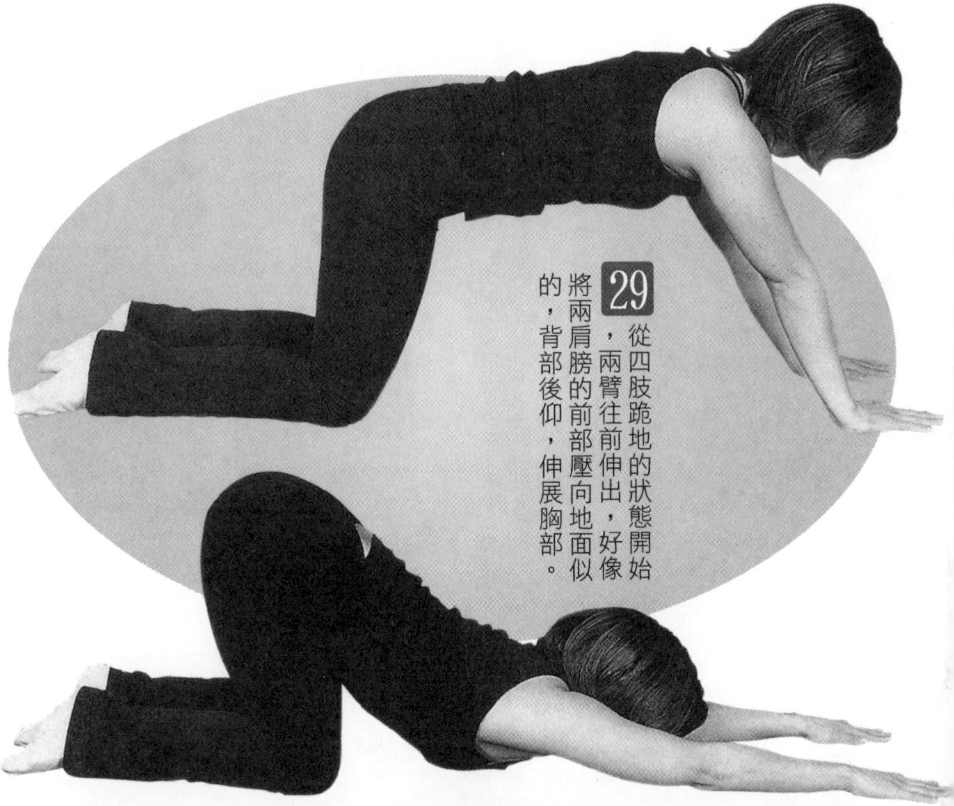

29 從四肢跪地的狀態開始，兩臂往前伸出，好像將兩肩膀的前部壓向地面似的，背部後仰，伸展胸部。

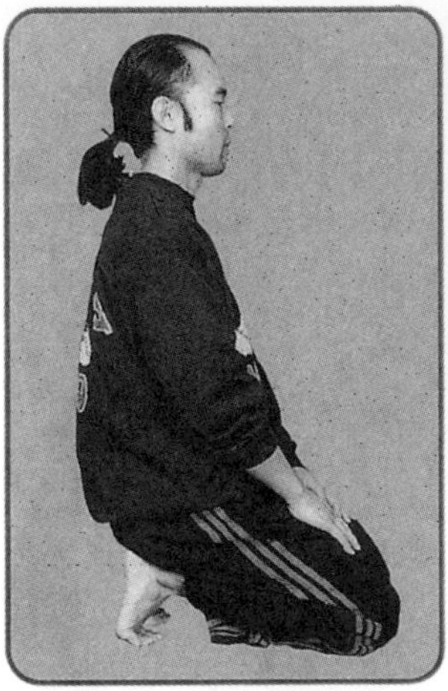

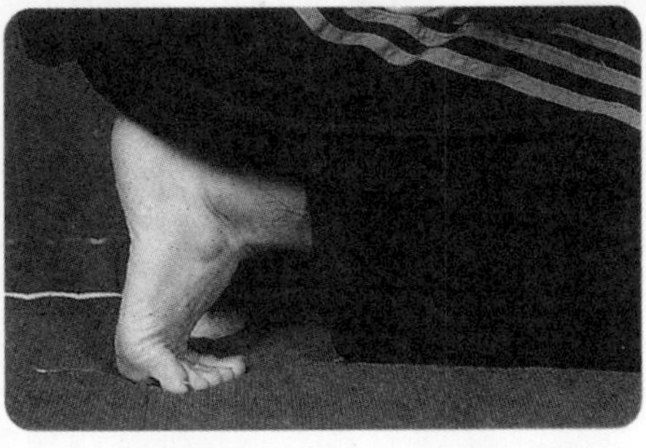

31 彎曲兩膝，腳跟碰到臀部坐下。這時，豎立腳趾，就能伸展腳趾。

靜力伸展運動

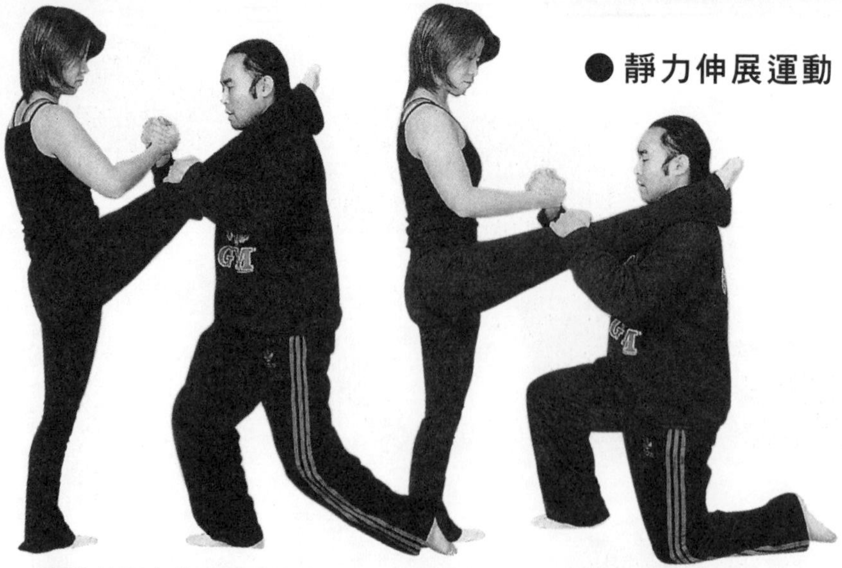

雙人伸展運動

1 練習者的腳跟置於單膝跪地的輔助者肩膀上。輔助者用一隻手壓住練習者架在肩膀上的膝，避免膝彎曲。另一隻手則握住練習者的手加以支撐，慢慢的站起來，伸展腿部周圍。這時，練習者的支撐腳腳趾朝向側面。左右都要進行。

動力伸展運動

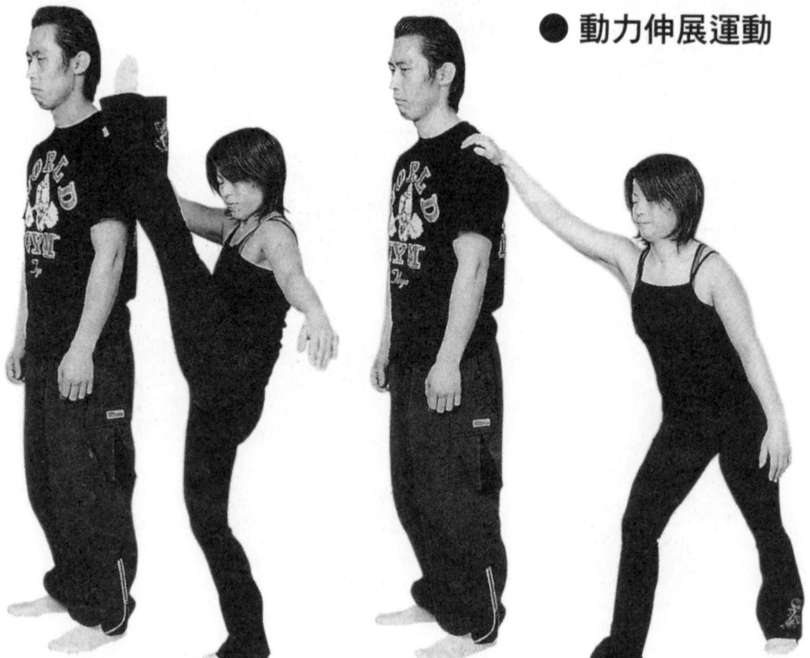

4 扶住輔助者的肩膀，朝正前方將腳往上踢。左右都要進行。

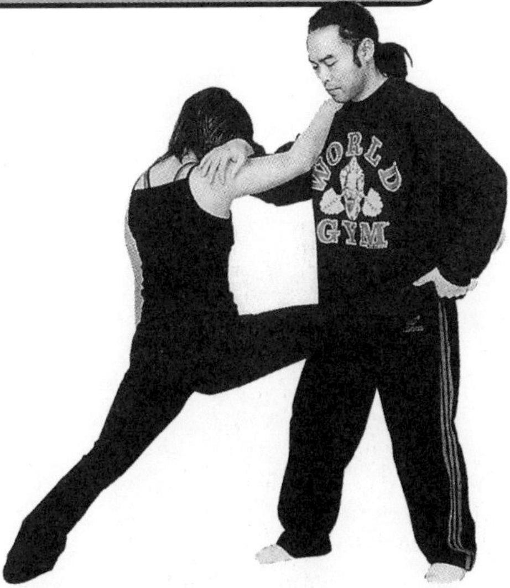

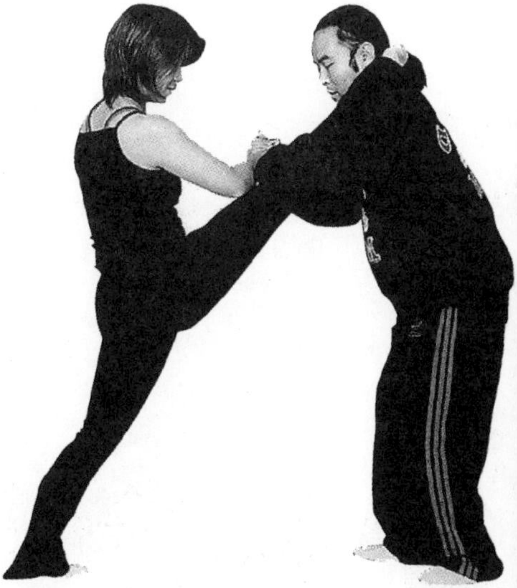

3 ①～②很難做到時，可以讓輔助者好像抱住練習者的腳似的來進行。練習者和輔助者各自將手搭在對方的肩膀上支撐身體。接著，輔助者倒退，提高強度。左右都要進行。

2 從①的狀態開始，輔助者稍微落腰後退，讓練習者增加開腳的幅度，提高伸展運動的強度。左右都要進行。

6 和輔助者面對面，雙手互握，固定上身。腳跟朝天花板的方向往後上方踢。注意上身避免過度朝下。左右都要進行。

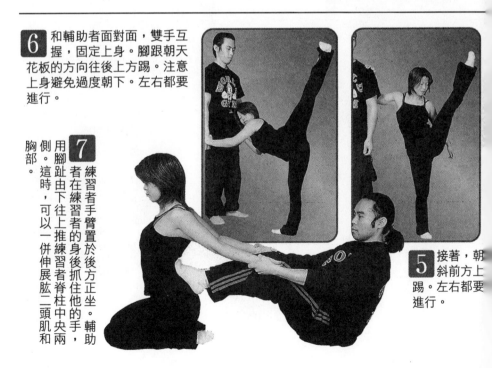

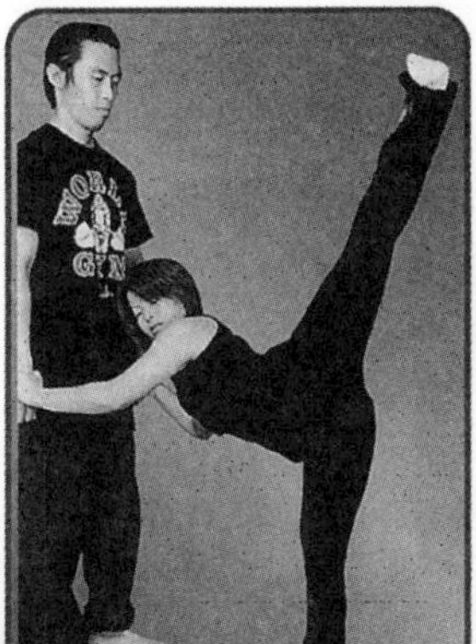

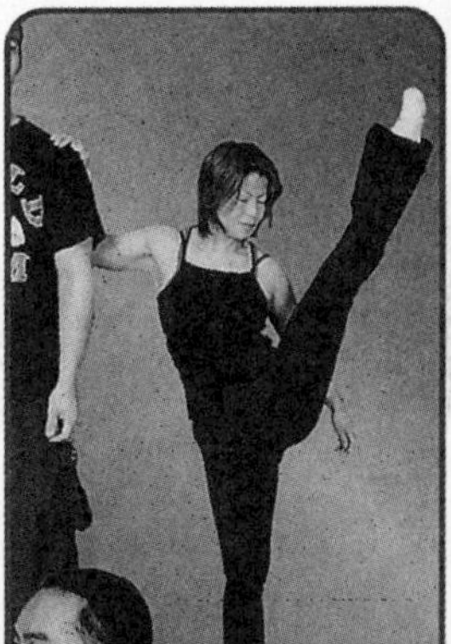

5 接著，朝斜前方上踢。左右都要進行。

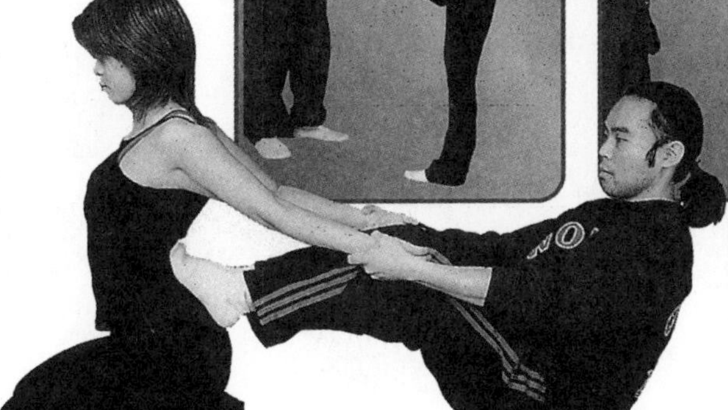

7 練習者手臂置於後方正坐。輔助者在練習者的身後抓住他的手，用腳趾由下往上推練習者脊柱中央兩側。這時，可以一併伸展肱二頭肌和胸部。

●三人（靜力）伸展運動

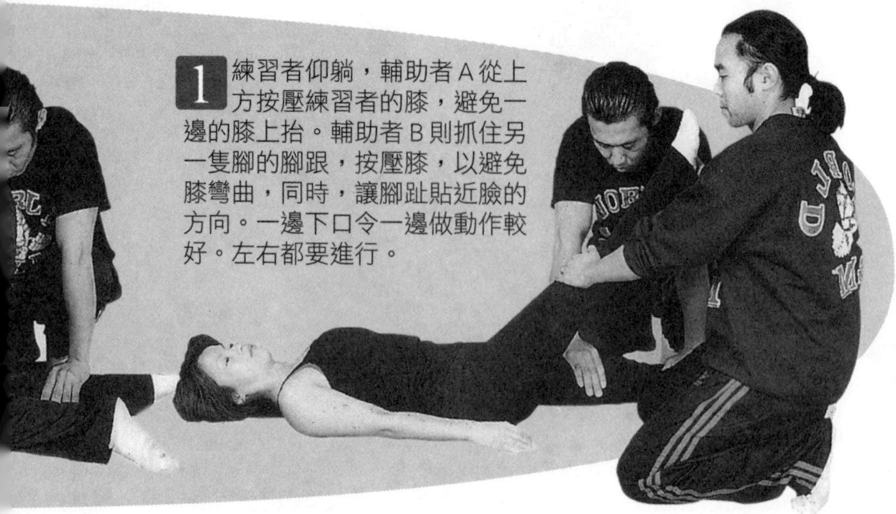

1 練習者仰躺，輔助者A從上方按壓練習者的膝，避免一邊的膝上抬。輔助者B則抓住另一隻腳的腳跟，按壓膝，以避免膝彎曲，同時，讓腳趾貼近臉的方向。一邊下口令一邊做動作較好。左右都要進行。

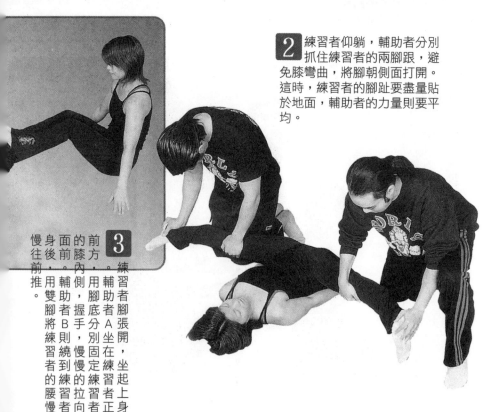

2 練習者仰躺，輔助者分別抓住練習者的兩腳跟，避免膝彎曲，將腳朝側面打開。這時，練習者的腳趾要盡量貼於地面，輔助者的力量則要平均。

3 練習者腳張開，坐起上身。輔助者A坐在練習者正前方，用腳底分別固定練習者的膝內側，握手，慢慢的拉向面前。輔助者B則繞到練習者身後，用雙腳將練習者的腰慢慢往前推。

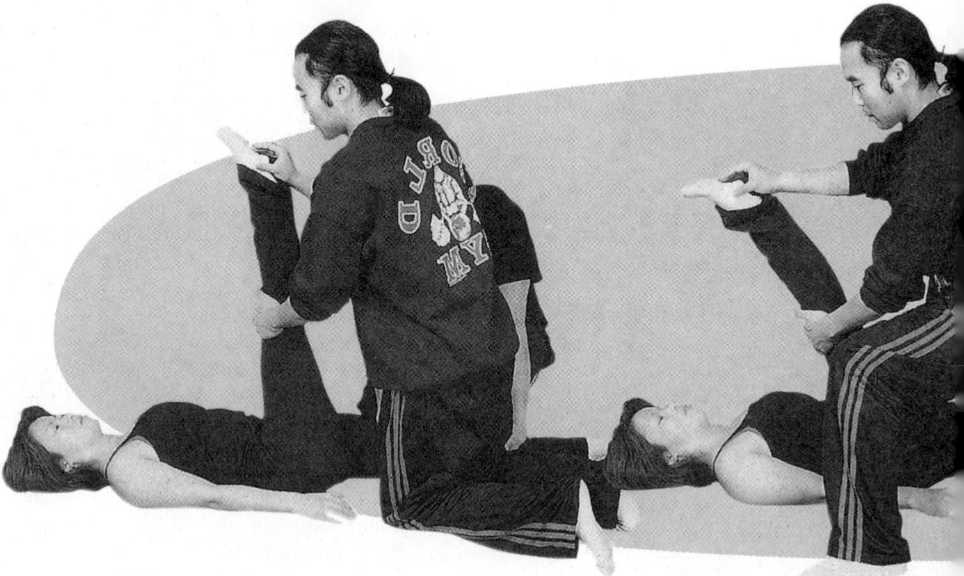

4 練習者彎曲腰，呈身體往前倒狀態。站在前方的輔助者Ａ抓住他的手固定。輔助者Ｂ則從練習者身後將其單腳上抬，按住腰部，慢慢將腳往上抬。左右都要進行。

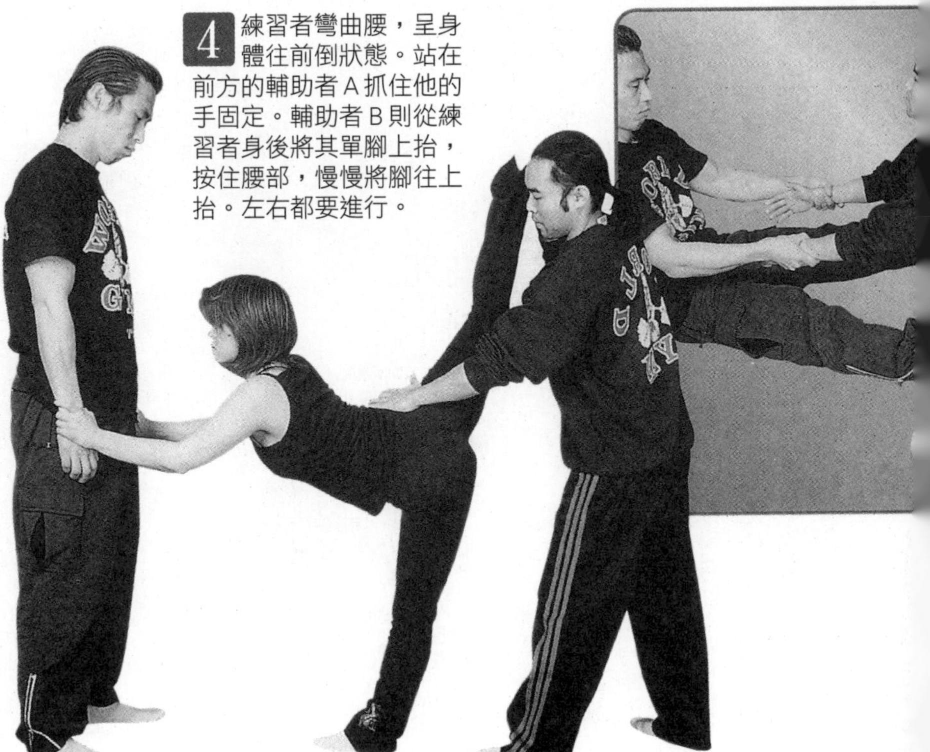

9 夫妻或情侶可以一起進行的力量伸展運動

因為了解，所以能夠放鬆。
因為放鬆，所以能夠提高效果。
相處和睦且互相接觸的力量伸展運動，
更能加深彼此的了解，使溝通更好。

兩人一起進行的意義與效果

兩人一起進行伸展運動，其最大的優點是能夠產生心理效果。安心的將身體交給同伴較容易得到放鬆。融洽的「互相接觸」，可以消除平常溝通不足的問題。不只是身體的柔軟性，還能夠保持精神的柔軟性。

此外，「接觸」這個行爲，具有神經錯覺所造成的伸展效果。接觸部分產生錯覺，心裡就會出現「前方的神經應該也可以伸展」的反應。利用反應，形成錯覺。因此，不只是由同伴「支撐、按壓」，讓「想伸展的部分」互相接觸也很重要。兩人一起做伸展運動，存在來自皮膚感覺的重要要素。肌肉或關節的活動，包括自己可以進行的「被動的可動範圍」和同伴輔助進行的「他動的可動範圍」。藉著他人的協助，自己無法彎曲的部分就可以柔軟的彎曲。兩人一組所進行的「力量伸展運動」，能夠對於「他動的可動範圍」發揮作用。

一人進行時，「做靜力伸展運動到底要保持幾秒鐘呢……」通常只採取一種方式，伸展運動本身可以達到的境界有限。不過，有同伴協助，就可以擴大可能性。藉著活動肌和拮抗肌的交互伸展，搭配收縮和伸展的組合，活用壓回的力量，就能夠達到「整體放鬆效果」，而且利用「相反性神經支配」，也可以進行動力伸展運動。

主編／秦　彌　　示範／達藤陽子　　攝影／阪本智之

頸部

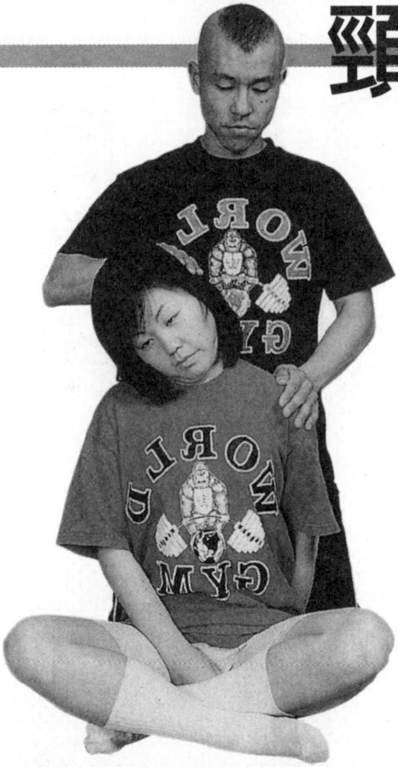

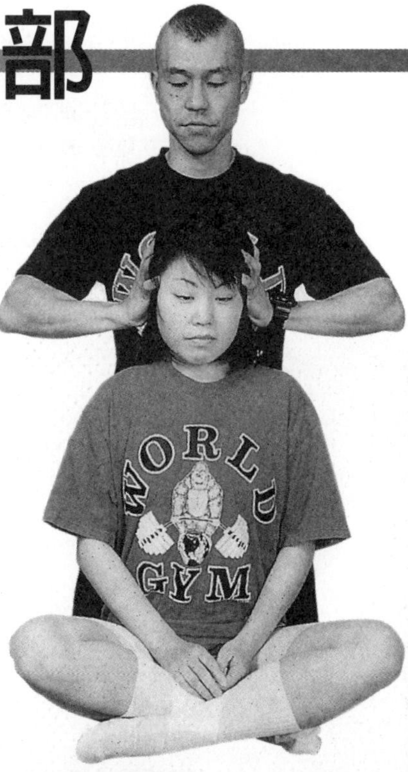

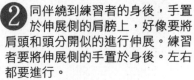

❷ 同伴繞到練習者的身後，手置於伸展側的肩膀上，好像要將肩頭和頭分開似的進行伸展。練習者要將伸展側的手置於身後。左右都要進行。

❶ 同伴用雙手包住練習者的頭，好像將頭皮往上拉似的，將整個頭往上拉。這時，練習者放輕鬆，放鬆頸部周圍的力量。

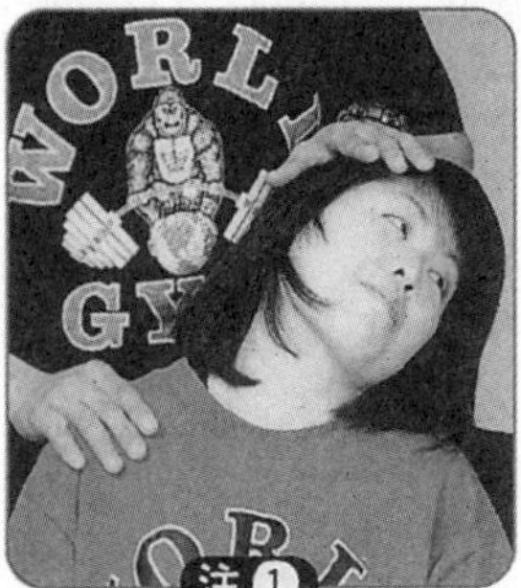

注❶

伸展頸部側面時，頸部不可往後仰。

❸ 練習者仰躺，頭傾向一側，同伴則繞到練習者頭的上方，手置於其側著的頭下方抱住頭，加以固定（手指可以按壓「風池穴」附近）。保持這個狀態，用相反側的手將肩膀往前推，來伸展斜方肌上部。

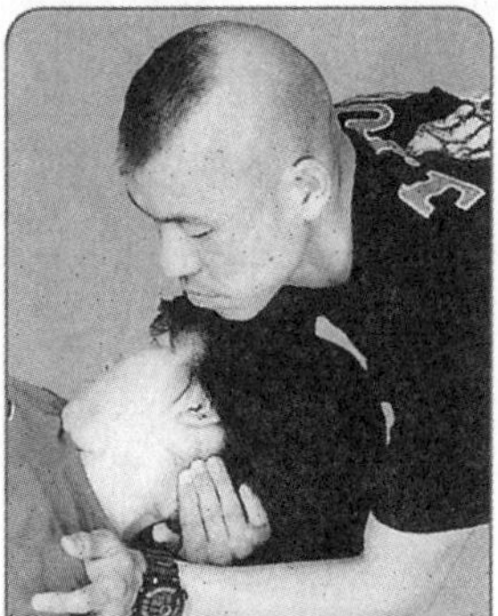

肩膀和手臂

❶ 練習者雙手在頭後交疊坐下，同伴站在身後，膝抵住練習者的背部加以支撐，同時將其兩肘往上拉抬。

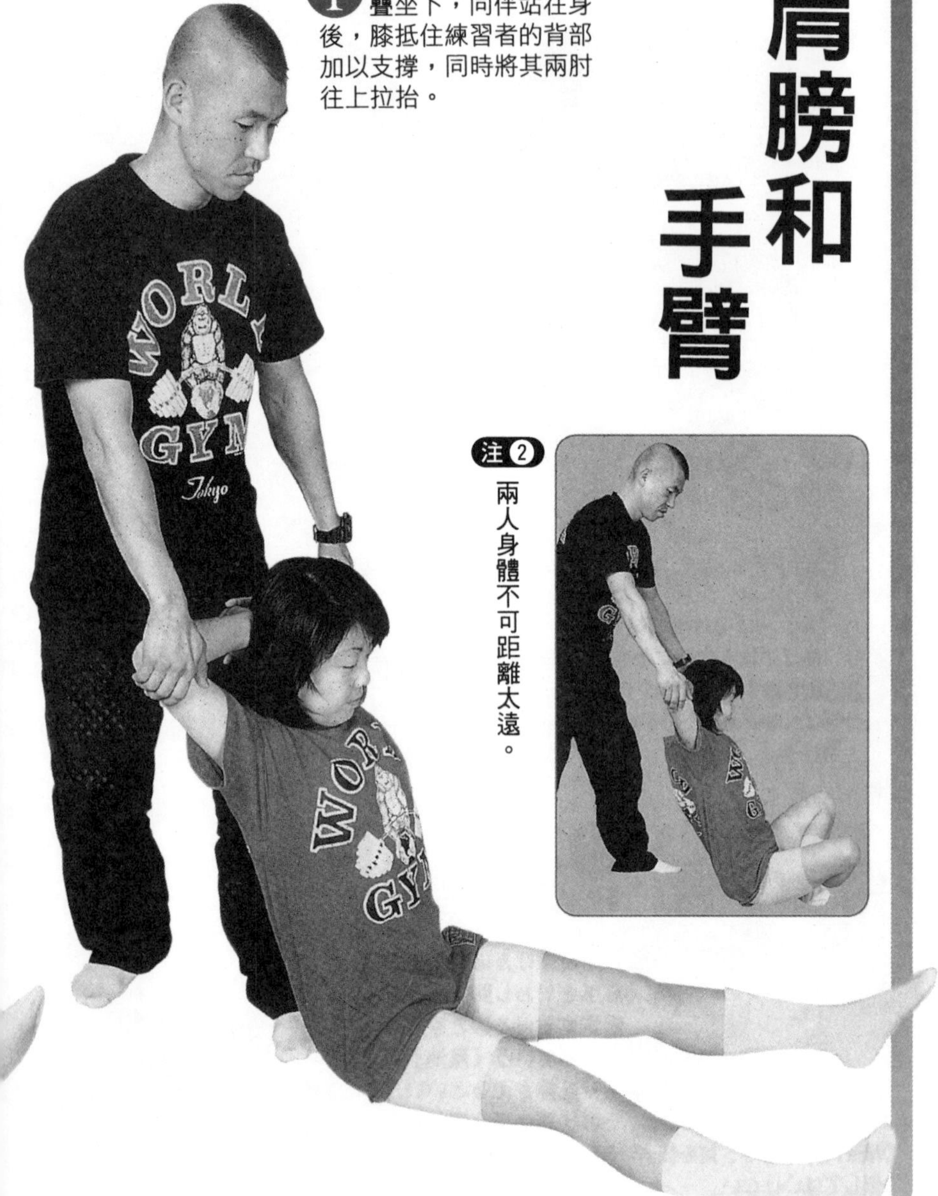

注❷ 兩人身體不可距離太遠。

必須注意的事項

不是單獨而是兩人一起，可以加上自己無法進行的「加減」要素。這時，有一些必須注意的事項。遵守這些基本事項比較安全，而且產生信賴感之後，可以得到放鬆效果。如此一來，就能達到兩人進行的「力量伸展運動」的目的。接下來的四點，雙方要互相確認才行。（參照一六五頁）

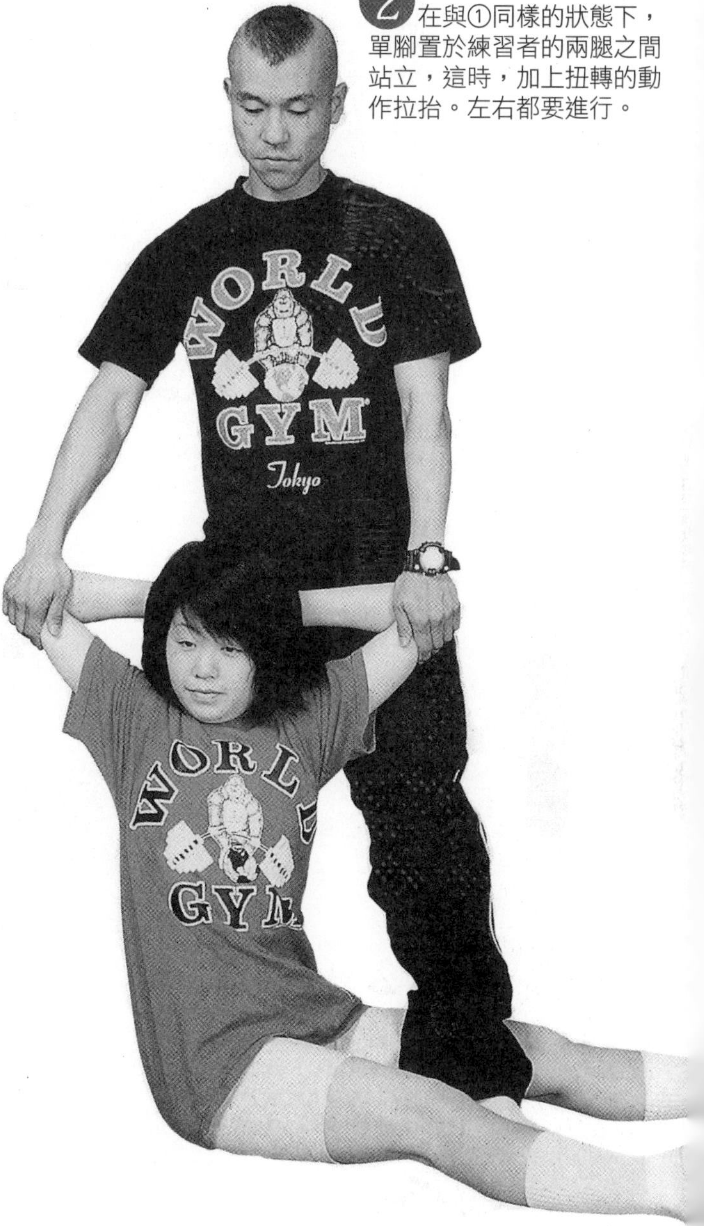

❷同伴站在練習者側面，在與①同樣的狀態下，單腳置於練習者的兩腿之間站立，這時，加上扭轉的動作拉抬。左右都要進行。

③練習者的手背在頭後貼合坐下，同伴在練習者的身後，用膝支撐其背部，同時將兩手肘併攏似的，由下往上抬。這時，練習者要意識到肩胛骨周圍的伸展。

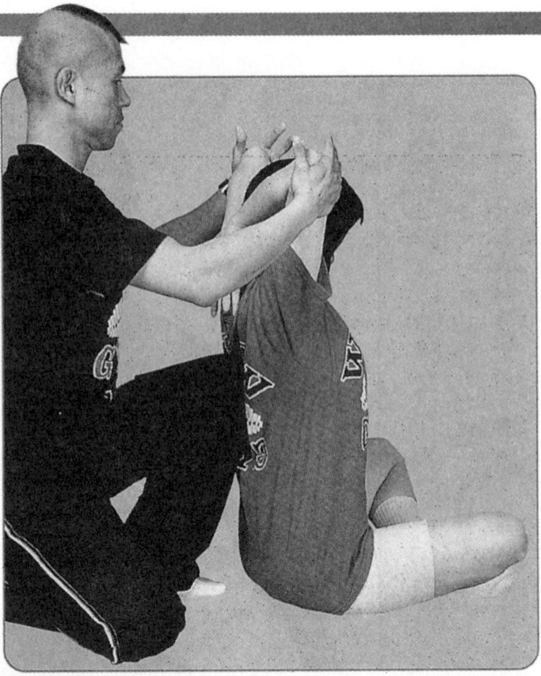

④同伴握住練習者置於身後的手，從這個狀態開始，練習者自己繞肩。

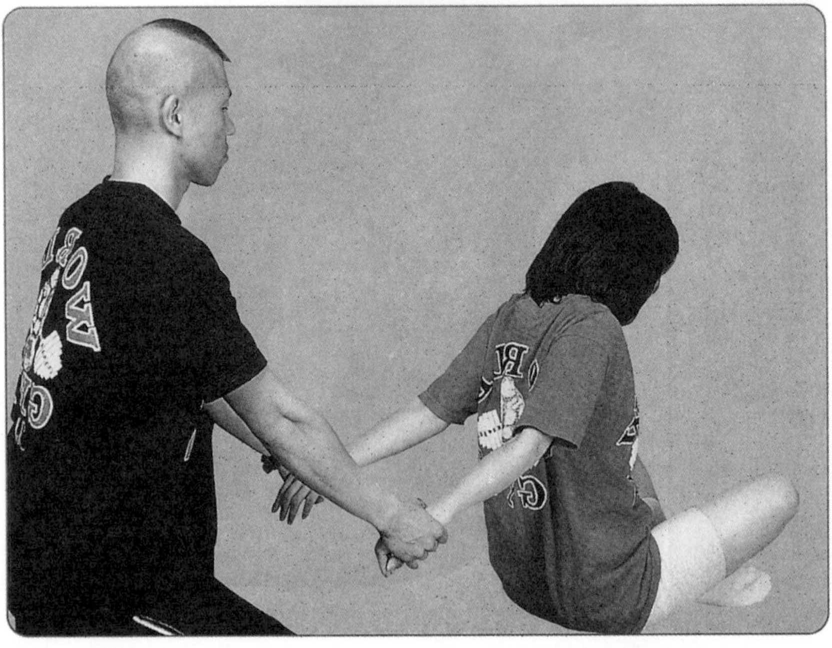

❺練習者伸直手肘，手臂在臉的前面（顎下）交叉。同伴在其身後用膝抵住背部，拉練習者的手臂。這時，同伴用另一隻手按住練習者的肩膀，避免肩膀扭動。左右都要進行。

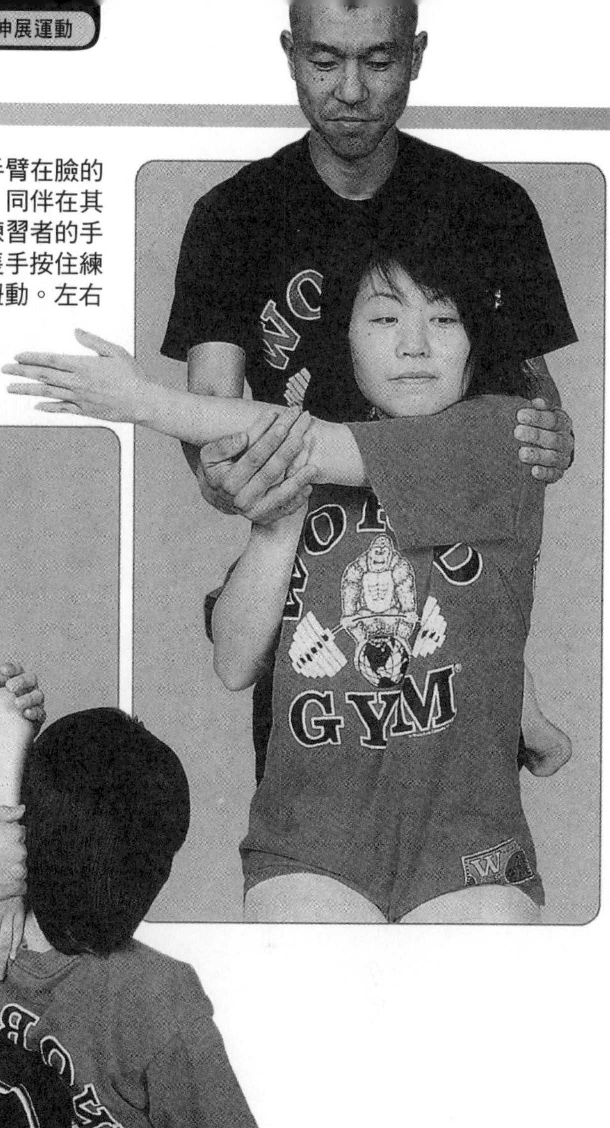

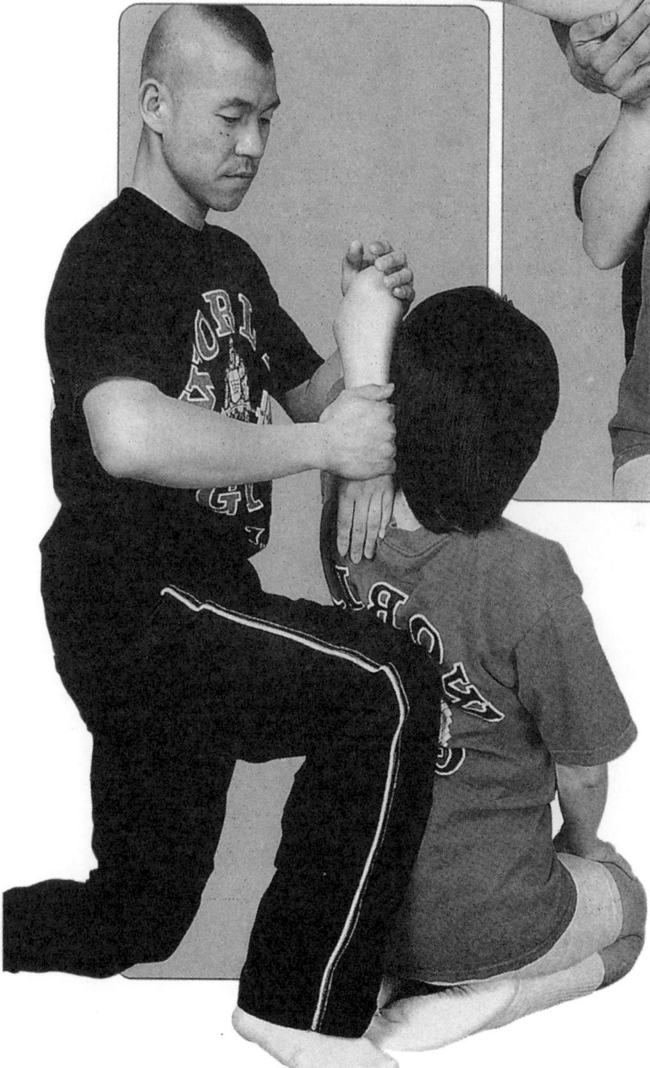

❻練習者將伸展側的手臂從頭的側面繞到後面，同伴則抓住其手臂，將手肘往下壓。這時，練習者可以感覺到肱三頭肌的伸展。左右都要進行。

❼ 同伴用兩手的拇指抵住仰躺的練習者的喉嚨，輕柔的將鎖骨根部朝左右張開。

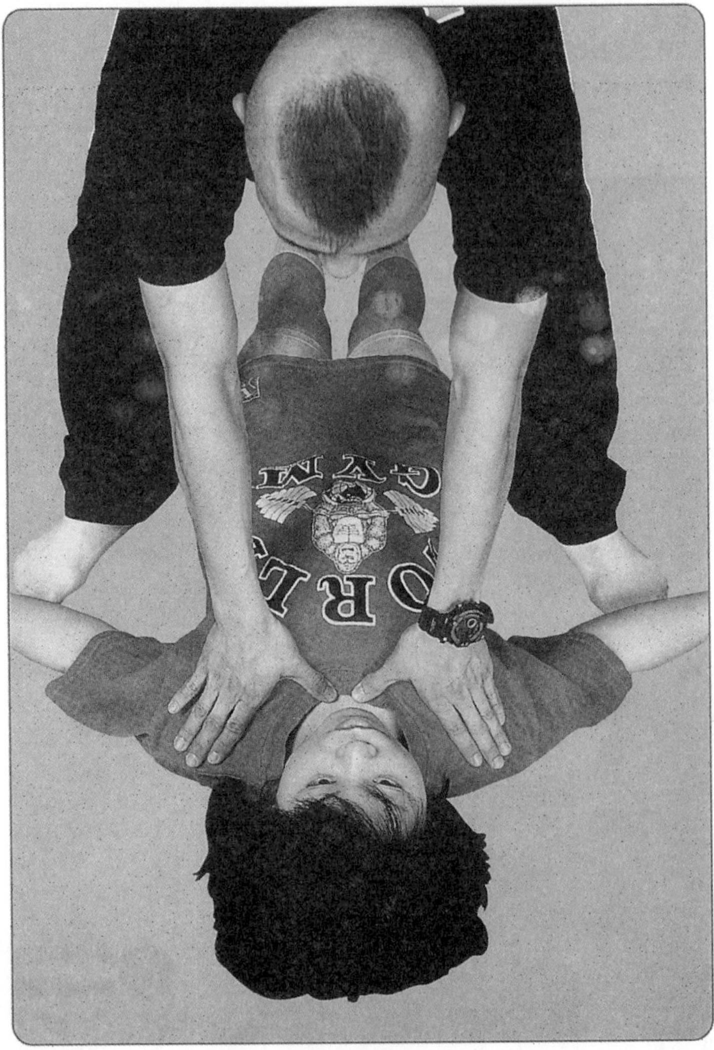

❽ 練習者雙手伸到頭上方仰躺，同伴使用手掌根部從練習者的腋下將肩胛骨往下壓。左右都要進行。

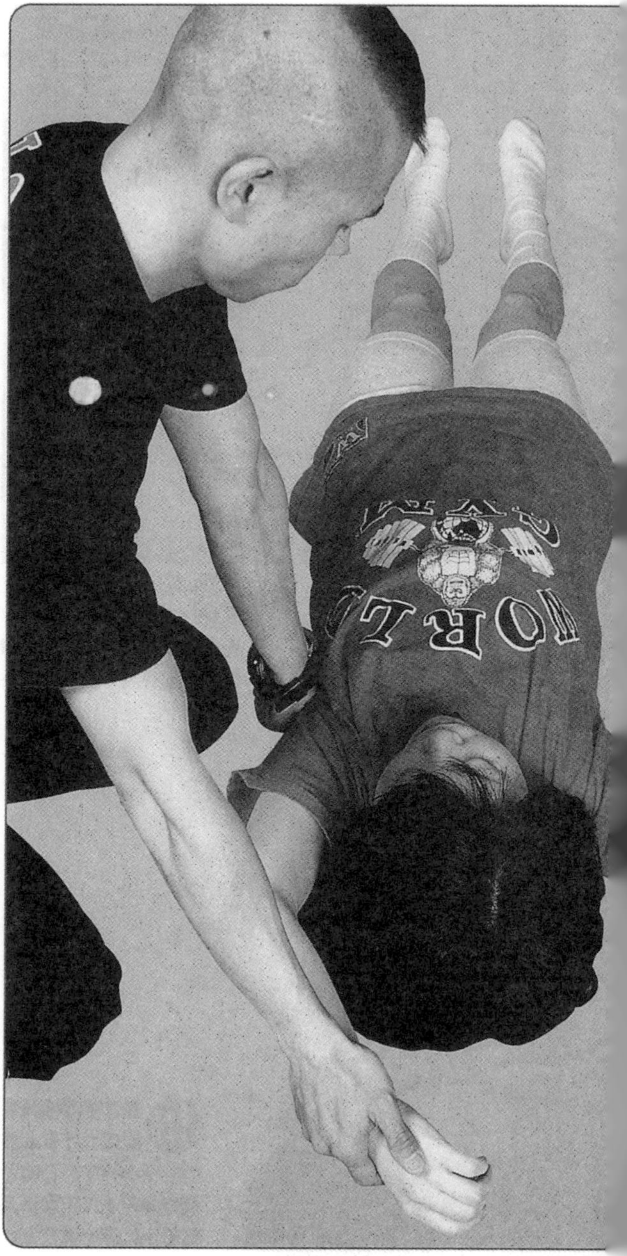

從了解雙方開始

最適合兩人的阻力，稱為「最優阻力」。運動前擴大可動範圍、改善症狀或產生疼痛時，依目的或身體狀況不同，可能會變成「最優阻力」。兩人一起進行伸展運動之前，必須先了解「最優阻力」。養成定期做伸展運動的習慣，更能加深理解度，對於「今天最好不要做比較好」、「再做下去很危險」或「是否還要繼續再伸展一下」等的情況，能夠做出既客觀又明確的判斷，成為非常適合一起做運動的伴侶。（參照一六九頁）

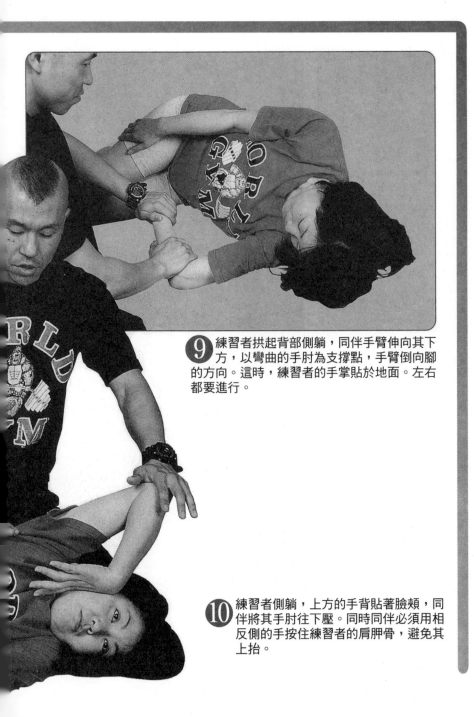

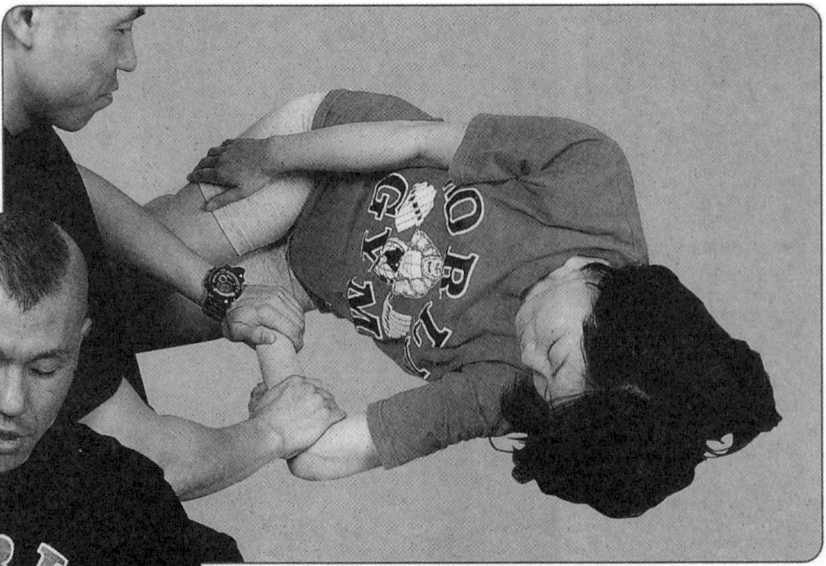

❾ 練習者拱起背部側躺，同伴手臂伸向其下方，以彎曲的手肘為支撐點，手臂倒向腳的方向。這時，練習者的手掌貼於地面。左右都要進行。

❿ 練習者側躺，上方的手背貼著臉頰，同伴將其手肘往下壓。同時同伴必須用相反側的手按住練習者的肩胛骨，避免其上抬。

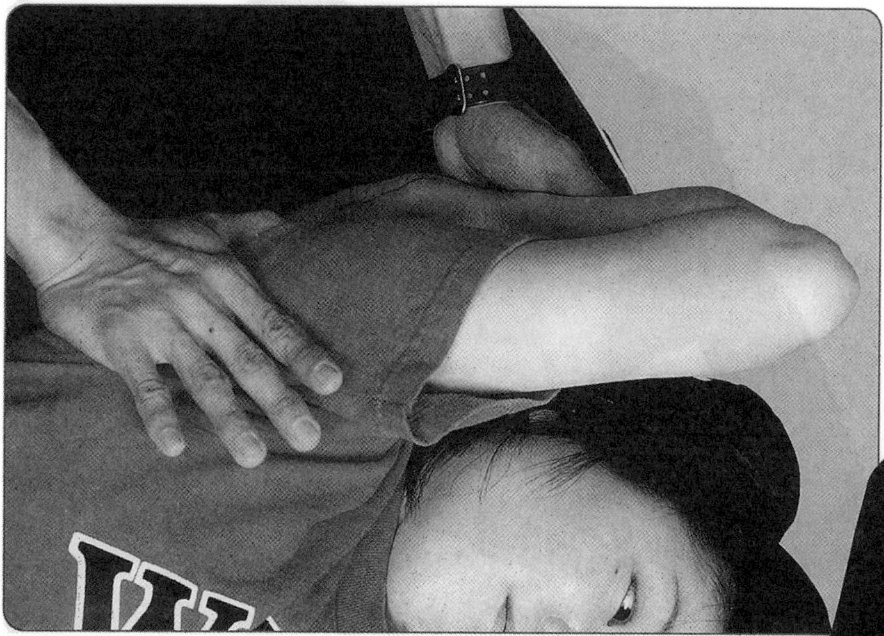

◆變化則是由這種狀態進行與❻（參照163頁）相同內容的伸展運動。

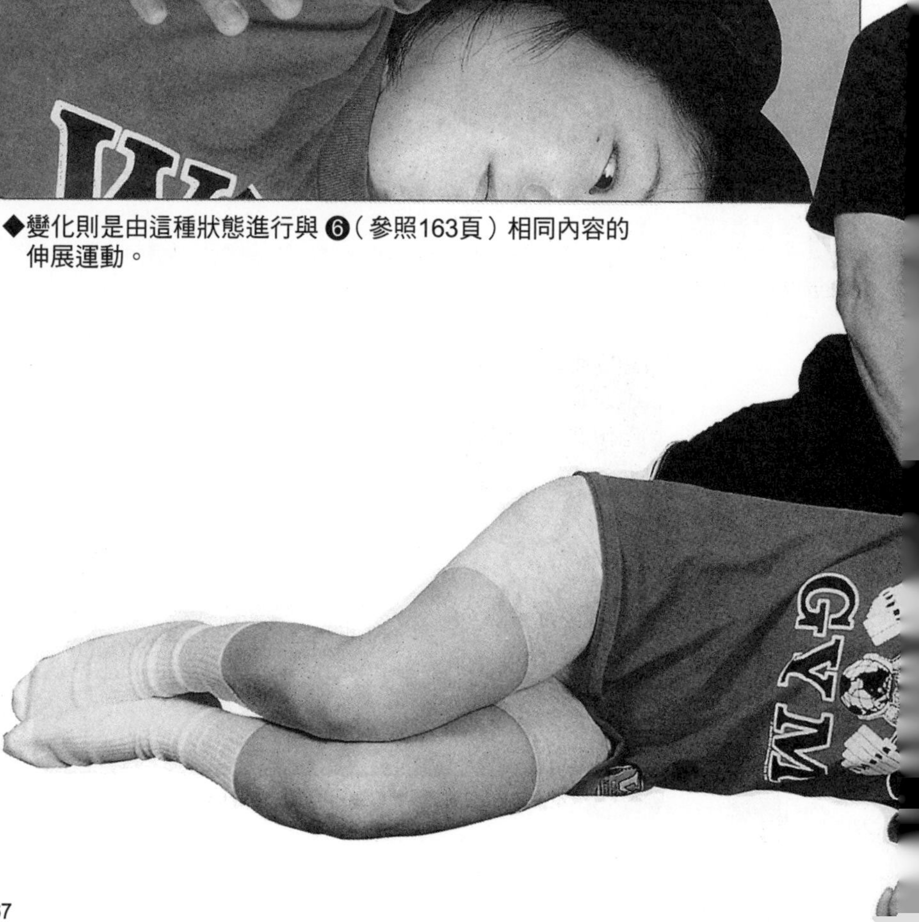

腰部

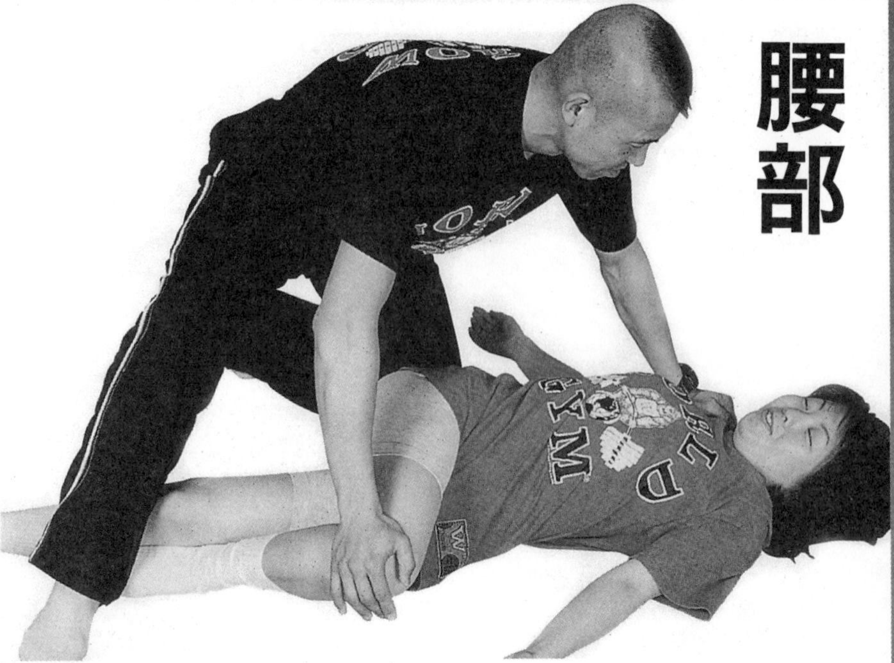

❶練習者仰躺，單膝彎曲，在另一隻腳上交叉。同伴則按壓與練習者交叉腳同側的肩，避免肩上抬。同時將上方腳的膝壓向地面，伸展腰部和背部。左右都要進行。

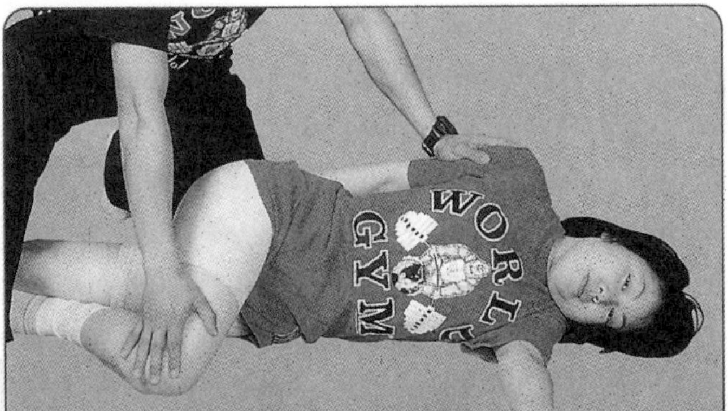

註❸不可扭動或抬起肩膀。

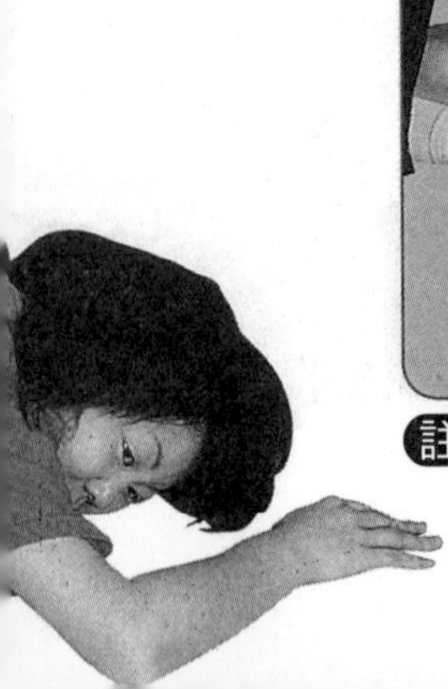

以感覺舒服為標準

在此所介紹的運動，是屬於「靜力伸展運動」的範圍，所以，利用反彈力或突然做動作相當危險。不只是同伴對練習者增加負擔的動作，對雙方而言都是如此。如果承受負擔的練習者擔心在中途突然出現多餘的動作，則壓力會變得更大。雖然要保持放鬆，但是，集中力也是不可或缺的。切記「意識」。要以「感覺舒服」為標準，慢慢的輕鬆進行。（參照一七三頁）

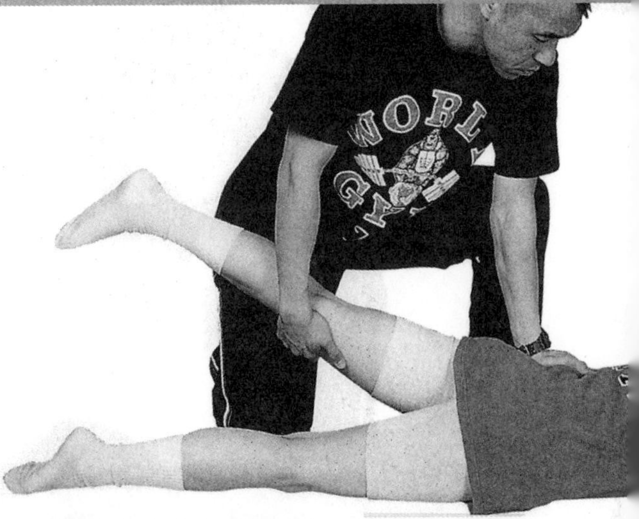

② 練習者伸直兩膝俯臥，同伴按壓一側的骨盆，抬起同側的膝。由下往上抬，伸展腿的前部。左右都要進行。

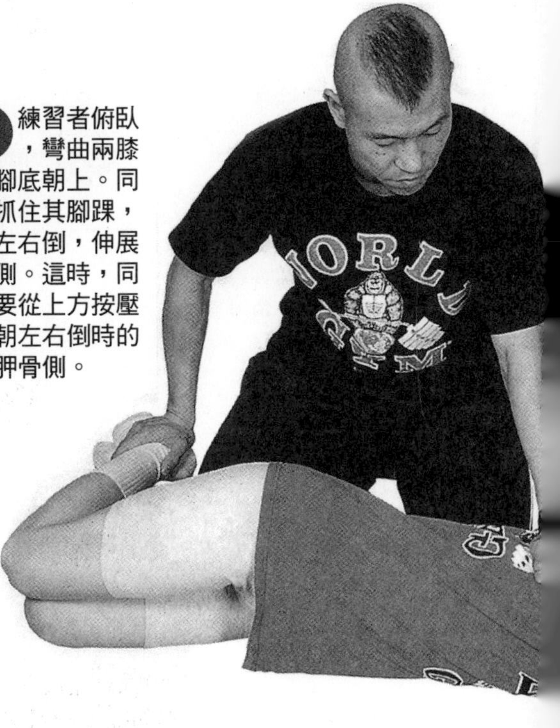

③ 練習者俯臥，彎曲兩膝且腳底朝上。同伴抓住其腳踝，朝左右倒，伸展體側。這時，同伴要從上方按壓膝朝左右倒時的肩胛骨側。

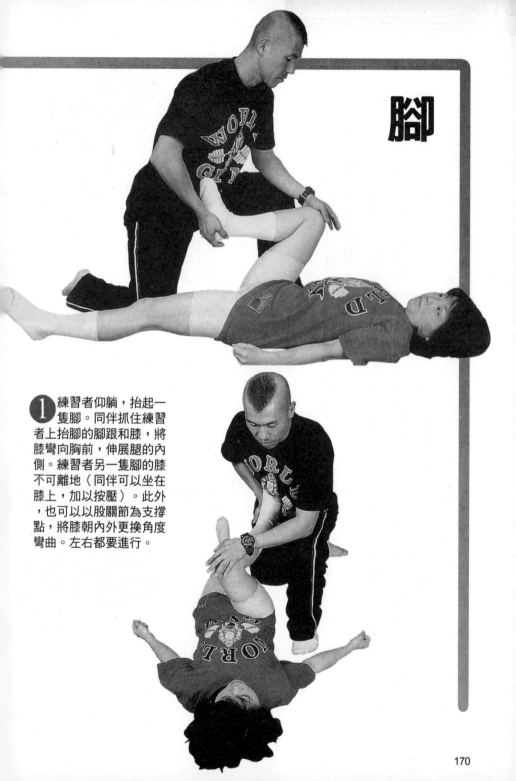

腳

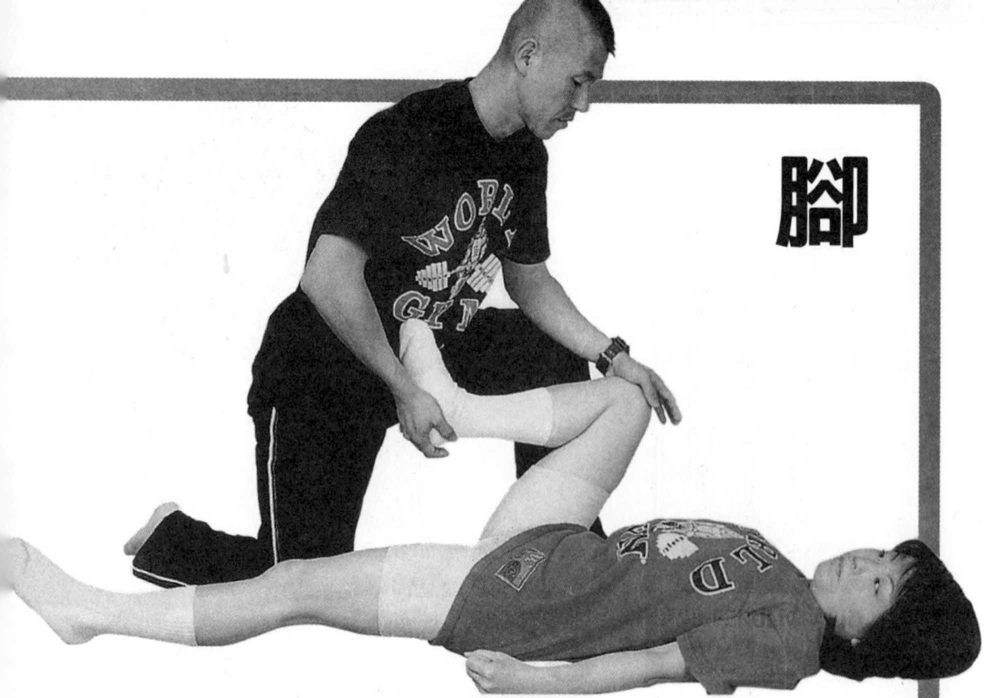

❶練習者仰躺，抬起一隻腳。同伴抓住練習者上抬腳的腳跟和膝，將膝彎向胸前，伸展腿的內側。練習者另一隻腳的膝不可離地（同伴可以坐在膝上，加以按壓）。此外，也可以以股關節為支撐點，將膝朝內外更換角度彎曲。左右都要進行。

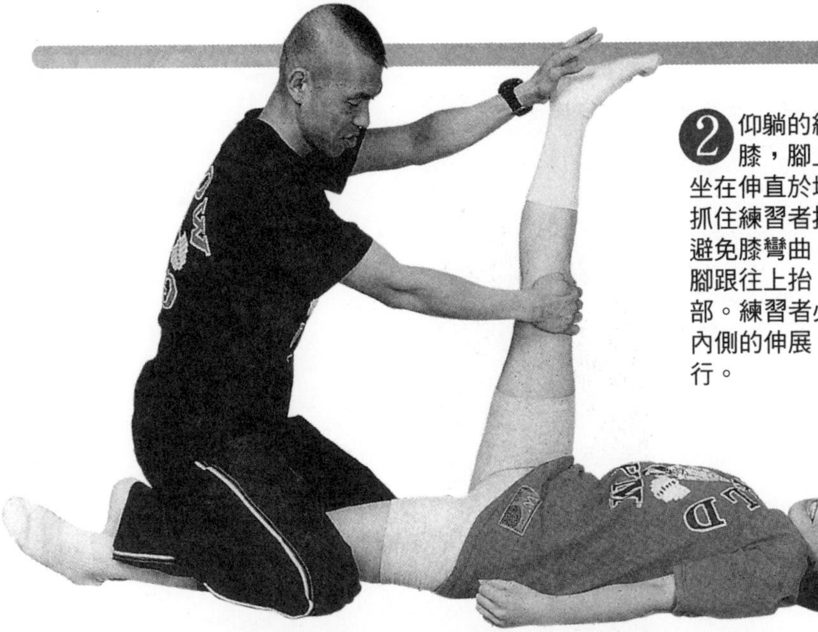

❷仰躺的練習者，伸直膝，腳上抬。同伴則坐在伸直於地的腳上，手抓住練習者抬起腳的膝，避免膝彎曲。將練習者的腳跟往上抬，讓腳倒向胸部。練習者必須意識到腿內側的伸展。左右都要進行。

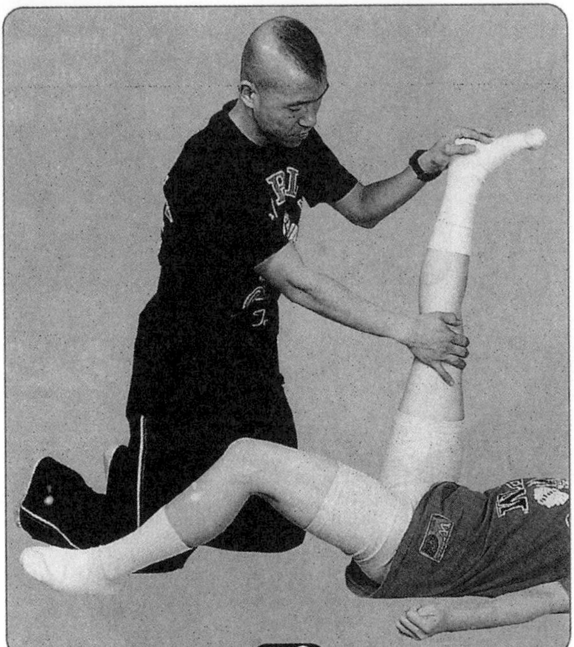

注④
伸直於地的腳的膝不可彎曲。

❸練習者其單腳腳底貼於另一隻腳的膝內側仰躺。同伴從上按壓腳伸直側的骨盆，再將彎曲的膝壓向地面。練習者要意識到內收肌和股關節的伸展。左右都要進行。

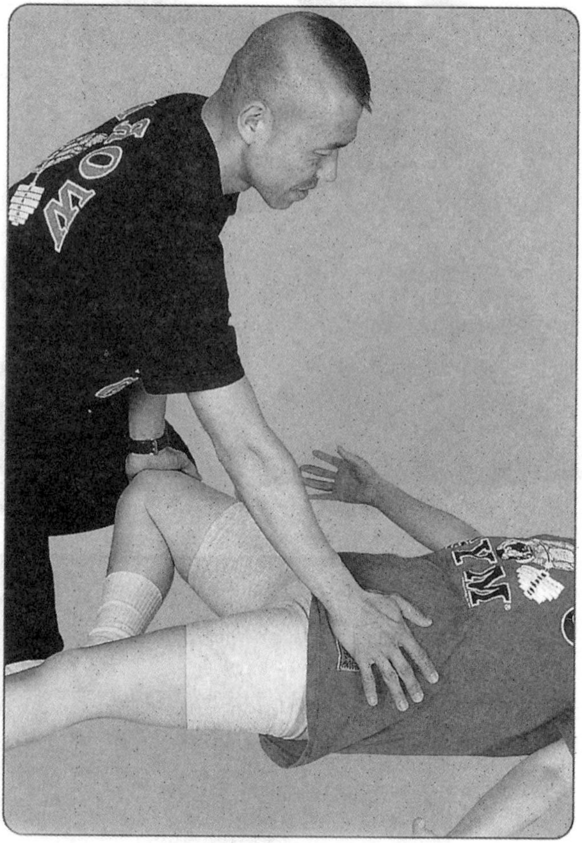

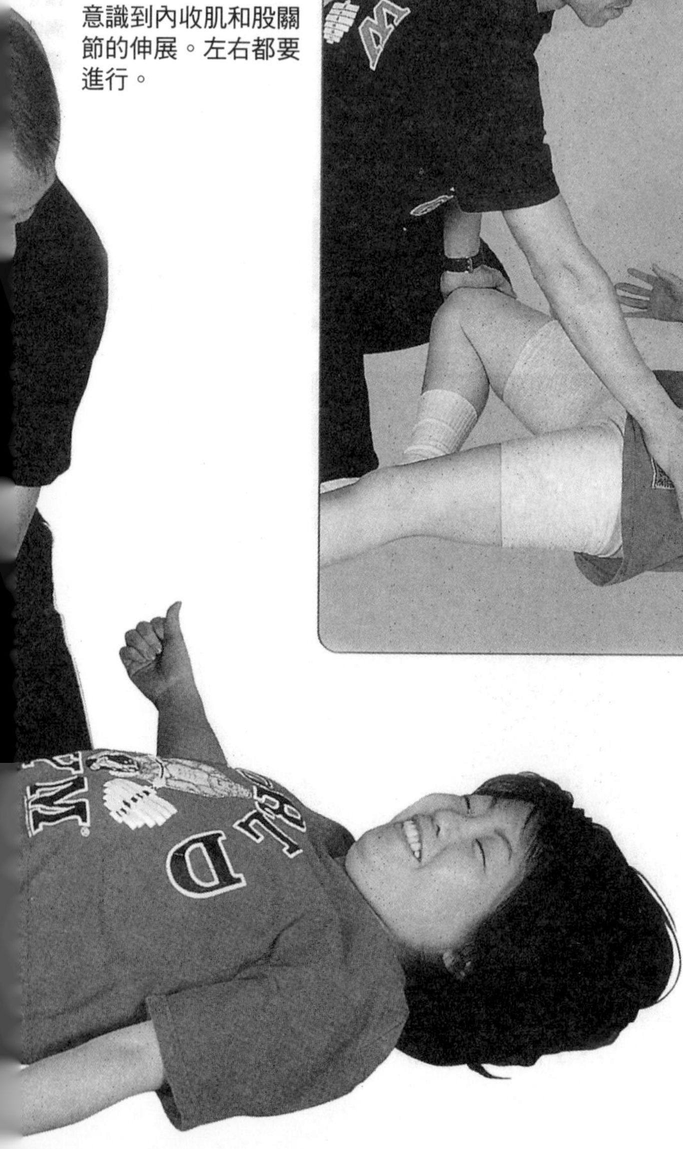

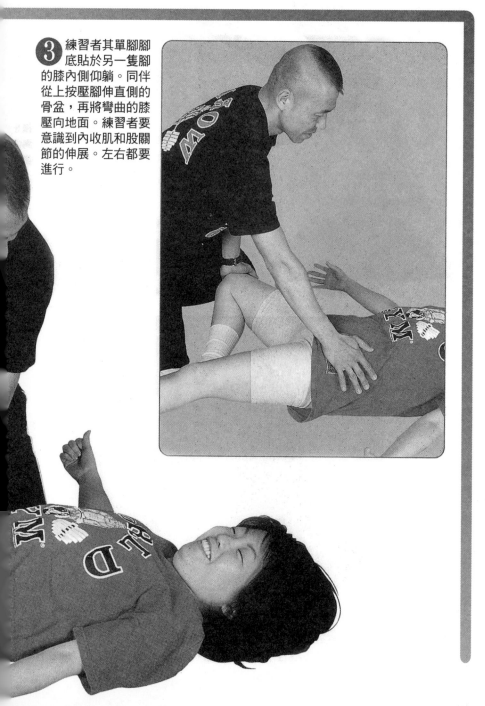

每天都會出現不同的情況

「什麼，連這個也做不到」或「試試看到底可以做到何種地步」，不可以抱持著這種遊戲心態。此外，「昨天明明可以辦到，為什麼今天不行呢……」或「既然右邊可以彎曲，那麼左邊應該也可以」等，不可擅作主張。柔軟性、可動範圍、最優阻力等因人而異。即使是同一個人，也會因當天情況不同而有改變。因此，在學會大部分伸展運動的姿勢之前，應該先培養正確的姿勢，再確認雙方理解的意義。（參照一七九頁）

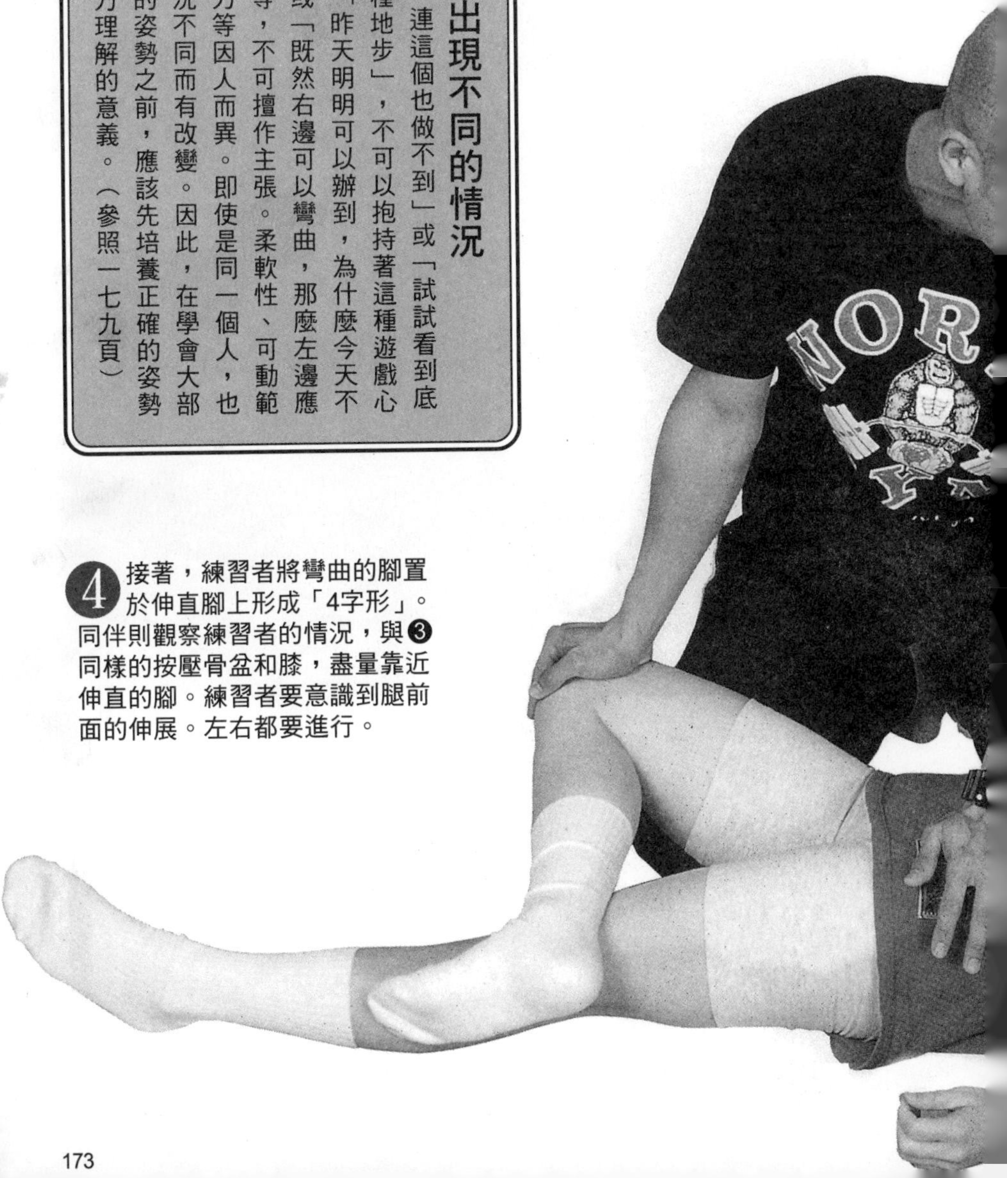

4 接著，練習者將彎曲的腳置於伸直腳上形成「4字形」。同伴則觀察練習者的情況，與❸同樣的按壓骨盆和膝，盡量靠近伸直的腳。練習者要意識到腿前面的伸展。左右都要進行。

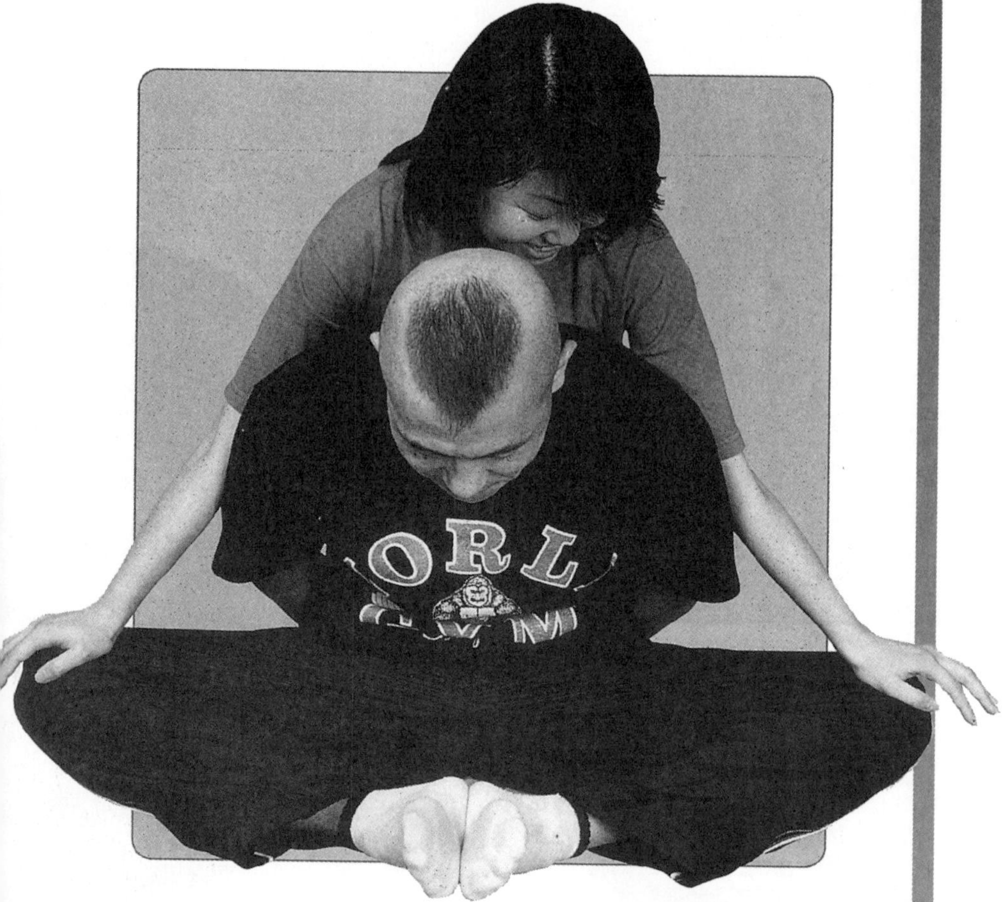

5 練習者腳底貼合坐下，同伴繞到其身後，用胸壓背部，讓身體往前倒，將兩側的膝壓向地面。

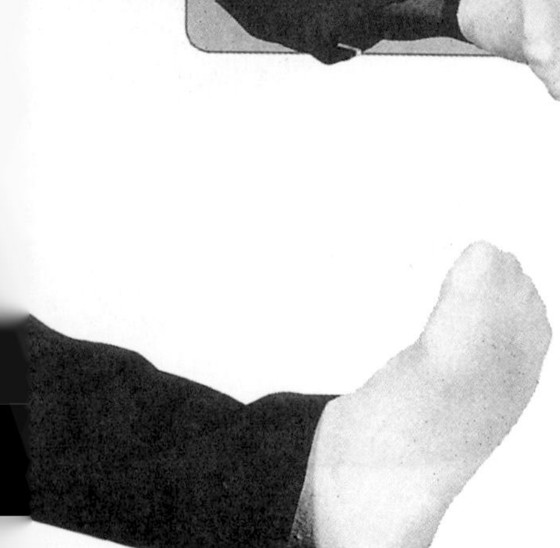

⑥練習者腳底貼向另一隻腳膝的內側坐下，同伴繞到身後，按壓肩胛骨，伸展上身，同時讓上身朝腳趾的方向倒。

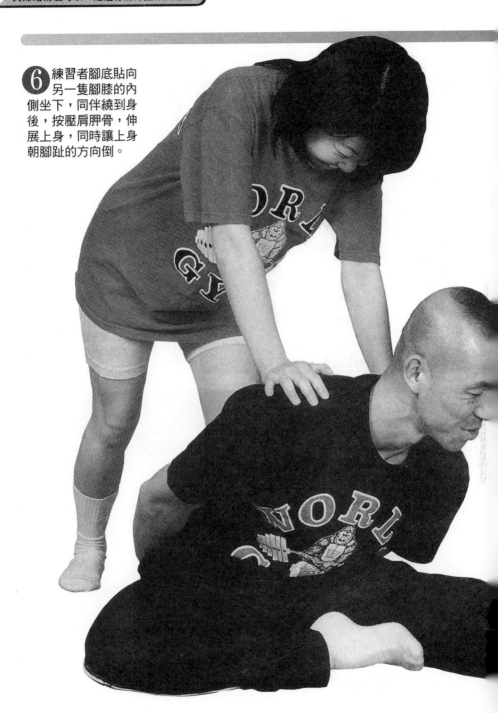

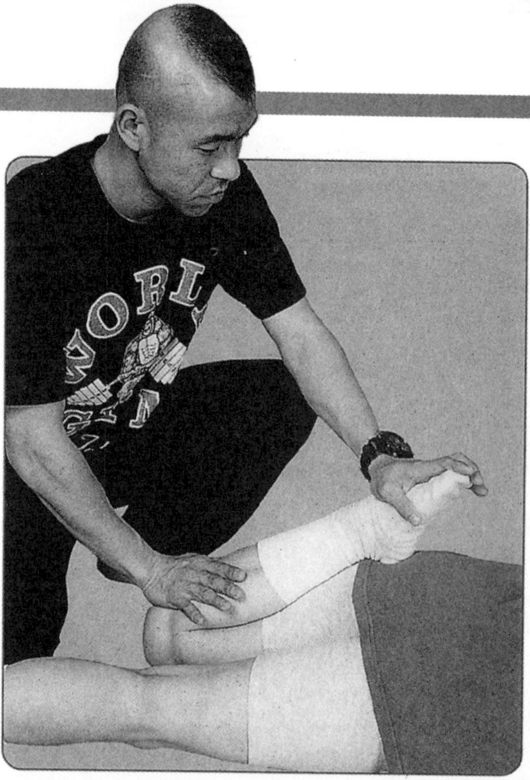

❼同伴將俯臥的練習者一側的膝彎曲，讓腳跟貼於臀部，伸展腿的前面。左右都要進行。

❽俯臥，腳側交叉，伸展腿的外側。左右都要進行。

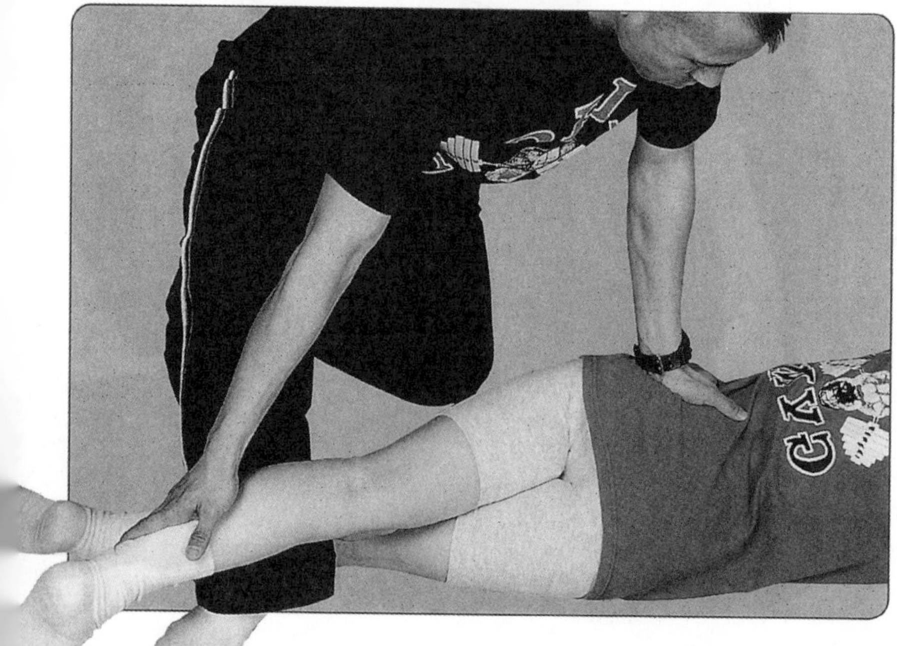

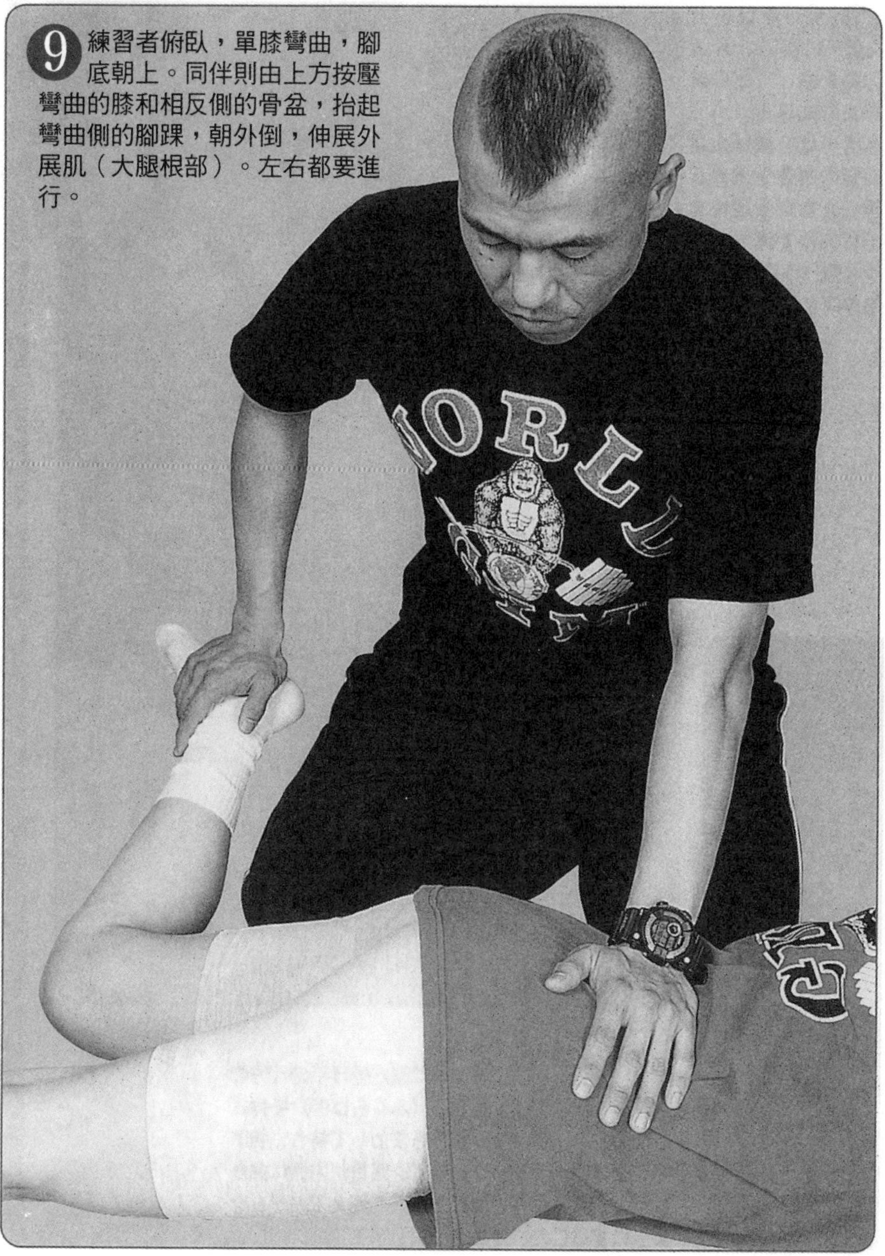

⑨練習者俯臥，單膝彎曲，腳底朝上。同伴則由上方按壓彎曲的膝和相反側的骨盆，抬起彎曲側的腳踝，朝外倒，伸展外展肌（大腿根部）。左右都要進行。

⑩練習者俯臥，單膝彎曲腳底朝上。同伴從上按壓其彎曲腳的內側，讓腳踝朝下倒，伸展比目魚肌（小腿肚）。左右都要進行。

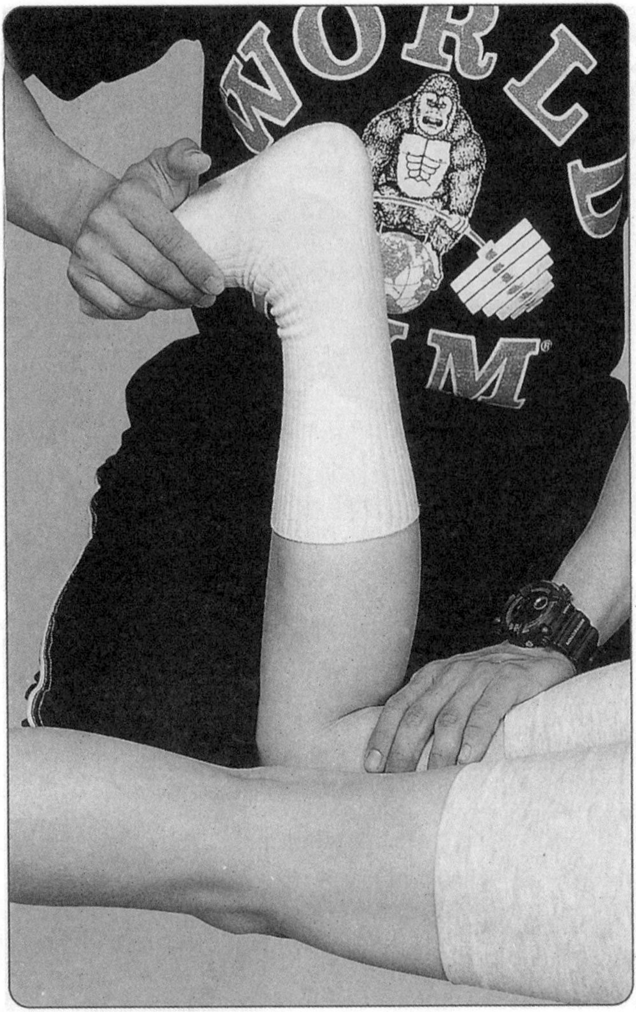

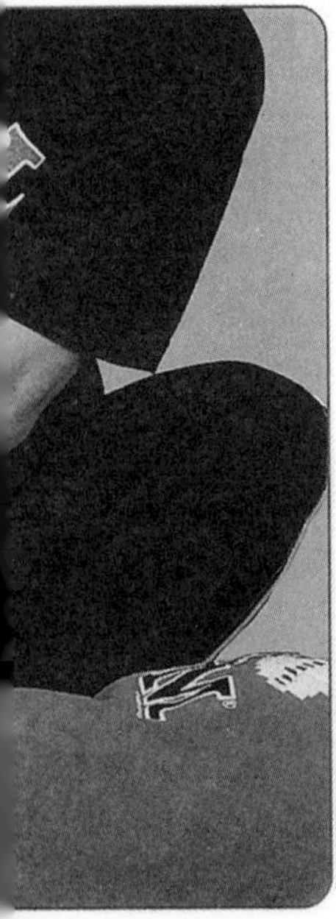

⑪同伴抬起仰躺的練習者的腳跟，伸展腓腸肌（小腿肚）。手從上方繞過腳踝，握住腳踝，手腕勾住整個腳底，腳踝朝內側彎曲。此外，手也可以置於膝上，避免膝彎曲。左右都要進行。

互相商量

判斷最優阻力和可動範圍界限的人不是同伴，而是練習者。為了避免同伴目測可動範圍出現錯誤，應該藉著練習者的言語或表情等進行判斷。當天的身體狀況也是參考要因之一。能夠判斷對方的狀況，才是最好的同伴。不只是進行伸展運動時，在運動前後也要經常互相商量、溝通。這才是兩人做伸展運動最大的重點。

⑫練習者俯臥，單膝彎曲腳底朝上。同伴用右手抬起他的腳踝根部加以支撐，左手則抓住腳趾，上下左右旋轉腳踝。左右都要進行。

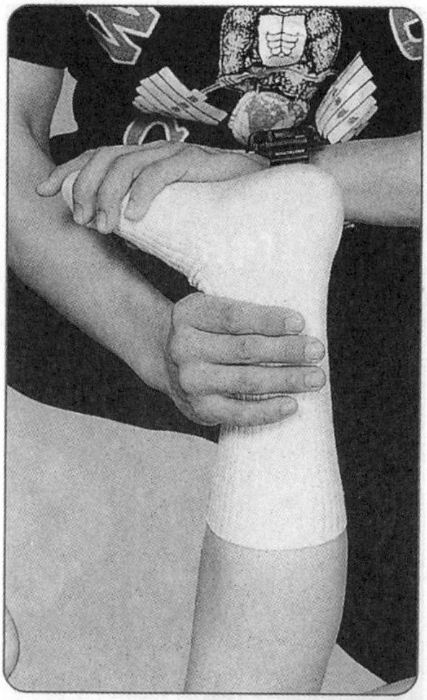

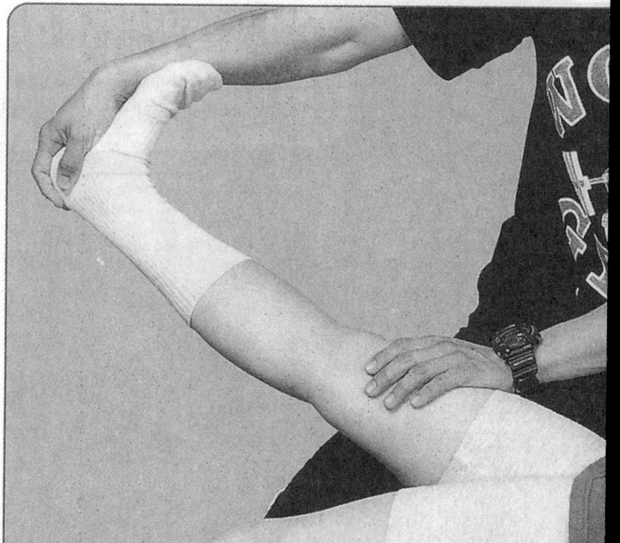

10 躺在床上做伸展運動 能夠熟睡並爽快的清醒

「今天辛苦了」、「明天還要努力喔」

要對自己的身體說些體貼的話語。

就寢前躺在床上做伸展運動，就像在訴說這些溫柔的話語一樣。

相信一定可以擁有一個神清氣爽的清晨。

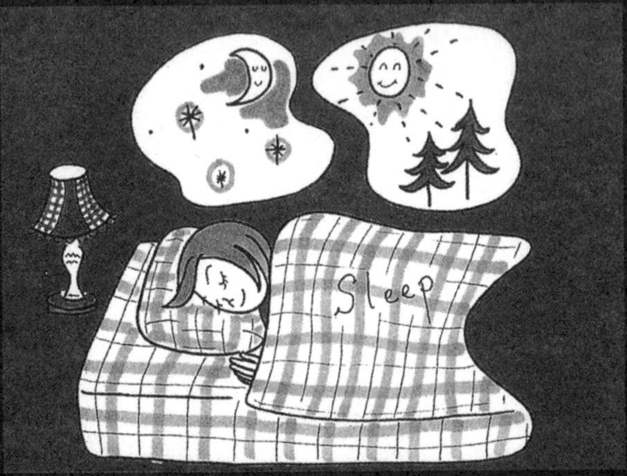

在此所介紹的在床上進行的伸展運動，並非給予肌肉活性、促進排汗的伸展運動，而是放鬆持續活動一天的身體的緊張，使能夠熟睡的伸展運動。肌肉柔軟、促進血液循環，使得神經通暢，並提高副交感神經的作用，就能得到快眠。

伸展運動能夠提高代謝力或免疫力等自我調整能力，可以在毫不勉強的情況下調整人類原本具有的生物週期或平衡。亦即能夠促進天生的自然治癒力，換言之，就是「修復力」。因此，在此所介紹的伸展運動，並非只對於平常所使用的肌肉發揮作用、消除疲勞而已，甚至可以活動很少使用的肌肉，取得平衡。所以，無論是何種伸展運動，都要花較長的時間慢慢進行。

爲了能夠神清氣爽的起床，在一天結束的最後時刻，要感謝這天相當努力的身體，而且爲了明天著想，也要好好的照顧身體。

主編／秦　彌　　插圖／小林和子

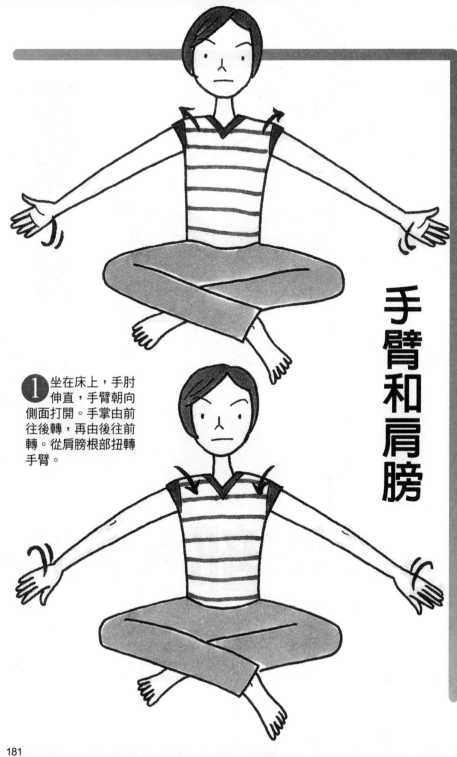

手臂和肩膀

❶坐在床上，手肘伸直，手臂朝向側面打開。手掌由前往後轉，再由後往前轉。從肩膀根部扭轉手臂。

肩膀和手臂

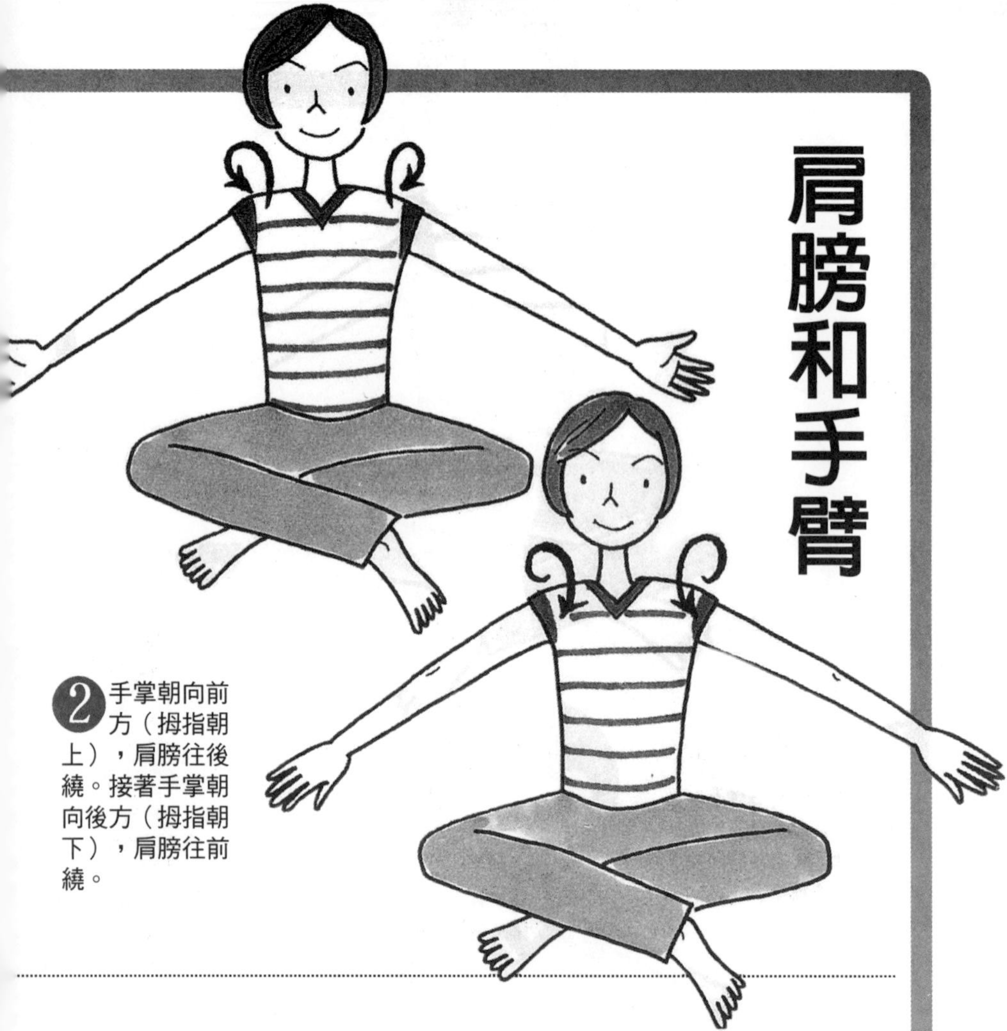

❷手掌朝向前方（拇指朝上），肩膀往後繞。接著手掌朝向後方（拇指朝下），肩膀往前繞。

肩膀深部和手臂

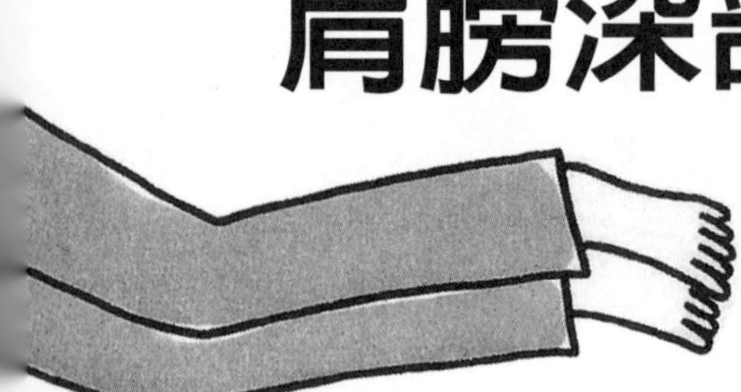

❹側躺，將下方的手臂往前伸出。以手肘為支撐點，手掌貼於床上，相反側的手倒向腳側。意識集中在肩胛骨和肩膀深部。左右都要進行。

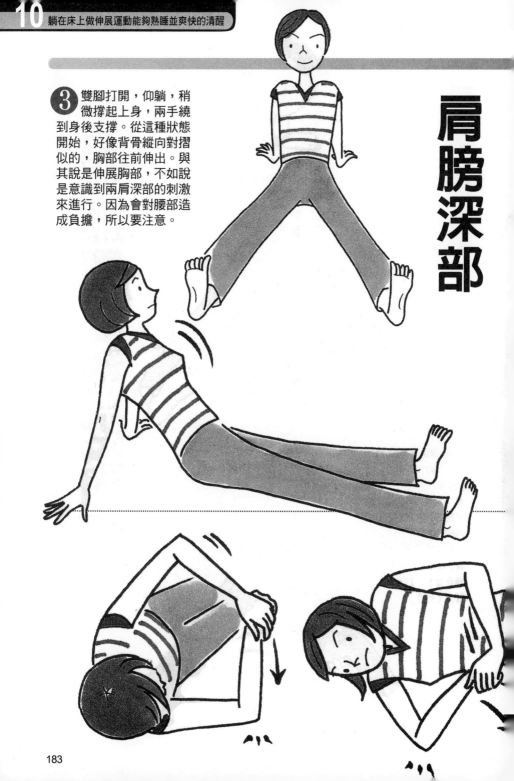

肩膀深部

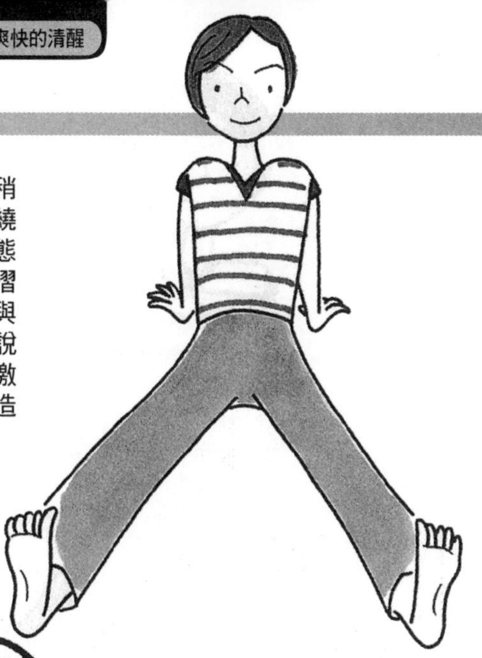

❸ 雙腳打開，仰躺，稍微撐起上身，兩手繞到身後支撐。從這種狀態開始，好像背骨縱向對摺似的，胸部往前伸出。與其說是伸展胸部，不如說是意識到兩肩深部的刺激來進行。因為會對腰部造成負擔，所以要注意。

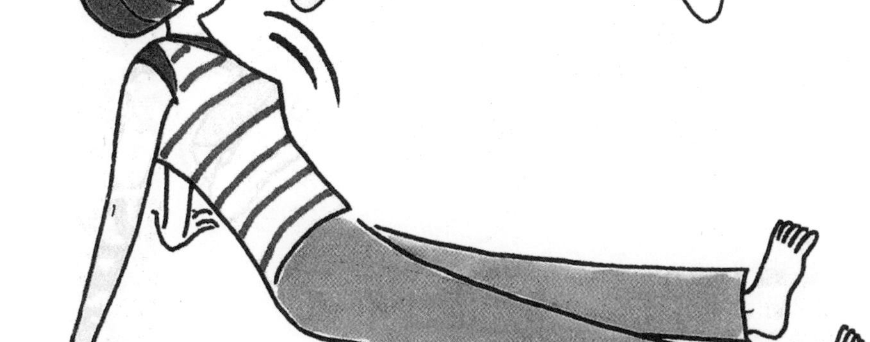

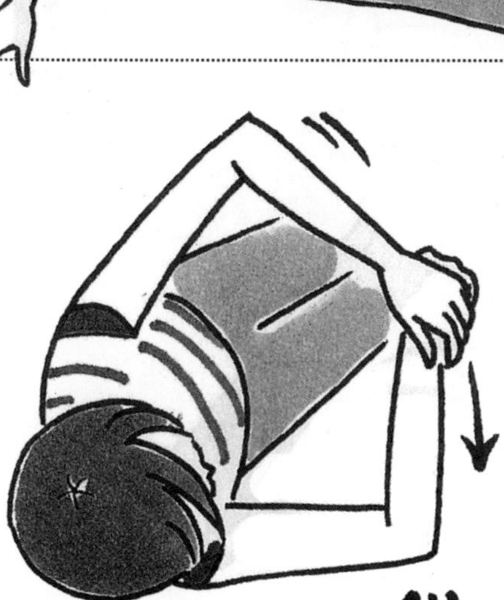

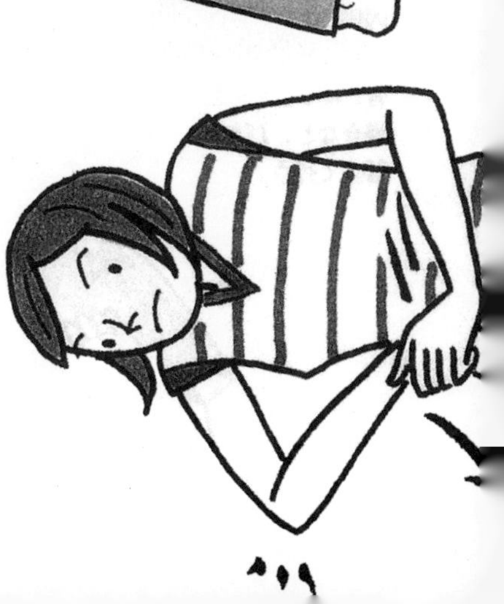

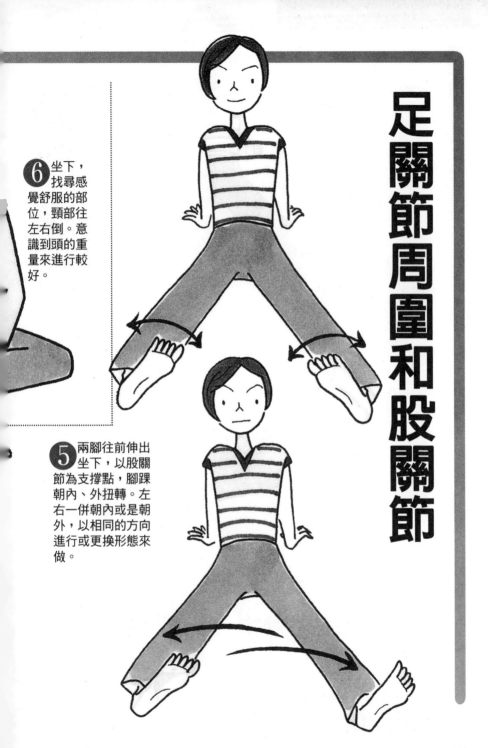

足關節周圍和股關節

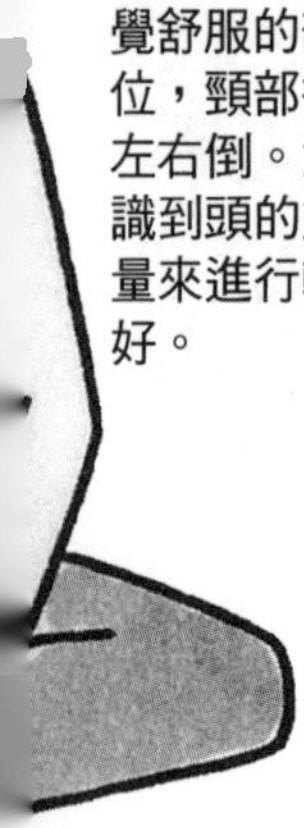

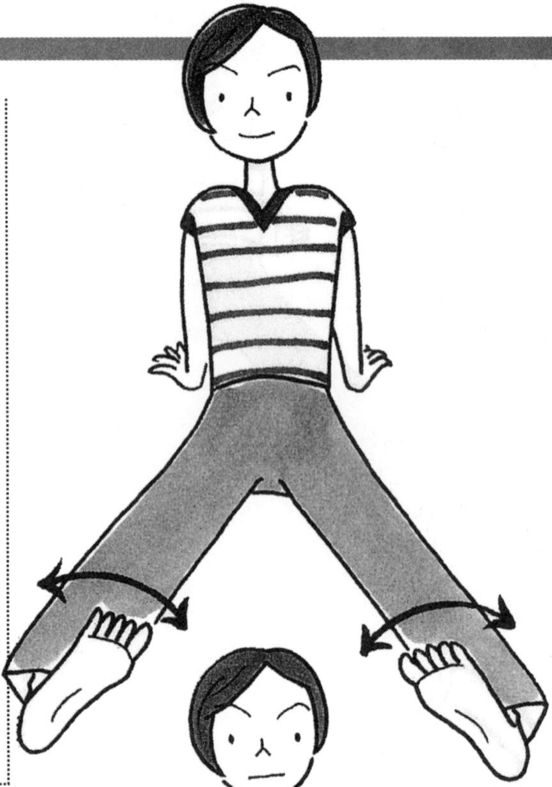

❻坐下，找尋感覺舒服的部位，頸部往左右倒。意識到頭的重量來進行較好。

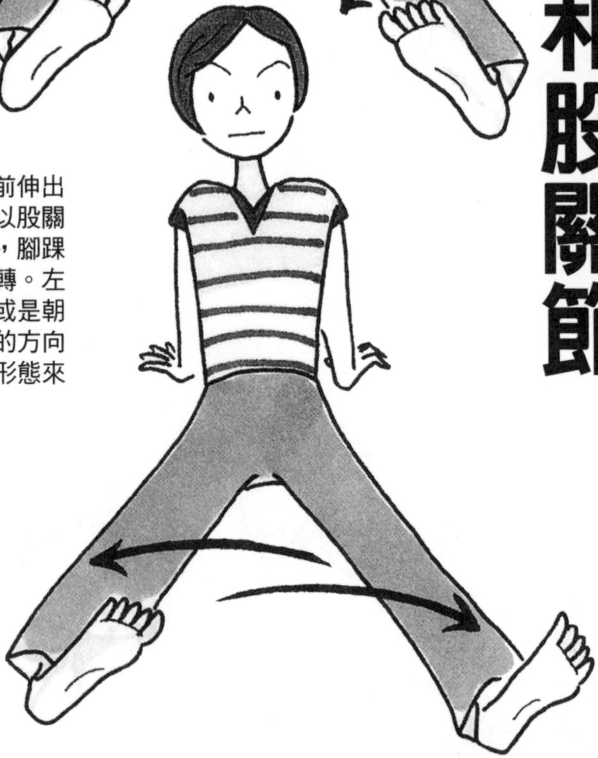

❺兩腳往前伸出坐下，以股關節為支撐點，腳踝朝內、外扭轉。左右一併朝內或是朝外，以相同的方向進行或更換形態來做。

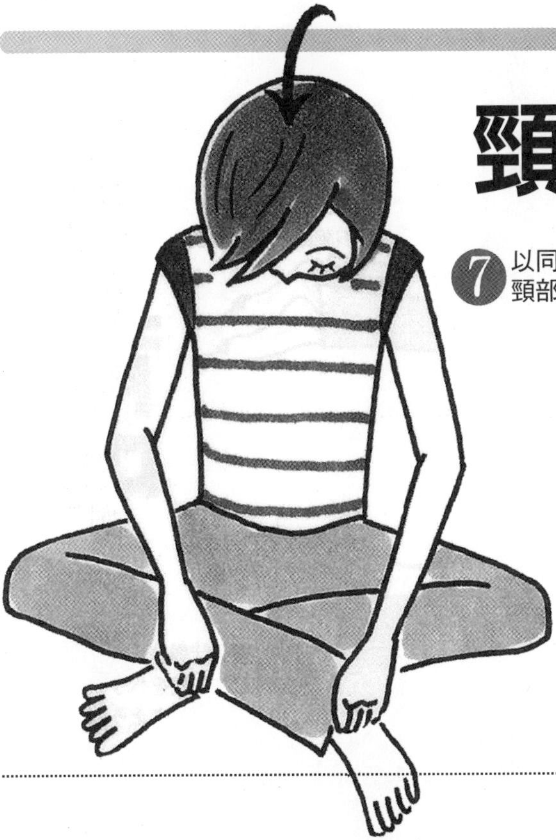

頸部

7 以同樣的方式讓頸部往前倒。

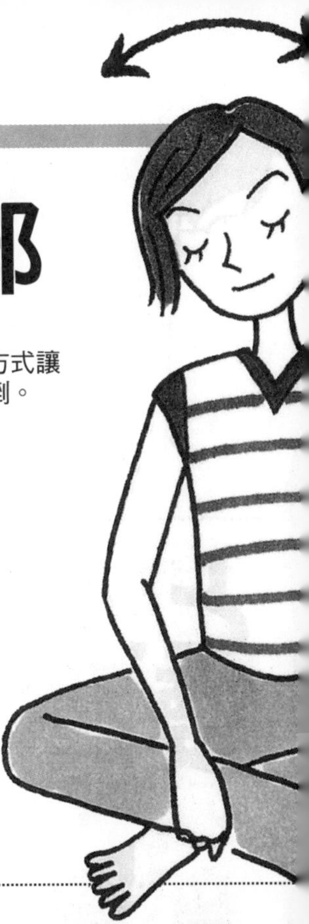

頸部和背部

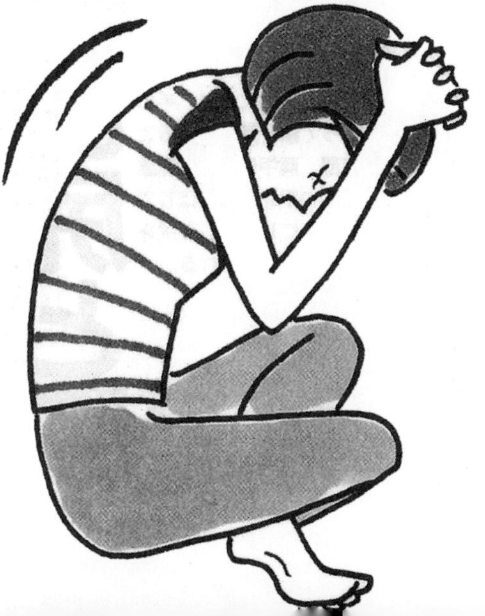

8 雙手在頭後交疊，感覺好像增加手的重量似，頸部往前倒。拱起背部，感覺每一塊背骨都分離似的來做。這時，要將氣息吐盡。

手臂和背部

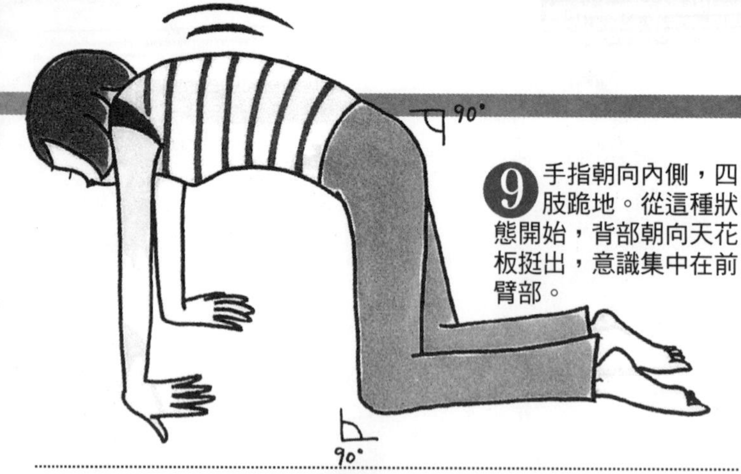

9 手指朝向內側，四肢跪地。從這種狀態開始，背部朝向天花板挺出，意識集中在前臂部。

手臂、背部和腰部

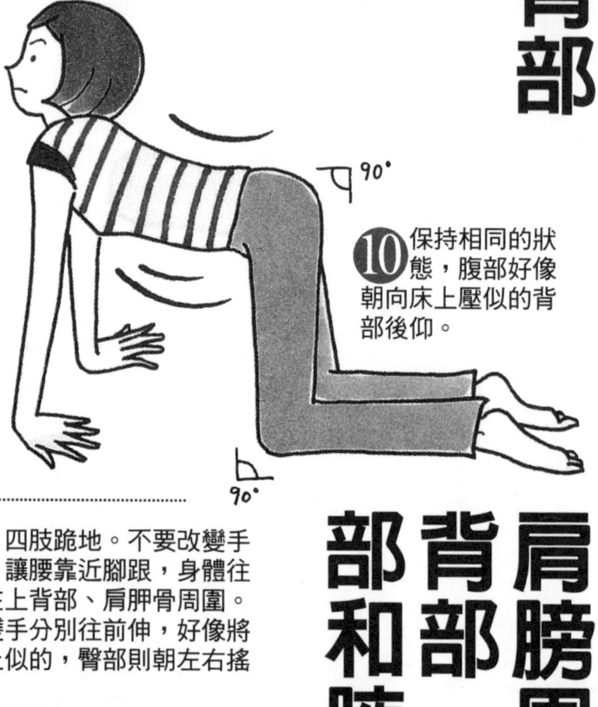

10 保持相同的狀態，腹部好像朝向床上壓似的背部後仰。

肩膀周圍、背部、臀部和腋下

11 手指朝向前方，四肢跪地。不要改變手的位置，屈膝，讓腰靠近腳跟，身體往後下沉。意識集中在上背部、肩胛骨周圍。從這種狀態開始，雙手分別往前伸，好像將肩膀的前部壓向床上似的，臀部則朝左右搖晃，可以伸展腋下。

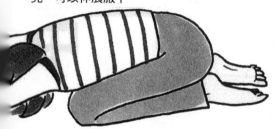

腳內側和背部

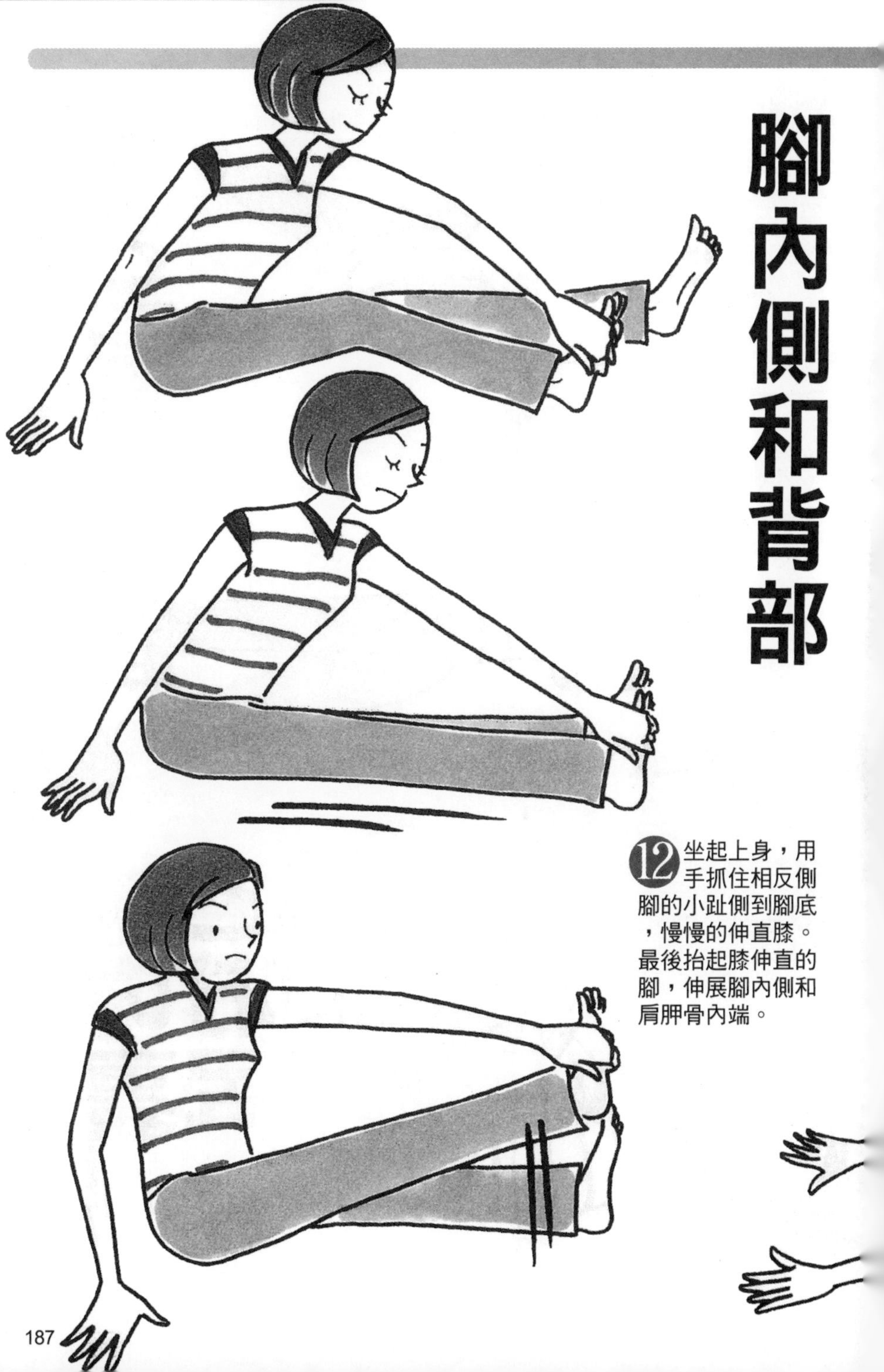

⑫坐起上身，用手抓住相反側腳的小趾側到腳底，慢慢的伸直膝。最後抬起膝伸直的腳，伸展腳內側和肩胛骨內端。

胸部、肩膀和腹部

⑬用墊子或枕頭墊在肩胛骨下方仰躺，伸直手肘，手臂貼於床上，慢慢改變手臂和身體的角度，抓住胸部伸展的感覺。若是背骨後仰感覺疼痛就要立刻停止。

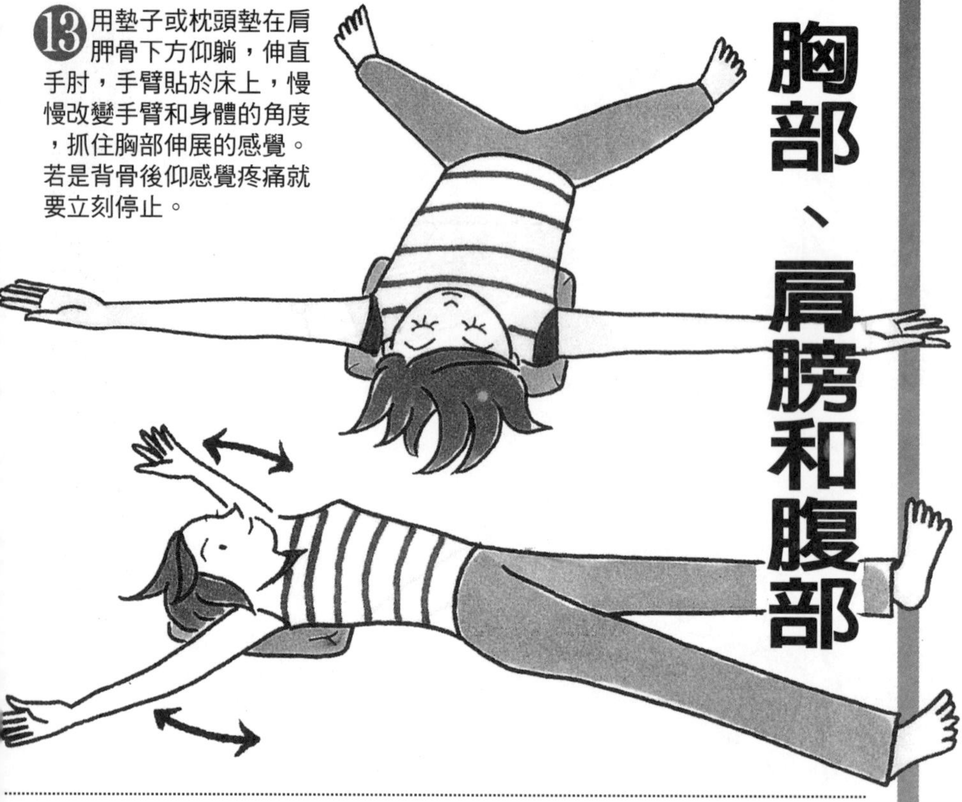

腿內側和臀部

⑭雙手抱膝仰躺，將抱住的膝壓向自己的腹部，伸展腿外側和臀部。

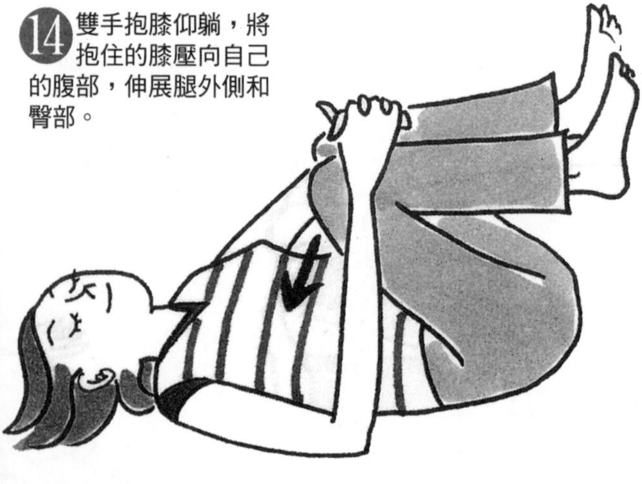

腿内側和臀部

16 屈膝的腳置於另一隻腳的膝上仰躺，用雙手抱住下方腿的內側往上抬，伸展屈膝腿內側和臀部。左右都要進行。

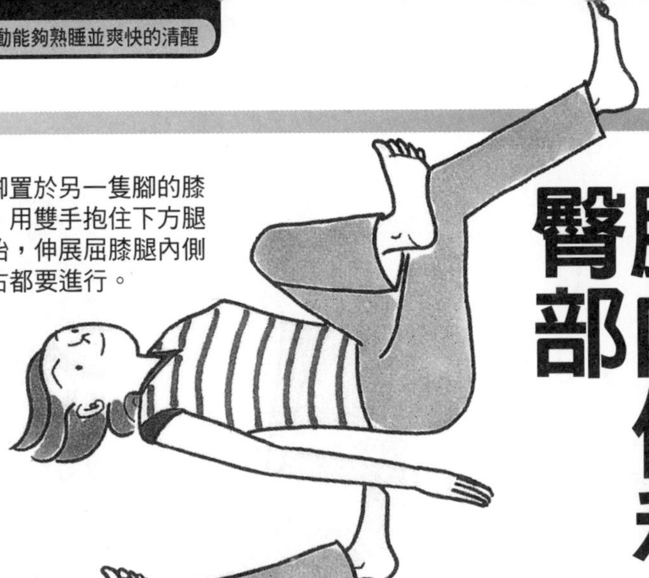

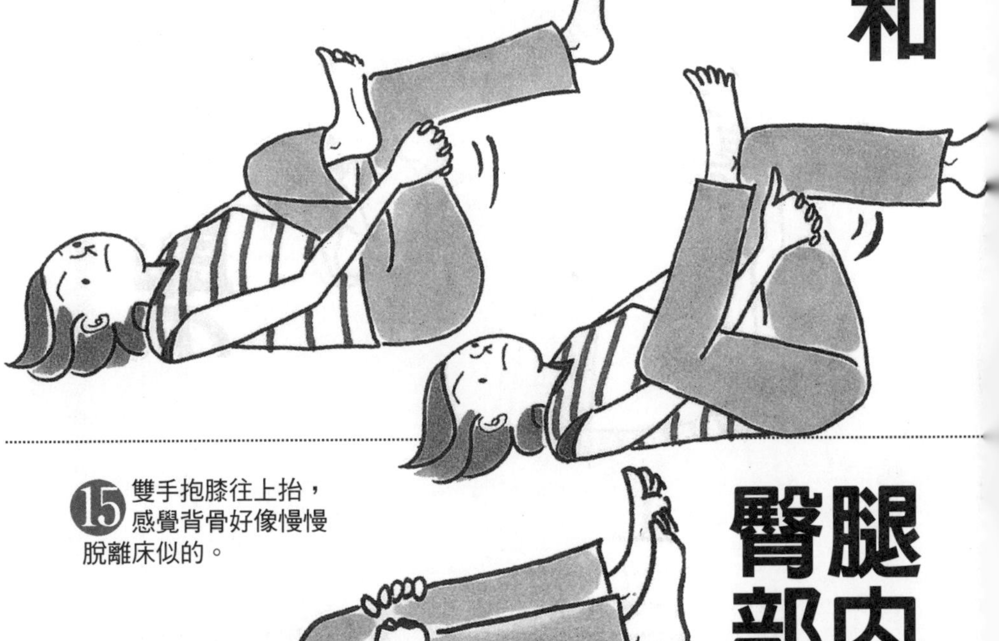

腿内側、臀部和背部

15 雙手抱膝往上抬，感覺背骨好像慢慢脫離床似的。

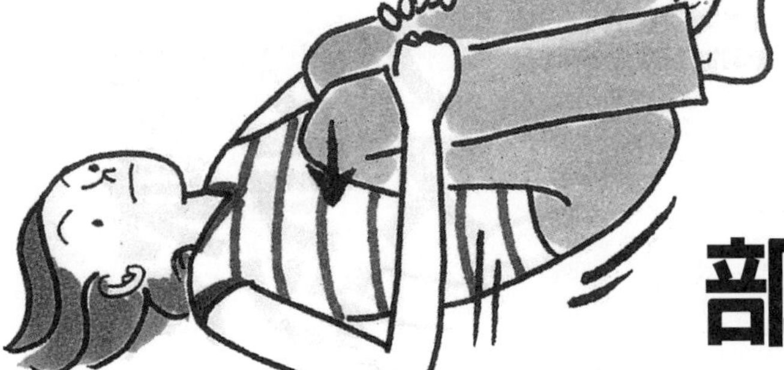

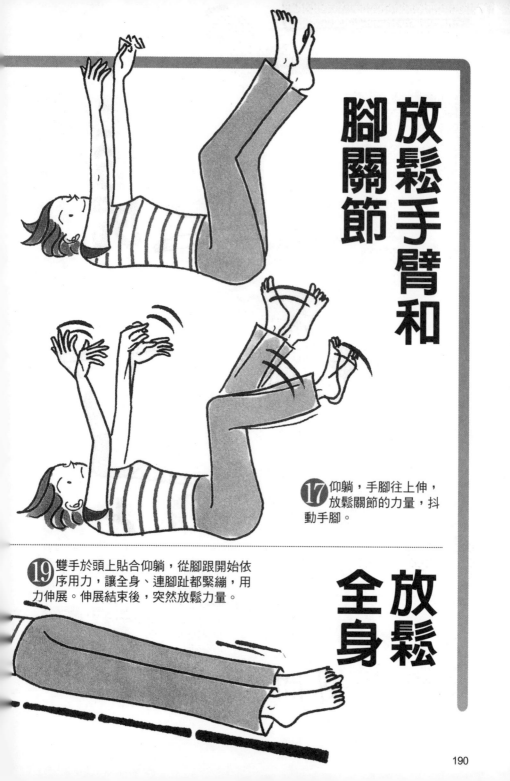

放鬆手臂和腳關節

⑰仰躺，手腳往上伸，放鬆關節的力量，抖動手腳。

放鬆全身

⑲雙手於頭上貼合仰躺，從腳跟開始依序用力，讓全身、連腳趾都緊繃，用力伸展。伸展結束後，突然放鬆力量。

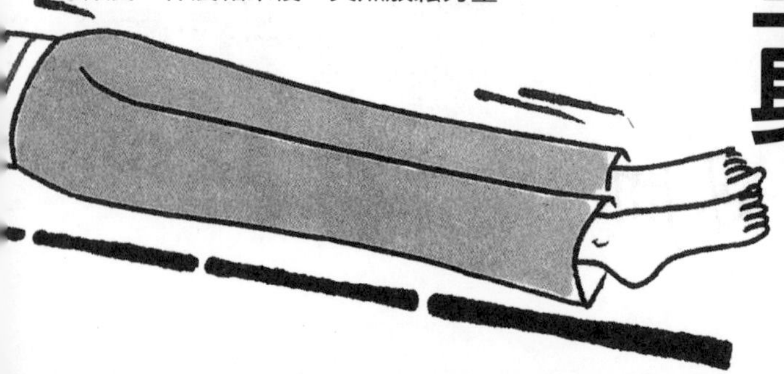

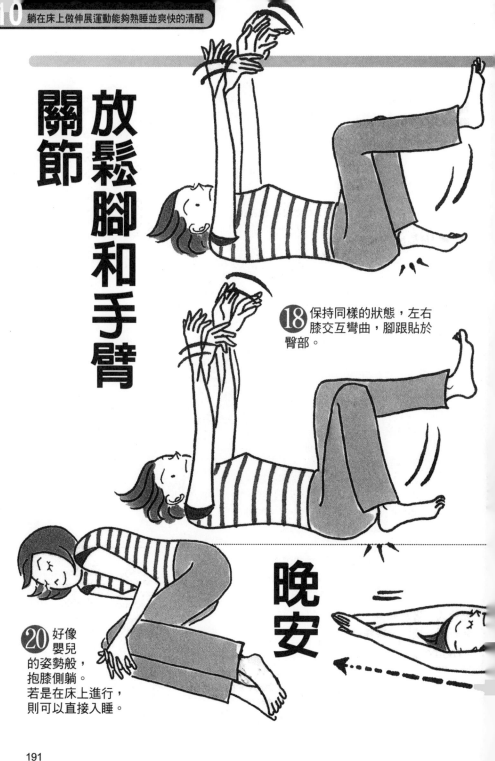

放鬆腳和手臂關節

18 保持同樣的狀態，左右膝交互彎曲，腳跟貼於臀部。

晚安

20 好像嬰兒的姿勢般，抱膝側躺。若是在床上進行，則可以直接入睡。

國家圖書館出版品預行編目資料

舒適！超級伸展體操／赤星佑司、秦彌主編；施聖茹譯
－初版－臺北市，大展，民 93[2004]
面；21 公分－（快樂健美站；5）
譯自：快適！スーパーストレッチ
ISBN 957-468-309-5（平裝）
1. 運動與健康　2. 體操
411.71　　93007266

舒適！超級伸展體操

ISBN 957-468-309-5

主 編 者／赤星佑司、秦彌
譯　　者／施 聖 茹
發 行 人／蔡 森 明
出 版 者／大展出版社有限公司
社　　址／台北市北投區（石牌）致遠一路 2 段 12 巷 1 號
電　　話／(02) 28236031・28236033・28233123
傳　　真／(02) 28272069
郵政劃撥／01669551
網　　址／www.dah-jaan.com.tw
E-mail／service@dah-jaan.com.tw
登 記 證／局版臺業字第 2171 號
承 印 者／高星印刷品行
裝　　訂／協億印製廠股份有限公司
排 版 者／千兵企業有限公司
初版1刷／2004 年（民 93 年） 7 月

定　價／280 元

一億人閱讀的暢銷書！

4 ～ 26 集　定價300元　特價230元

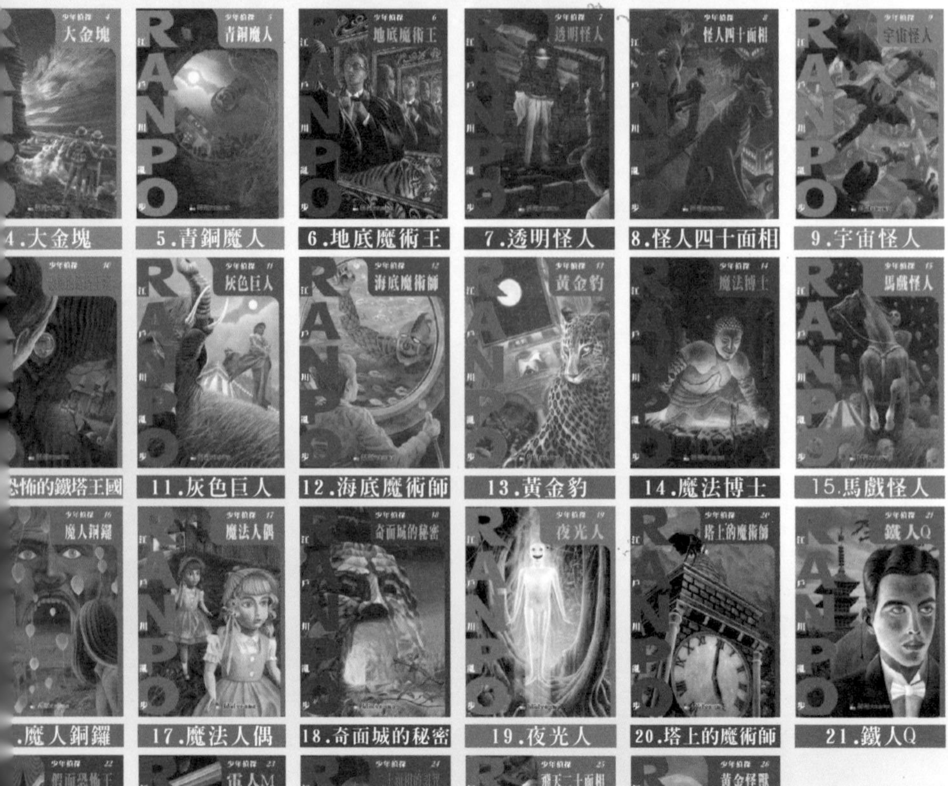

4.大金塊　5.青銅魔人　6.地底魔術王　7.透明怪人　8.怪人四十面相　9.宇宙怪人

恐怖的鐵塔王國　11.灰色巨人　12.海底魔術師　13.黃金豹　14.魔法博士　15.馬戲怪人

.魔人銅鑼　17.魔法人偶　18.奇面城的秘密　19.夜光人　20.塔上的魔術師　21.鐵人Q

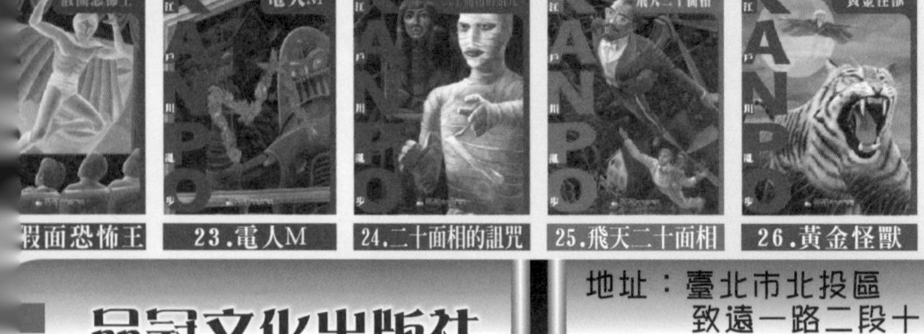

假面恐怖王　23.電人M　24.二十面相的詛咒　25.飛天二十面相　26.黃金怪獸

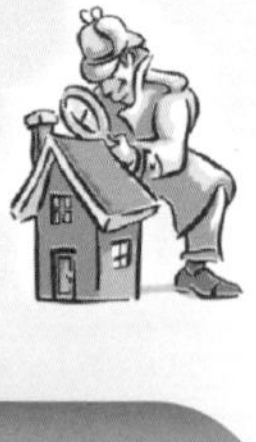

品冠文化出版社

地址：臺北市北投區
致遠一路二段十二巷一號
電話：〈02〉28233123
郵政劃撥：19346241

推理文學經典巨著，中文版正式授權

名偵探明智小五郎與怪盜的挑戰與鬥智

名偵探柯南、金田一都讚嘆不已

日本推理小說鼻祖—江戶川亂步

1894年10月21日出生於日本三重縣名張〈現在的名張市〉。本名平井太郎。
就讀於早稻田大學時就曾經閱讀許多英、美的推理小說。
畢業之後曾經任職於貿易公司，也曾經擔任舊書商、新聞記者等各種工作。
1923年4月，在『新青年』中發表「二錢銅幣」。
筆名江戶川亂步是根據推理小說的始祖艾德嘉・亞藍波而取的。
後來致力於創作許多推理小說。
1936年配合「少年俱樂部」的要求所寫的『怪盜二十面相』極受人歡迎，
陸續發表『少年偵探團』、『妖怪博士』共26集……等
適合少年、少女閱讀的作品。

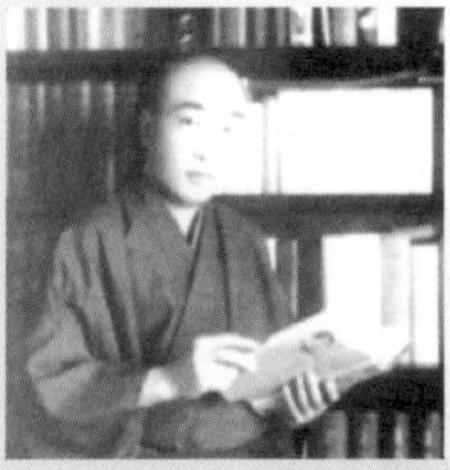

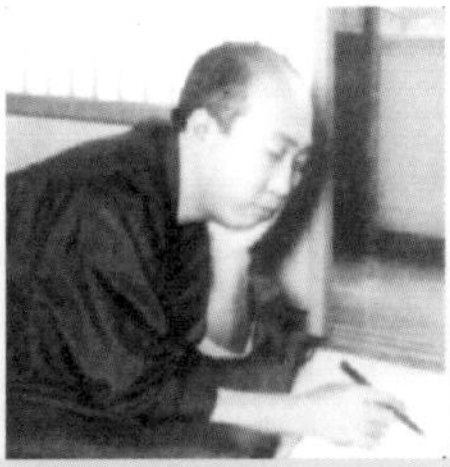

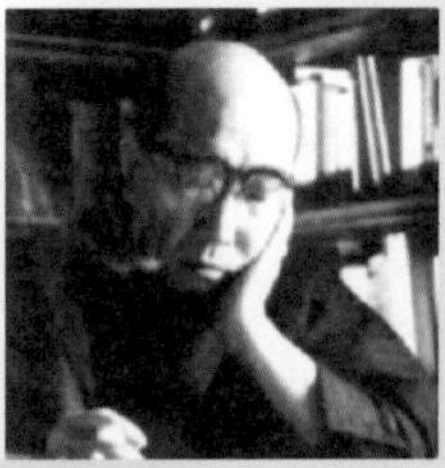

1～3集　定價300元　試閱特價189元

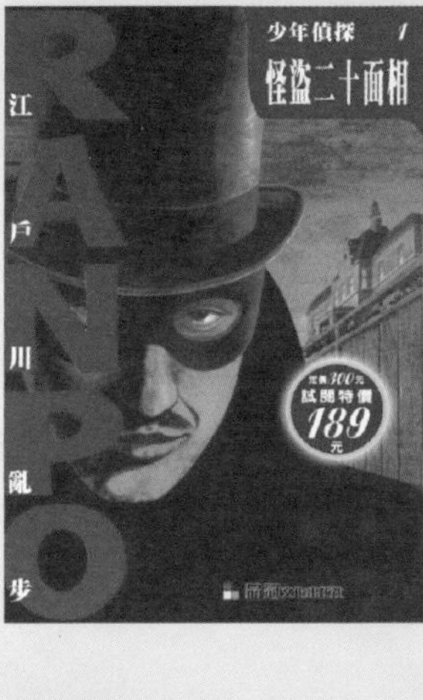

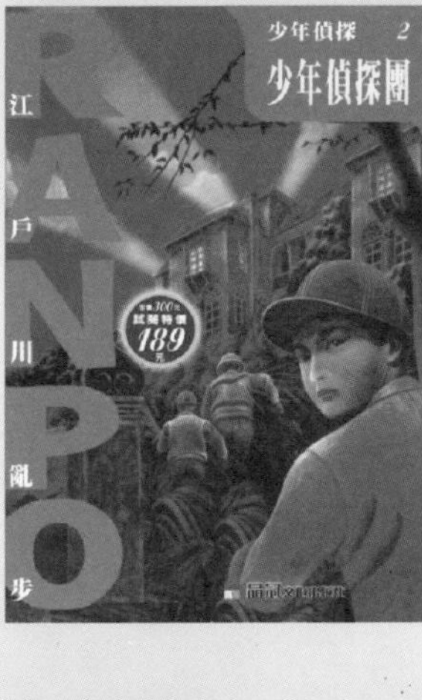

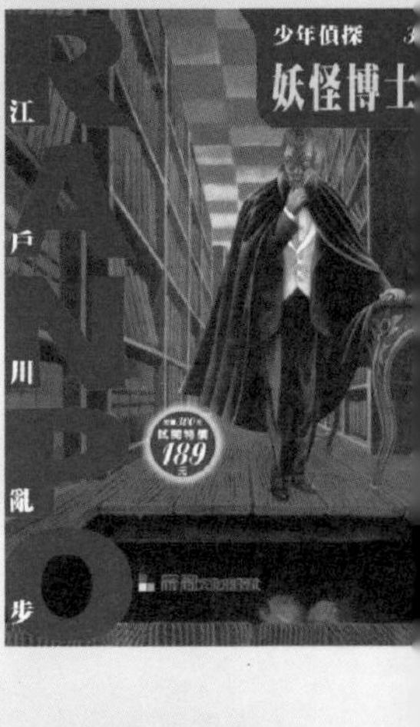